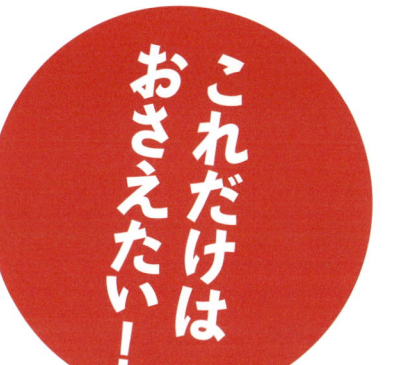

加藤明彦 編著
浜松医科大学附属病院
血液浄化療法部病院教授

これだけはおさえたい！

透析患者のCommon Disease

中外医学社

執筆者一覧 (執筆順)

加藤 明彦	浜松医科大学附属病院血液浄化療法部病院教授
宮地 武彦	医療法人社団博仁会 宮地医院腎臓内科
中山 裕史	熊本大学医学部附属病院腎臓内科講師
安田日出夫	浜松医科大学第1内科病院講師
成瀬 正浩	医療法人玉和会 玉名第一クリニック院長
井上 秀樹	熊本大学医学部附属病院腎臓内科特任助教
甲斐 恵子	関東労災病院腎臓内科
宇田　晋	関東労災病院腎臓内科部長
井上　隆	関東労災病院腎臓内科
鎌田 一寿	関東労災病院腎臓内科
矢尾　淳	関東労災病院腎臓内科

序

　現在，日常診療において透析患者を診る機会は多い．専門医である腎臓内科医，泌尿器科医，小児腎臓医のみならず，非専門医であるかかりつけ医，研修医，若手医師も診察する機会は少なくない．しかし，透析患者を診察する場合，あらかじめ透析患者に特有な病態や薬剤の使用法などを理解していないと，患者を目の前にして，頭を悩ますこととなる．

　健常人と異なり，透析患者では心不全や脳血管障害などの心血管病，肺炎や結核などの感染症を合併しやすい．日常診療においては，発熱，腹痛や便秘などの消化器症状，食欲低下，かゆみ，発疹，関節痛，認知機能の低下など，様々な訴えがあり，これら症状に対する適切な対応が求められる．また，透析当番の時には，透析中に出現する血圧変動や不整脈に対処する必要がある．検査データでは，血清リン，カリウム，ヘモグロビン値などはそれぞれのガイドラインに準じて判断すればよいが，それ以外の検査値，特に血糖，脂質，尿酸については，どう解釈したらよいのか，判断に迷うことも少なくない．

　本書では，こうした疑問に応えるため，透析患者のcommon diseaseを中心として，臨床的な特徴，診断する上での注意点，治療上のコツについてまとめた．さらに，研修医や若手医師が当直している時に判断に迷いやすい，1) 緊急の透析導入，2) 急な発熱への対応，3) 急性腹症への対処，についても，ミニコラムとしてまとめた．

　現在，厚生労働省が中心となり，専門医の在り方に関する議論が行われている．そこでは，新たに「総合診療専門医」を基本領域に加えることが議論となっている．厚生労働省が公表した報告書（平成25年4月22日付）によると，"「総合診断専門医」には日常的に頻度が高く，幅広い疾病と傷害等について，わが国の医療提供体制の中で，適切な初期対応と必要に応じた継続医療を全人的に提供することが求められる"とある．まさに，透析医療に携わる医師は，すでに「総合診療専門医」を実践しているといえよう．

　今回，執筆者には透析医療の最前線で活躍されている腎臓内科医をお願いした．本書を一読していただければご理解いただけると思うが，まさに現場で困っ

ている疑問に対する解答が，わかりやすく書かれており，透析医療に求められる総合力を身につける上で，確実に役立つ一冊となっている．

　透析療法に従事する医師やスタッフ，初期および後期研修医，サブスペシャリティを目指す若手医師，さらには非専門医やかかりつけ医の皆様が，本書を参考にしていただき，総合的な診療能力の向上に役立てていただければ幸いである．

　　　2013 年 5 月

　　　　　　　　　　　　　　　　　　　　　　　　　　加 藤 明 彦

目 次

第1部 総論
透析患者における common disease の特徴 〈加藤明彦〉 2
1. 疫学調査からみた透析患者の common disease ……… 2
2. 透析患者における common disease の特徴 ……… 6

mini column 1．透析患者におけるがん検診の意義 〈宮地武彦〉 11

第2部 各論
A 感染症
1 インフルエンザ 〈中山裕史〉 18
1. インフルエンザ感染の特徴 ……… 19
2. インフルエンザウイルスの種類 ……… 20
3. パンデミックの歴史 ……… 21
4. 透析患者における危険因子 ……… 22
5. 診断と検査法 ……… 22
6. 治療法 ……… 24
7. 抗インフルエンザウイルス薬の予防投与 ……… 28
8. 新型インフルエンザ ……… 28
9. 専門医に紹介するタイミング ……… 36

2 肺炎 〈加藤明彦〉 37
1. 透析患者における肺炎の特徴 ……… 37
2. 透析患者における肺炎の危険因子 ……… 39
3. 肺炎を診断する際の注意点 ……… 39
4. 肺炎の治療と予防 ……… 40
5. 専門医へ紹介するタイミング ……… 44

3 結核症 〈安田日出夫〉 47
1 透析患者における結核症の特徴 48
2 結核症の診断 48
3 専門医へ紹介するタイミング 51
4 結核症の治療 52

4 帯状疱疹 〈中山裕史〉 54
1 帯状疱疹とは 55
2 感染経路 55
3 みずぼうそう（水痘）の症状 56
4 帯状疱疹の症状 56
5 診断と診断のための検査法 57
6 治療と副作用 58
7 帯状疱疹発症予防 62
8 帯状疱疹感染予防 62
9 専門医に紹介するタイミング 62

5 ピロリ菌感染症 〈安田日出夫〉 64
1 透析患者におけるピロリ菌感染症の特徴, 病態 64
2 透析患者における $H.pylori$ 菌の診断 66
3 透析患者における $H.pylori$ 菌の除菌 66
4 専門医へ紹介するタイミング 69

B 心血管病

1 血圧異常（高血圧症, 透析関連低血圧症） 〈成瀬正浩〉 71
1 高血圧 71
2 低血圧 77

2 不整脈 〈井上秀樹〉 83
1 不整脈の発生機序 84
2 透析患者における不整脈の病態 85
3 不整脈の診断とポイント 86
4 透析患者によくみられる徐脈性不整脈 87
5 透析患者によくみられる頻脈性不整脈 88
6 致死性不整脈を認めたらどうすべきか？ 93

- 3 心不全 〈井上秀樹〉 97
  - 1 心不全とは 98
  - 2 透析患者における心不全の原因 100
  - 3 透析患者における心不全診断のポイント 100
  - 4 心機能評価について 102
  - 5 透析患者における心不全治療のポイント 105
- 4 急性脳血管障害 〈甲斐恵子, 宇田 晋〉 110
  - 1 脳梗塞 111
  - 2 脳出血 115
  - 3 くも膜下出血 116

C 代謝疾患

- 1 高血糖・糖尿病 〈中山裕史〉 120
  - 1 増え続ける糖尿病と糖尿病性腎症 121
  - 2 透析患者における血糖異常（高血糖, 低血糖）の特徴 123
  - 3 診断における注意点（HbA1cとGA） 126
  - 4 治療のポイント（薬剤の使い方, 透析液の糖濃度） 129
  - 5 専門医に紹介するタイミング 139
- 2 脂質異常症 〈井上 隆, 宇田 晋〉 141
  - 1 透析患者における脂質異常症の特徴 142
  - 2 指針・エビデンス 144
  - 3 診断とその注意点 145
  - 4 治療 146
- 3 高尿酸血症 〈安田日出夫〉 149
  - 1 透析患者における高尿酸血症の疫学 149
  - 2 透析患者における高尿酸血症の臨床的な意義 151
  - 3 透析患者における高尿酸血症の診断・治療の考え方 154
- 4 やせ・肥満 〈加藤明彦〉 157
  - 1 透析患者におけるやせと肥満の特徴 157
  - 2 透析患者の"かくれ栄養障害"を見抜く 160
  - 3 栄養障害の予防法 163

D　その他

1　かゆみ ……………………………………〈宮地武彦〉　167
　1　透析患者の皮膚瘙痒症の特徴 ……………………… 168
　2　透析患者の皮膚瘙痒症の病態 ……………………… 170
　3　皮膚瘙痒症の治療 …………………………………… 173

2　関節痛 ……………………………………〈宮地武彦〉　179
　1　関節痛の診断 ………………………………………… 180
　2　透析患者の関節痛の病態の特徴 …………………… 180

3　認知機能の低下 …………………………〈宮地武彦〉　190
　1　認知症とは …………………………………………… 191
　2　透析患者の認知機能低下について ………………… 194
　3　透析患者における認知機能低下の意義 …………… 197
　4　診断法 ………………………………………………… 198
　5　認知障害の治療方法 ………………………………… 198

4　便秘症 ……………………………〈鎌田一寿，宇田　晋〉　204
　1　排便の機序 …………………………………………… 204
　2　便秘の診断基準と病態 ……………………………… 206
　3　便秘の予防と治療 …………………………………… 209
　4　便秘による重篤な合併症 …………………………… 212

mini column 2．末期腎不全における治療選択
　　　　　—いつ腎移植を説明するか—　〈加藤明彦〉　214

Mini Lecture

1　当直時，緊急透析の必要性はどうやって判断すればよいですか？
　　………………………………………〈安田日出夫〉　218
　1　末期腎不全に対する透析の絶対適応 ……………… 219
　2　腎代替療法モダリティの選択 ……………………… 219
　3　急性腎障害（AKI）における持続的血液濾過透析の
　　絶対適応 ……………………………………………… 220

目次

2 透析患者が急に発熱した時にはどう対応すればよいですか？
　　　　　　　　　　　　　　　　　　　　　　〈中山裕史〉222
　1　透析患者の感染症の特徴 ………………………………… 223
　2　発熱時の初期対応 ………………………………………… 225
　3　身体所見診察の進め方と感染症の鑑別 ………………… 226
　4　非感染症の発熱の鑑別（膠原病，悪性腫瘍，薬剤）…… 230
　5　透析関連の発熱 …………………………………………… 231
　6　治療のポイント（薬剤の使い方，透析中の血圧低下の
　　　注意など）………………………………………………… 232
　7　他科へコンサルトしたほうがよい症例など …………… 233

3 透析患者が急性腹症になった時はどう対応すればよいですか？
　　　　　　　　　　　　　　　　　　　〈矢尾　淳，宇田　晋〉235
　1　初期対応 …………………………………………………… 235
　2　腹痛の病態生理と臨床所見 ……………………………… 237
　3　透析患者の腹痛の特徴とその対処 ……………………… 237
　4　透析患者の腹痛の原因疾患 ……………………………… 238

mini column 3. 透析患者の災害時情報ネットワーク
　　　　　　　　　　　　　　　　　　　　　〈成瀬正浩〉241

索引 ……………………………………………………………… 247

第1部　総論
Part 1

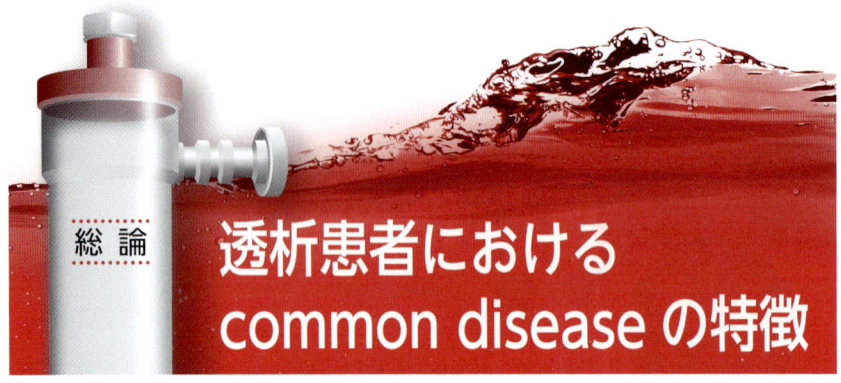

総論 透析患者における common disease の特徴

Summary

- ☑ 透析患者の死因の上位は心不全，感染症，がん，脳血管障害である．
- ☑ 透析患者では，合併症を発症した後の予後が悪い．
- ☑ 透析導入期より，高率に心血管病が存在する．
- ☑ 心血管イベントは，中2日空いた血液透析前に起こりやすい．
- ☑ 腎・尿路系がんの発症率が高い．

はじめに

　透析患者における common disease は一般人口と異なる．厚生労働省が発表した平成23（2011）年度の人口動態統計（確定数）[1]によると，男女ともに死因の第1位はがんであり，次いで，心疾患，肺炎，脳血管障害の順であり，これらが全死亡の約2/3を占めている．一方，2011年度末の日本透析医学会統計調査委員会の「わが国の慢性透析療法の現況」[2]によると，透析患者の死因の第1位は心不全であり，次いで感染症，がん，脳血管障害の順であった．したがって，透析患者ではがん死が少なく，心不全や脳血管障害などによる心血管死や感染症死が多いことが特徴となる．

　本稿では，透析患者における common disease の疫学的および臨床的な特徴を概説する．

1 疫学調査からみた透析患者の common disease

　平成23年度の人口動態統計（確定数）[1]と2011年度末の日本透析医学会「わが国の慢性透析療法の現況」[2]に記載されている男女別の死因上位を表1に示

1. 透析患者における common disease の特徴

表1 2011年度における一般人口と透析患者の死亡原因の比較

性別	人口動態統計（確定数）		わが国の慢性透析の現況	
	男	女	男	女
死亡者数	656,340	596,526	18,471	10,300
死亡原因				
1	がん (32.5%)	がん (24.2%)	心不全 (25.3%)	心不全 (28.8%)
2	心疾患* (13.9%)	心疾患* (17.4%)	感染症 (21.1%)	感染症 (19.1%)
3	肺炎 (10.9%)	脳血管障害 (10.8%)	がん (10.4%)	脳血管障害 (8.1%)
4	脳血管障害 (9.1%)	肺炎 (9.7%)	脳血管障害 (7.4%)	がん (6.9%)
5	不慮の事故 (4.9%)	老衰 (6.7%)	心筋梗塞 (5.0%)	悪液質/尿毒症 (5.1%)

*男性では心不全が4.0%，急性心筋梗塞が3.7%を占め，女性では心不全が7.3%，急性心筋梗塞が3.2%であった．（文献1および2から作成）

す．両者を比較すると，一般人口では男性の3人に1人，女性の4人に1人ががんで死亡しているのに対し，透析患者ではがん死は全体の10%以下に過ぎない．一方で，透析患者では心不全，感染症，がん，脳血管障害などが死因の上位である．以下に，各疾患の特徴を示す．

1. 心不全

　一般人口における心不全の死亡率は，人口10万人あたり男性で42.3人（全体の4.0%），女性で67.0人（同7.3%），全体では55.0人（5.5%）である．一方，透析患者における心不全は，糖尿病性腎症，慢性糸球体腎炎，腎硬化症のいずれの疾患でも死因の第1位であり，平成23年度には7,664人が亡くなっている（表2）．2011年度末の透析患者数304,592名を用いて死亡率を単純計算すると，透析患者10万人あたり2,516名となり，一般人口より46倍も高い死亡率となる．特に，年齢が高くなるにつれて心不全による死亡が増えており，60歳以上では死因の第1位である（表3）．

表2 原疾患別の死亡原因（2011年度）

原疾患	糖尿病性腎症	慢性糸球体腎炎	腎硬化症	多発性嚢胞腎
N	2,833	1,872	760	139
死亡原因				
1	心不全 (15.6%)	心不全 (15.4%)	心不全 (18.4%)	敗血症 (15.8%)
2	肺炎 (12.9%)	肺炎 (13.6%)	肺炎 (16.6%)	心不全 (12.2%)
3	敗血症 (11.9%)	敗血症 (9.6%)	敗血症 (9.2%)	肺炎 (8.6%)
4	脳内出血 (7.2%)	脳内出血 (7.3%)	脳内出血 (4.6%)	脳内出血 (7.2%)
5	急性心筋梗塞 (5.2%)	肝臓がん以外の 消化器系がん (5.2%)	呼吸器系がん 急性心筋梗塞 (4.1%)	消化管・胆道系 感染症・腹膜炎 悪液質 (5.0%)

2011年度死亡患者　臨床所見から確認された死亡原因分類より作成[2]

表3 年齢別の透析患者の死亡原因

年齢	30〜44	45〜59	60〜74	75〜89	90〜
N	75	517	2,643	3,485	286
死亡原因					
1	脳内出血 (21.3%)	脳内出血 (14.1%)	心不全 (13.3%)	心不全 (17.0%)	心不全 (21.3%)
2	敗血症 (16.0%)	敗血症 (12.0%)	敗血症 (11.5%)	肺炎 (16.9%)	肺炎 (19.7%)
3	心不全 (9.3%)	心不全 (11.0%)	肺炎 (10.6%)	敗血症 (10.5%)	敗血症 (9.8%)
4	ウイルス性 以外の肝硬変 (5.3%)	急性心筋梗塞 (5.4%)	脳内出血 (8.2%)	肝臓がん以外の 消化器系がん (4.4%)	悪液質 (5.9%)
5	くも膜下出血 (4.0%)	肺炎 (4.3%)	肝臓がん以外の 消化器系がん (4.8%)	脳梗塞 (4.2%)	脳梗塞 肝臓がん以外の 消化器系がん (3.8%)

2011年度死亡患者　臨床所見から確認された死亡原因分類より作成[2]

2. 感染症

　現在，人口の高齢化に伴い，肺炎による死亡が増えている．一般人口では，肺炎による死亡は人口10万人あたり98.9人であり，全体の3位（10.0％）である（表1）[1]．しかし，透析患者では死因が確定された患者4,584名中693名（13.5％）が肺炎で亡くなっており，死因の第2位に相当する．男女別では，男性で第1位（15.1％），女性で第3位（10.5％）である[2]．

　敗血症による死亡は，一般人口では死因全体の0.9％（男性0.8％，女性1.0％）にすぎない[1]．一方，透析患者では男性の13.0％（全体の第2位），女性の11.1％（同3位）が敗血症で亡くなっており，一般人口の10～20倍の頻度である[2]．特に，原疾患が多発性囊胞腎の透析患者では，敗血症が死因の第1位であった（表2）．

　同様に，結核による死亡は，一般男性では全体の0.2％，一般女性では0.1％に対して，透析患者では男性0.5％，女性0.5％と高率であった．

3. がん

　一般人口では，がんによる死亡率は人口10万人あたり343.3人と最も多い．死亡者数が最も多いがんは，男女ともに気管・気管支・肺がんであり，次いで胃がんである[1]（表4）．一方，透析患者は平成23年度に2,622名ががんによって死亡しており，単純に計算すると，透析患者10万人当たりの死亡率は859.8名となる．最も頻度の多かった部位は肝臓以外の消化器系であり，全体の4.5％を占めていた[2]．さらに，肝臓がんによる死者数は男性では第3位，女性では第4位であった[2]（表4）．しかし，最近のコホート研究[3]によると，透析患者で肝細胞がんが多い理由はウイルス性肝炎の罹患率が高いためであり，透析治療自体と関連しないことが報告されている．

　また，透析患者では男女ともに造血・リンパ組織のがんが死因の上位であった[2]（表4）．これは，多発性骨髄腫によって透析導入された患者が含まれるためと思われる．実際，造血・リンパ組織がんで死亡した患者121名中，53名（43.8％）が透析導入後1年以内に死亡していることより，透析導入後の生命予後が不良な多発性骨髄腫を反映したものと思われる．

表4 一般人口と透析患者におけるがん部位別死亡数

性別	人口動態統計（確定数）		わが国の慢性透析の現況	
	男	女	男	女
死亡者数	218,493	149,298	832	326
がん部位				
1	気管・気管支・肺 (23.8%)	気管・気管支・肺 (13.1%)	肝臓以外の消化器 (27.9%)	肝臓以外の消化器 (25.1%)
2	胃 (15.4%)	胃 (11.8%)	呼吸器系 (20.1%)	造血・リンパ組織 (13.8%)
3	肝および肝内胆管 (9.8%)	結腸 (10.8%)	肝臓 (17.3%)	呼吸器系 (12.9%)
4	結腸 (7.3%)	膵 (9.7%)	造血・リンパ組織 (9.1%)	肝臓 (10.7%)
5	膵 (7.0%)	乳房 (8.8%)	腎臓 (8.1%)	性器 (10.4%)

(文献1および2から作成)

4. 脳血管障害

　一般人口では，脳血管障害は4番目に多い死因であり，人口10万人あたり97.0人（全体の9.9%）で，男性では4番目（9.1%），女性では3番目（10.8%）に該当する．脳血管障害のうち，脳梗塞による死亡者が最も多く（5.8%），次いで脳内出血（2.7%），大動脈瘤および解離（1.2%），くも膜下出血（1.1%）の順である[1]．

　一方，透析患者では脳内出血による死亡者が最も多く，男性では全死亡の6.4%，女性では6.2%に相当する．次いで，脳梗塞（3.4%），くも膜下出血（1.0%），その他の脳血管疾患（0.6%）の順であった．特に，60歳未満の透析患者では，脳内出血は死因の第1位である（表3）．一方，75歳以上の患者では，脳梗塞は死因の5番目と増加している[2]．

② 透析患者における common disease の特徴

1. 中2日空けた血液透析前に心血管イベントが起こりやすい

　日本でも，透析患者の粗死亡率は年間9％前後と高い[2]．世界各国が参加した

1. 透析患者における common disease の特徴

DOPPS（Dialysis Outcomes and Practice Patterns Study）（☞ 用語解説）の報告によると，血液透析患者では前回の透析から中2日空いた月曜日または火曜日に死亡するリスクが最も高く，心血管死で1.5倍，非心血管死で1.3～1.4倍高い[4]．また日本人では，最終透析日（金曜日または土曜日）も心血管死のリスクが1.3～1.8倍と高かった．特に，突然死のリスクは血液透析開始後12時間以内で1.7倍，週初めの透析開始12時間前で3倍高いことが報告されている[5]．

2. 透析導入時から心血管病が存在する

透析患者は，すでに透析導入時から心血管病が存在する．自覚症状のない透析導入患者に冠動脈造影を施行したところ，約半数で有意狭窄があることが報告されている[6]．特に，70歳以上で血清アルブミン値が3.15g/dL以下の場合は，冠動脈に多枝病変が存在する可能性が高い[7]．

実際，脳卒中や急性心筋梗塞の発症は透析導入後に多い．沖縄県の疫学調査によると，新規の脳卒中は透析開始して1年以内に24％，5年以内に57.7％に発症している[8]．同様に，急性心筋梗塞も透析導入後1年以内に発症する症例が24％を占める[9]．

用語解説

DOPPS（Dialysis Outcomes and Practice Patterns Study）

DOPPSとは，血液透析患者の治療法と予後を検証するために行われている国際的な前向き研究である．DOPPS-Iは1996～2001年に実施され，7カ国（フランス，ドイツ，イタリア，日本，スペイン，英国，米国）の約1万7千人を対象に調査が行われた．DOPPS-IIは2002～2004年に行われ，DOPPS-Iに豪州/ニュージーランド，ベルギー，カナダ，スウェーデンが加わり，12カ国の300以上の透析施設から12,000名以上に調査が行われた．その後，DOPPS-III（2005～2008年），DOPPS-IV（2009～2011年）が同じ参加国で実施された．2012年からは，新たに中国，アラブ首長国連邦，オマーン，カタール，クウェート，サウジアラビア，バーレーンが加わり，DOPPS-Vとして調査が行われている．

DOPPSの調査結果はすでに150以上の英文原著論文として発表されており，各国の透析診療ガイドラインや医療行政に影響を与えている．日本でも，腎性貧血，CKD-MBD，血管アクセスの治療方針の根拠として用いられている．

3. 腎・尿路系のがんが多い

　83万人の透析患者を対象とした世界的なコホート研究によると，一般人口と比較してがんの発生率は1.18倍と有意に高かった．特に，35歳以下の透析患者では3.68倍と高かったが，発症リスクは年齢とともに低下していた[10]．

　がんの発生部位では，腎がんと膀胱がんのリスクが高かった[11]．一方，肺，大腸，胃，前立腺，乳がんなどの発生率は一般人口と差がなかった[10]．

4. 発症後の予後が悪い

　透析患者はいったん合併症を起こすと，その後の予後が悪い．以下に，それぞれのcommon diseaseの予後を紹介する．

a）心血管病

　沖縄県の疫学調査によると，脳卒中を発症した1カ月後の生存率は53.4％に過ぎず，1年後には35.7％まで低下する[8]．同様に，急性心筋梗塞発症後の生存率は1カ月後で50.8％であり，1年後には36.5％である[9]．

　また，透析患者では大動脈弁閉鎖不全症の進行速度が速く，生命予後が悪い[12]．同様に，冠動脈バイパス術による術死や術後の合併症や生命予後も，非透析患者に比較し，ほぼ2倍高いことも報告されている[13]．

b）感染症

　日本人の透析患者では，肺炎および敗血症の死亡率が高い[14]．年齢補正した肺炎の死亡率は27.8人/1万人・年であり，一般人の21.4人/1万人・年と比較して約1.3倍高い．同様に，敗血症による死亡率は30倍，腹膜炎による死亡率は25倍高いことが報告されている．

c）がん

　沖縄県の疫学調査において，透析患者のがんによる死亡リスクは一般住民と比較して，男性で2.5倍，女性で4.0倍高く，寿命にすると男性で6.3年，女性で9.3年短いことが報告されている[15]．

おわりに

　死因からみると，透析患者のcommon diseaseは心不全，感染症，がん，脳血管障害であり，これらが全死亡の64％を占めている．どの疾患も，一般人口と比較すると発症率が高く，発症した後の予後が悪いことが特徴となる．さらに，

1) 敗血症の頻度が高くて予後が悪い，
2) 腎・尿路系のがんに罹患しやすい，
3) 透析導入時よりすでに心血管病が存在し，透析開始5年以内に脳卒中や心筋梗塞を発症しやすい，
4) 中2日空けた透析開始12時間前に心血管イベントが起こりやすい，
5) 脳血管障害では脳内出血による死亡が多く，特に60歳未満の死因の第1位は脳内出血である，

などが特徴としてあげられる．なお，心不全，肺炎，脳血管障害の詳細については，各論を参考していただきたい．

【文献】

1) 厚生労働省．平成23年（2011）人口動態統計（確定数）．
http://www.mhlw.go.jp/toukei/saikin/hw/jinkou/kakutei11/
2) 日本透析医学会．わが国の慢性透析療法の現況．2011年12月31日現在．
3) Hwang JC, Weng SF, Weng RH. High incidence of hepatocellular carcinoma in ESRD patients: caused by high hepatitis rate or 'uremia'? a population-based study. Jpn J Clin Oncol. 2012; 42: 780-6.
4) Zhang H, Schaubel DE, Kalbfleisch JD, et al. Dialysis outcome and analysis of practice patterns suggests the dialysis schedule affects day-of-week mortality. Kidney Int. 2012; 81: 1108-15.
5) Bleyer AJ, Hartman J, Brannon PC, et al. Characteristics of sudden death in hemodialysis patients. Kidney Int. 2006; 69; 2268-73.
6) Ohtake T, Kobayashi S, Moriya H, et al. High prevalence of occult coronary artery stenosis in patients with chronic kidney disease at the initiation of renal replacement therapy: an angiographic examination. J Am Soc Nephrol. 2005; 16; 1141-8.
7) Joki N, Hase H, Tanaka Y, et al. Relationship between aserum albumin level before initiating haemodialysis and angiographic severity of coronary atherosclerosis in end-stage renal disease patients. Nephrol Dial Transplant. 2006; 21: 1633-9.
8) Iseki K, Fukiyama K, The Okinawa Dialysis Study (OKIDS) Group. Clinical demographics and long-term prognosis after stroke in patients on chronic haemodialysis. Nephrol Dial Transplant. 2000; 15: 1808-13.
9) Iseki K, Fukiyama K. Long-term prognosis and incidence of acute myocardial

infarction in patients on chronic hemodialysis. The Okinawa Dialysis Study Group. Am J Kidney Dis. 2000; 36: 820-5.

10) Maisonneuve P, Agodoa L, Gellert R, et al. Cancer in patients on dialysis for end-stage renal disease: an international collaborative study. Lancet. 1999; 354: 93-9.

11) Stewart JH, Buccianti G, Agodoa L, et al. Cancers of the kidney and urinary tract in patients on dialysis for end-stage renal disease; analysis of data from the United States, Europe, and Australia and New Zealand. J Am Soc Nephrol. 2003; 14: 197-207.

12) Ohara T, Hashimoto Y, Matsumura A, et al. Accelerated progression and morbidity in patients with aortic stenosis on chronic dialysis. Circ J. 2005; 69: 1535-9.

13) Yamauchi T, Miyata H, Sakaguchi T, et al. Coronary artery bypass grafting in hemodialysis-dependent patients —analysis of Japan Adult Cardiovascular Surgery Database—. Circ J. 2012; 76: 1115-20.

14) Wakasugi M, Kawamura K, Yamamoto S, et al. High mortality rate of infectious disease in dialysis patients: A comparison with the general population in Japan. Ther Apher Dial. 2012; 16: 226-31.

15) Iseki K, Osawa A, Fukiyama K. Evidence for increased cancer deaths in chronic dialysis patients. Am J Kidney Dis. 1993; 22: 308-13.

日本における傷病の総患者数

総患者数とは，調査日現在において，継続的に医療を受けている者の数を意味する．一般に，"入院患者数＋初診外来患者数＋再来外来患者数×平均診療間隔×調整係数（6/7）"の算式から推計される．

厚生労働省が発表した「平成22年度我が国の保健統計」によると，平成20年10月時点において最も患者数の多い疾患は高血圧性疾患（796万7千人）であり，次いで歯および歯の支持組織の疾患（600万2千人），糖尿病（237万1千人）の順であった．

一方，死亡原因の上位であるがんは151万8千人（第6位），心疾患（高血圧性のものを除く）は154万2千人（第5位），脳血管障害は133万9千人（第7位）であった．また，がん部位別の総患者数は，男性は前立腺，胃，結腸および直腸，女性は乳房，結腸および直腸，胃の順であった．

〈加藤明彦〉

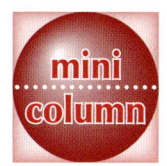

1. 透析患者におけるがん検診の意義

　厚生労働省は,「がん予防重点健康教育及びがん検診実施のための指針」を定め, 同指針に基づく検診を推進している (表1). 透析患者は細胞性免疫の低下のため, 発がんのリスクが一般人に比べて高い (表2)[1]. がんは心不全, 感染症に続いて3番目に多い透析患者の死亡原因であり[2], がんの早期発見, 早期治療は, 透析患者の生命予後や生活の質の改善のために必要な対策のひとつである.

　透析患者の平均余命は健常人の半分である[3]. 透析患者へのがんのスクリーニングが生命予後の改善に寄与するのか, 医療経済的に妥当なのか, については不明であり, 健常人と同様のがん検診を同様の頻度で推奨してよいのかは議論のあるところである. 実際に, 日本において透析患者を対象としたがんのスクリーニ

表1 がん検診の内容

種類	検査項目	対象者	受診間隔
胃がん検診	問診および胃部X線検査	40歳以上	年1回
子宮がん検診	問診, 視診, 子宮頸部の細胞診および内診	20歳以上	2年に1回
肺がん検診	問診, 胸部X線検査および喀痰細胞診	40歳以上	年1回
乳がん検診	問診, 視診, 触診およびマンモグラフィ	40歳以上	2年に1回
大腸がん検診	問診および便潜血検査	40歳以上	年1回

表2 末期腎不全患者における発がんの頻度 (文献3より一部改変)

癌	危険因子	相対危険度
腎細胞がん	多嚢胞化萎縮腎	3.6〜24.1 SIR
膀胱がん, 尿管がん	シクロホスファミド内服	1.50〜16.4 SIR
甲状腺がん		2.28 SIR
子宮頸がん	ヒトパピローマウイルス	2.7〜4.3 SIR
前立腺がん		1.8〜2.1 SIR
肝細胞がん	C型・B型肝炎ウイルス	1.4〜4.5 SIR
舌がん	ヒトパピローマウイルス	1.9 SIR
多発性骨髄腫		4.0 SIR

SIR: 標準化罹患比

ングについて確立した指針が発表されているのは，腎がんと肝細胞がんだけである[4, 5]．

透析患者では一般人より腎がんの発生頻度が高い．Satoh ら[6]は，わが国の慢性透析患者において腎がん，尿路上皮がんの頻度を調査し，6,201 人のうち，38 人に腎がん，16 人に尿路上皮がん患者がみられたと報告している．Ishikawa ら[7]は，わが国の透析施設に対するアンケート調査で，腎がん症例の過半数は透析歴が 10 年以上であったとしている．さらに透析歴が 20 年以上の腎がん例では 10 年以下の症例に比較して平均年齢が低く，腫瘍サイズが大きく，また転移をきたす確率が高かったと報告している．一般に透析患者の腎がんの予後は良好であるといわれているが，20 年以上の長期患者では 31.3％の患者に診断時に遠隔転移を認めており，予後は必ずしも良好とはいえないと述べている．

診断方法に関しては，定期的な腹部超音波検査や単純 CT でスクリーニングを行い，疑わしい症例については造影 CT で確認するという方法が一般的である．

透析患者の腎がんの予後に関しては，スクリーニングで発見された群では，腫瘍が小さく，悪性度が低く，癌死が少なく，有症状群では予後不良で，スクリーニングの有用性がいわれている[8]．透析患者において，定期的な腎がんのスクリーニングの適切な方法とその間隔についてはエビデンスがない．

肝細胞がんによる年間死亡者数は約 3 万人といわれ，男性の癌死の第 3 位，女性の第 5 位を占めている．肝細胞がんの特徴は，がん発症の高リスク群が限られている点である．わが国においては，肝細胞がんの約 90％が B 型あるいは C 型肝炎や肝硬変を背景に発症する．肝細胞がんに対する定期的スクリーニングによって，予後が明らかに改善するとの根拠は乏しいものの，早期に肝細胞がんが検出される可能性が高まり，根治的な治療を受ける機会を増やす可能性があるとされている[9]．そのため，一般人においては肝細胞がんの危険因子を有する症例を対象に，2～6 カ月の間隔で超音波検査と腫瘍マーカー（AFP, PIVKA-II）を併用した肝細胞がんのスクリーニングを定期的に行うことが推奨されている[9]．

透析患者の B 型肝炎ウイルスの陽性率や HCV 抗体陽性率は一般献血者に比して高率であり[10]，透析患者は肝細胞がんの発症の高リスク群である．一方で，透析患者の肝細胞がんの発生頻度に関しては詳細な報告が少なく，その結果は報告によってばらつきがあり，一定の見解は得られていない．多くの研究で，HCV 感染透析患者の生命予後が HCV 非感染透析患者よりも有意に不良であることが

示されている[11]．死亡原因も肝細胞がんや肝硬変など肝疾患に関連したものが5.89倍多かった．そのため，HCV感染透析患者への治療介入によって予後の改善効果があるのかについての報告はないが，肝細胞がんの早期発見を目的とした定期的なフォローアップが推奨されている[5]．慢性肝炎，血小板数が10万/μL以上の透析患者では半年～1年に1回程度の頻度で腹部超音波検査，腫瘍マーカーを，肝硬変，血小板数が10万/μL未満の場合には3カ月に一度腹部超音波検査，腫瘍マーカー，半年に一度造影CT検査を施行することが提案されている．なお，AFP，PIVKA-IIは透析患者でも腎機能正常者と同様にその値を解釈することができる．

胃がんは日本人の癌死の2位で，大腸がんは年々増加しており，依然として消化管がんは日本人の癌死の第1位である．わが国では，胃がん検診として胃X線検査，大腸がん検診として便潜血法が行われ（表1），死亡率の改善に寄与している．

透析患者の消化管がんの発症率は，高いと推定されており，胃がんの標準化罹患比は男性2.5，女性2.4，大腸がんでは男性4.7，女性3.8と推測されている[12]．日本の透析患者に対する消化管がんのスクリーニングに関しての指針は存在せず，透析患者へのがん検診が予後に寄与するのかは不明である．

海外では，透析患者における大腸がんに対するスクリーニング検査は，生命予後が不良なため費用対効果が低く[13]，腎移植待機患者や長期予後が期待できる透析患者に対して，一般人と同様に1年毎の便潜血法または5～10年毎の大腸内視鏡検査を施行すべきと報告されている[1, 14]．

わが国において，透析患者の消化管がんに対する検診について指針がない現状においては，様々な知見や臨床的経験に基づいて方針を立てることになる．がんの家族歴，年齢，全身状態，他の生命予後規定因子などを症例毎に総合的に考慮する必要がある．スクリーニングの方法については，透析患者では便秘傾向が強いため，検査後に便秘を呈することの多い胃部X線検査を行う際には注意が必要である．代替法として内視鏡検査を勧めることも一案であると考える．

前立腺がんは，7番目に癌死が多いがんである．現在わが国では前立腺がんのスクリーニング検査は任意型検診として前立腺特異抗原（PSA）検査の測定が実施されている．PSAは，前立腺がんの早期診断に有用な検査であるが，死亡率減少効果についてはエビデンスが不十分であり，がん検診としては実施されて

いない．

　透析患者の前立腺がんの頻度については報告によって異なるが，一般人と同等もしくはやや多いとの報告が多い[15, 16]．透析患者においても PSA は一般人と同様に用いることができるが，前立腺がんのスクリーニング検査としての有用性（死亡率減少効果）については一般人と同様の問題が残されている．

　透析患者の乳がんや子宮頸がんに対するスクリーニング検査については，米国では透析患者の生命予後が不良なことから，乳がんについては 40 歳以上で腎移植を待機している患者に対して年 1 回のマンモグラフィ，子宮頸がんについては移植が考慮されている患者やリスクのある患者を対象に年 1 回の細胞診が提案されている[3]．最近の報告では，透析患者に対するルーチンのマンモグラフィは，1.3 日の寿命の延長効果に過ぎないことが報告された[17]．

　透析患者に対するがん検診に関して，信頼に値するエビデンスをもった報告は少ない．個々の透析患者の危険因子や予想される余命や移植の待機，そしてスクリーニング検査法の感度や特異度などを考慮して透析患者のがんのスクリーニング検査を計画する必要がある．

【文献】

1) Holley JL. Screening, diagnosis, and treatment of cancer in long-term dialysis patients. Clin J Am Soc Nephrol. 2007; 2(3): 604-10.
2) 日本透析医学会統計調査委員会．わが国の慢性透析療法の現況（2011 年 12 月 31 日現在）．
3) 日本透析医学会統計調査委員会．わが国の慢性透析療法の現況（2005 年 12 月 31 日現在）．
4) 日本泌尿器科学会，編．腎癌診療ガイドライン　2011 年版（第 2 版）．東京：金原出版；2011.
5) 日本透析医学会．透析患者の C 型ウイルス肝炎治療ガイドライン．日本透析医学会雑誌．2011; 44(6): 481-531.
6) Satoh S, Tsuchiya N, Habuchi T, et al. Renal cell and transitional cell carcinoma in a Japanese population undergoing maintenance dialysis. J Urol. 2005; 174(5): 1749-53.
7) Ishikawa I. Present status of renal cell carcinoma in dialysis patients in Japan: questionnaire study in 2002. Nephron Clin Pract. 2004; 97(1): c11-6.

8) Ishikawa I, Honda R, Yamada Y, et al. Renal cell carcinoma detected by screening shows better patient survival than that detected following symptoms in dialysis patients. Ther Apher Dial. 2004; 8(6): 468-73.
9) 日本肝臓学会, 編. 科学的根拠に基づく肝癌診療ガイドライン2009年版(第2版). 東京: 金原出版; 2009.
10) 日本透析医学会統計調査委員会. わが国の慢性透析療法の現況(2007年12月31日現在).
11) Fabrizi F, Takkouche B, Lunghi G, et al. The impact of hepatitis C virus infection on survival in dialysis patients: meta-analysis of observational studies. J Viral Hepat. 2007; 14(10): 697-703.
12) 海津嘉蔵. 維持透析患者における消化管悪性腫瘍の疫学. 臨牀透析. 2006; 22: 1123-9.
13) Chertow GM, Paltiel AD, Owen WF Jr, et al. Cost-effectiveness of cancer screening in end-stage renal disease. Arch Intern Med. 1996; 156(12): 1345-50.
14) Choudhury D, Luna-Salazar C. Preventive health care in chronic kidney disease and end-stage renal disease. Nat Clin Pract Nephrol. 2008; 4(4): 194-206.
15) Taneja S, Mandayam S, Kayani ZZ, et al. Comparison of stage at diagnosis of cancer in patients who are on dialysis versus the general population. Clin J Am Soc Nephrol. 2007; 2(5): 1008-13.
16) Kamata T, Fushimi K. Prevalence of prostate cancer in end-stage renal disease patients. Urol Int. 2008; 80(4): 419-24.
17) Wong G, Howard K, Chapman JR, et al. Cost-effectiveness of breast cancer screening in women on dialysis. Am J Kidney Dis. 2008; 52(5): 916-29.

〈宮地武彦〉

第2部　各 論
Part 2

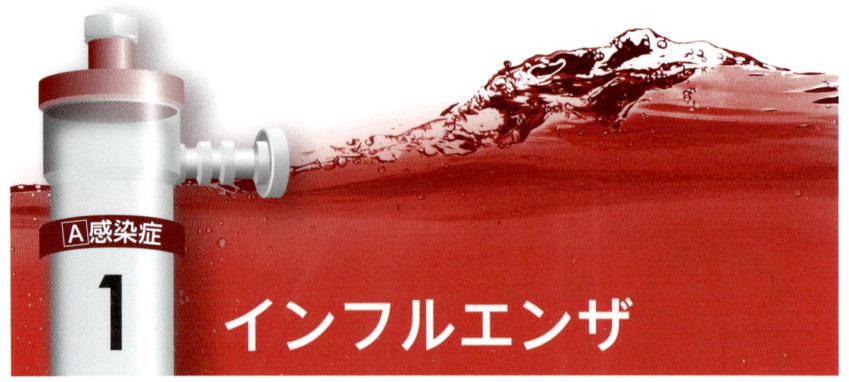

A 感染症

1 インフルエンザ

Summary

- ☑ 人の世界で発見されているインフルエンザウイルスの型は，A, B, C の 3 種類があり，通常の風邪と違い伝染力が強く，重症化しやすい危険な感染症である．
- ☑ 透析患者は免疫力が低下しており，また集団で透析治療を受けることから常に感染のリスクが高い状況にある．
- ☑ インフルエンザの予防を十分に行い，いったん感染者が発生した場合はすみやかに治療と感染拡大への対策を行う必要がある．
- ☑ 今後新型インフルエンザウイルスのパンデミックが起こる可能性があり，「透析施設における新型インフルエンザウイルス感染対策ガイドライン」にそって，各施設において日常から準備をしておくことが重要である．

はじめに

インフルエンザ感染は一般に，「強い全身症状から始まり，主に気道を侵し，強い感染力により短期間に速やかに流行が拡大するインフルエンザウイルスによる急性の伝染性感染症」と定義される．突然の発熱や全身の倦怠感などの症状が特徴で，伝染性が非常に強く，症状も激しく，さらに重症化しやすいなどから普通のかぜとは区別される（表1）[1]．いわゆる一般的な「かぜ」とは，鼻・のど・気管などの呼吸器にさまざまな病原体が感染して起こる急性の病気の総称であり，「かぜ症候群」とよばれる．「急性鼻炎」，「急性咽頭炎」，「急性扁桃炎」，「気管・気管支炎」などが含まれ，病原体の多くは，ライノウイルス，アデノウイルス，コクサッキーウイルス，RS ウイルスなどのウイルスである．インフルエンザウイルス感染では高齢者や乳幼児は重症化しやすい点に注意が必要だが，腎臓

1. インフルエンザ

表1 インフルエンザと風邪との違い（加地正郎．臨牀と研究．2002; 79: 2049. より一部改変）

	インフルエンザ	普通感冒
発症	急激	緩徐
悪寒	強い	弱い
優勢症状	全身症状	上気道症状
発熱	高い（しばしば 39〜40℃）	あっても 37℃程度
関節痛・筋肉痛など	強い	なし
鼻・咽頭炎	全身症状に後続する	先行する・顕著
経過	一般に短い	短いが長引くことあり
合併症	気管支炎・肺炎	少ない・中耳炎・副鼻腔炎
発生状況	流行性	散発性

病に罹患している患者では重篤化しやすいことが知られており，透析医療の現場でも特に重要な課題の一つである．また慎重な予防対策と発生後の対応が必要で，普通のかぜとは明確に区別すべき疾患である．

1 インフルエンザ感染の特徴

　インフルエンザウイルスは伝染性が非常に強く，非常に短期間に人から人へ感染し，広い範囲で流行するという特徴がある．冬場になると学校における学級閉鎖の情報が頻繁に報道されている．症状は非常に激しく，重症化しやすく，また肺炎や脳症などの合併症や持病の悪化を引き起こして死に至ることもある．さらにインフルエンザの流行時期に一致して日本全体の死亡率が高くなるという事実もインフルエンザの脅威を明確にする．また従来野鳥の間で流行していた鳥由来のA型H5N1インフルエンザが，濃厚に接触したヒトへ感染したことが認められ，2005年には世界で100例以上のヒトへの感染が確認された．2010〜2011年には日本でも野鳥から家畜への感染が認められ大きな問題となっている．このウイルスは強毒性とみられ，ヒトでの致死率は60％とされている．現時点ではヒトからヒトへの感染はないが，ヒトへの感染力を有するようになれば，強毒の新型インフルエンザとなりえるため警戒されている[2]．

2 インフルエンザウイルスの種類

　現在までに人の世界で発見されているインフルエンザウイルスの型は，A，B，Cの3種類である．一般的に毎年「流行」を起こすのはA型とB型であり，なかでも大流行を起こすのはインフルエンザA型である．A型ウイルスにはさらに，「亜型」とよばれるいくつかの種類がある．これらの亜型は，ウイルス粒子の表面にあるHA（ヘマグルチニン，16種類）とNA（ノイラミニダーゼ，9種類）という突起の組み合わせの違いによって分けられ，A/H2N2（Aアジア型），A/H3N2（A香港型）というように，HとNの番号を使って表される．また，インフルエンザウイルスは常に構造に変化が生じる「変異」という特徴もあわせもつ．変異には2種類あり，それぞれ「連続変異」と「不連続変異」とよばれる．「連続変異」とは，同じA/H1N1型の中で，HAやNAが少しずつ変異するものでウイルスの病原性に大きな変化はないが，一方「不連続変異」とは，10～40年に一度起きる変異で，ウイルスの病原性や毒性とともにHAやNAが全く違う型に置き換わってしまうこともある．

　日本国内では2008年までインフルエンザA/H1N1型（Aソ連型），A/H3N3型（A香港型）とB型の流行が毎年みられていたが，2009年に新型インフルエンザの世界的大流行（**パンデミック**）（☞ 用語解説）があったことは記憶に新しい．その後は，パンデミックインフルエンザA/H1N1 2009[※1]とA/H3N2（A香港型），B型の流行が毎年確認されている．

用語解説　**パンデミック**

パンデミック（pandemic）とは，爆発感染もしくは汎発流行と訳される，ある感染症の世界的な大流行を示す用語である．ギリシア語のpandemiaが語源とされ，「すべて」を表す「pan」と，「人々」を表す「demos」の意味がある．代表的なパンデミックとしては，14世紀にヨーロッパで広まったペストや，19世紀以降何度も発生したコレラの大流行などがあげられるが，最近問題になっているのが鳥インフルエンザ，豚インフルエンザなどである．世界的な人口増加や都市部への人口集中，また交通機関の発達などを基盤として，これまでヒトが経験したことがない感染力が強くまた強毒性のウイルスがいったん発生すると，短期間に全世界的に感染が拡大する危険性が高い．

❸ パンデミックの歴史

歴史的には，ギリシア・ローマ時代にインフルエンザと思われる病気の記述があるとされている．その後の記録でもスペインインフルエンザ（1918〜1919年；全世界で6億人が感染し，2300万人が死亡している．日本では人口の半数（2380万人）が感染，約39万人死亡；A/H1N1），アジアインフルエンザ（1957年；日本では約100万人感染し，約7700人死亡；A/H2N2），香港インフルエンザ（1968年；日本では約14万人が感染，約2000人死亡．翌1969年第2波で約3700人が死亡；A/H3N2）と，インフルエンザによるパンデミックがいかに人類にとって脅威であったかが窺える（図1)[3]．2008年までに毎年流行していたのは，Aソ連型（A/H1N1）とA香港型（A/H3N2）およびB型であり，今も新型インフルエンザの登場により新たな危険にさらされている[※2]．

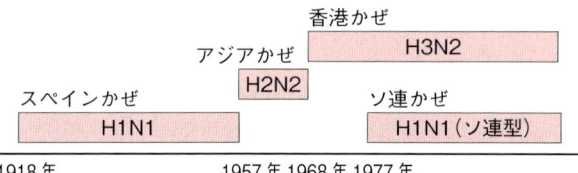

図1 パンデミックの歴史〔岩附（堀本）研子，他．からだの科学．2008; 259: 101 より改変〕

[※1] 2009年にパンデミックを起こした「パンデミックインフルエンザ A/H1N1 2009」は，現在は通常のインフルエンザと取り扱われ，2011年4月1日以後，その名称は「インフルエンザH1N1 2009」とされた．

[※2]「スペインかぜ」「香港かぜ」「アジアかぜ」「ソ連かぜ」については，通常「スペインインフルエンザ」「香港インフルエンザ」「アジアインフルエンザ」「ソ連インフルエンザ」とよばれている．

透析患者における危険因子

　透析患者において最も特徴的な状況は，生命維持のために週に3回通院する必要があり，さらに透析治療の間，多くの患者およびスタッフと一つの空間に長時間滞在することがあげられる．ひとたび感染者が生じると，患者だけでなく，スタッフも含め一気に感染が広まるリスクがある．また透析患者は免疫能が健常人と比較して低下していることから常にハイリスク状態にあると考えなければならない．近年透析患者の高齢化も進んでいるため，いったんインフルエンザに感染した場合の重症化にも十分注意が必要である．

 ## 診断と検査法

　インフルエンザの症状としては，突然の高熱と頭痛，関節痛，筋肉痛などが出現し，鼻汁，咽頭痛，咳などの上気道炎症状や，全身倦怠感などの全身症状が強いことが特徴としてあげられる．11月〜4月にかけての流行期（わが国では例年）にこれらの症状がみられた場合はインフルエンザが強く疑われる．

WHOにおけるインフルエンザパンデミックフェーズ

WHOはインフルエンザパンデミックを6段階のフェーズに分けて警告を発信している．フェーズ1（前パンデミック期）は，ヒトから新しい亜型のインフルエンザは検出されていないが，ヒトへ感染する可能性をもつ型のウイルスを動物に検出された状態，フェーズ2（前パンデミック期）は，ヒトから新しい亜型のインフルエンザは検出されていないが，動物からヒトへ感染するリスクが高いウイルスが検出された段階，フェーズ3（パンデミックアラート期）は，ヒトへの新しい亜型のインフルエンザ感染が確認されているが，ヒトからヒトへの感染は基本的にない段階，フェーズ4（パンデミックアラート期）は，ヒトからヒトへの新しい亜型のインフルエンザ感染が確認されているが，感染集団は小さく限られている段階で，フェーズ5（パンデミックアラート期）になるとヒトからヒトへの新しい亜型のインフルエンザ感染が確認され，パンデミック発生のリスクが大きな，より大きな集団発生がみられるようになる．そしてフェーズ6（パンデミック期）では，パンデミックが発生し，一般社会で急速に感染が拡大している状況となる．その後パンデミックが発生する前の状態へ，急速に回復してくると後パンデミック期とよばれる時期に入る．

1. インフルエンザ

　確定診断は，咽頭ぬぐい液，うがい液，鼻腔吸引液などからのウイルス分離や，血液検査で抗体価の有意な上昇（抗体陽転あるいは急性期と回復期で4倍以上の上昇）の確認であるが，検査に日数を要するため臨床現場での実用性は高くない（流行中のウイルス種の同定や，次シーズンのワクチン株選定のためには重要な情報となる）．

　インフルエンザを早期に診断できれば，患者の管理は向上する．現在では，発症早期にインフルエンザウイルス抗原を検出するための迅速診断キットが普及しており（表2）[4]，通常30分以内に結果を判定できるため非常に有効である．現在，13種類の迅速診断キットが流通している．迅速診断キットの精度について，特異度はおおよそ90％超と報告されている．インフルエンザの迅速診断検査の精度を検討した研究を対象としたメタ分析で，市販されている迅速診断検査全体の特異度は98.2％と高いが，感度は62.3％であることも報告されている[5]．Carolineらは，「陽性判定時に偽陽性が存在する可能性は低いが，陰性判定だっ

表2　インフルエンザ迅速診断キット（文献4より）

Rapid Diagnosis Kit	Company	Test	Reagent	Extaction Volume (μL)	Absorbance by Swab (μL)	Materials for Swab	Extraction Container	Reaction Time (min)
Espline Influenza A & B-N	Fujirebio Inc.	IC (Enzyme)	Test Plate	300	40	Unknown	Soft Plastic Vial	15
Quick Ex-Flu Seiken	Denka Seiken Co.,Ltd.	IC (Latex)	Dip Stick	350	50	Nylon	Soft Plastic Tube	8
Quick Chaser Flu A, B	Mizuho Medy Co.,Ltd.	IC (Gold)	Test Plate	500	40	Rayon	Soft Plastic Vial	15
BD Flu Exarman	Nippon Beckton Dickinson	IC (Gold)	Test Plate	400	40	Rayon	Soft Plastic Tube	15
Poctem Influenza A/B	Otsuka Pharmaceutical Co.,Ltd. Sysmex Co.,Ltd.	IC (Latex)	Test Plate	800	40	Unknown	Soft Plastic Vial	15
Quick Vue Rapid SP Influ	DS Pharma Biomedical Co.,Ltd.	IC (Latex)	Dip Stick	300	40	Unknown	Glass Tube	10
Capilia Flu A + B	Nippon Beckton Dickinson Alfresa Pharma Co.,Ltd.	IC (Gold)	Test Plate	1,000	40	Rayon	Soft Plastic Vial	15
Rapid Testa FLU stick	Daiichi Pure Chemicals Kagaku Co.,Ltd.	IC (Gold)	Dip Stick	300	40	Rayon	Soft Plastic Tube	3〜10

IC (Enzyme): Immunochromatography Enzyme Immunoassay
IC (Latex): Immunochromatography Colored-latex particle
IC (Gold): Immunochromatography Gold colloid particle

た人々の中には偽陰性患者が混じっていることに注意しなければならない」と述べている．すなわち検査結果だけでなく，臨床症状による判断も感染拡大に重要な意味をもつことが示唆される．

6 治療法

1. 抗インフルエンザウイルス薬

　本邦では1998年に，インフルエンザの治療薬として塩酸アマンタジン（シンメトレル®）が認可された[6]．インフルエンザウイルスは，生体の細胞表面に吸着し，エンドサイトーシスにより細胞内に取り込まれ，M2イオンチャネルが活性化される．塩酸アマンタジンはM2イオンチャネルを阻害することにより，ウイルス粒子の細胞核内への輸送を阻止することで，抗ウイルス活性をもつとされている．しかしA型だけがもつM蛋白に作用するため，A型インフルエンザのみにしか効果が期待できない．また現在アマンタジンはすでに耐性の問題から臨床的にはインフルエンザに対する治療薬としては推奨されていない．

　2001年に，リン酸オセルタミビル（タミフル®）とザナミビル（リレンザ®）がインフルエンザに対して保険の適応となった．インフルエンザウイルスが体内で細胞から細胞へ感染・伝播するためには，ウイルス表面に存在するノイラミニダーゼが不可欠である．リン酸オセルタミビルとザナミビルはこの作用を阻害することにより，増殖したインフルエンザウイルスが細胞外へ出て行くことを阻害する抗インフルエンザウイルス薬である．ノイラミニダーゼはA・B型に共通であるため，A型・B型インフルエンザ両方に効果が期待できる．リン酸オセルタミビルは経口薬，ザナミビルは吸入薬であるが，2002年4月にはリン酸オセルタミビルドライシロップが保険適応となり，1歳以上の小児で使用可能となった．

2. 投与時の注意点

　ノイラミニダーゼ阻害作用を有する抗インフルエンザウイルス薬は，発症後48時間以内の服用が原則であり，合併症のないインフルエンザでの罹病期間を短縮することができる．また，ハイリスク患者においてもそれまで健常な患者においても，下気道感染症や抗菌薬を必要とするような合併症，あるいは入院を減少させたとも報告されている．タミフル®は腎排泄型の薬剤であるため腎機能障

害患者では用量調節が必要であり，添付文書にもその旨の注意書きがあるが，リレンザ®ではそうした記載はなされていない．ちなみにリレンザ®の添付文書では，腎機能障害患者への投与に関して，「海外では投与量の調整を行う必要はないとされているが，国内において腎機能障害患者を対象とした試験は行われていない．なお，透析を必要とするような腎機能障害患者における本剤の有効性，安全性および薬物動態は検討されていない」と書かれている．一方で，インフルエンザウイルス感染症により気道過敏性が亢進することがあり，本剤投与後に気管支攣縮や呼吸機能低下がみられたという報告があるため，気管支喘息および慢性閉塞性肺疾患などの慢性呼吸器疾患のある患者に本剤を投与する場合には本剤投与後に気管支攣縮が起こる可能性があることを患者に説明することとし，必要時に使用できるよう短時間作用発現型気管支拡張剤を患者に所持させる．なお，慢性呼吸器疾患の治療に用いる吸入薬（短時間作用発現型気管支拡張剤など）を併用する場合には，本剤を投与する前に使用するよう指導すると記載されている．

3. 新たな抗インフルエンザウイルス薬

その後2010年にはペラミビル水和物注射液（ラピアクタ®），ラニナミビルオクタン酸エステル（イナビル®）吸入剤が発売され，これらはいずれも1回投与のみでよいという利点がある．このように新規薬剤の登場によりインフルエンザの治療手段は広がっている．ラピアクタ®は腎機能低下にあわせた減量が必要であるが，血液透析により速やかに血漿中から除去されることに留意する．イナビル®に関しては重度腎機能障害患者に40mg投与した時のAUCは，健康成人に200mg（承認容量40の5倍）を投与した時に相当すると推定される．第Ⅰ相反復投与試験では，総投与量200mgまでの安全性が確認されている．よって腎機能障害患者にイナビル®40mgを投与した経験はないものの（20mgのみ），腎機能低下の程度に依存した用量調整の必要はないものと考えられる．またイナビル®については，インフルエンザウイルス感染症により気道過敏性が亢進することがあり，これら吸入剤の投与により気管支攣縮や呼吸機能低下も懸念されるため，リレンザ®同様，気管支喘息および慢性閉塞性肺疾患などの慢性呼吸器疾患の患者では，患者の状態を十分に観察しながら投与する必要がある．一方で慢性腎機能障害を有する患者では本剤の使用経験が少ないため明確な記載はされていない．いずれにしても透析患者をはじめとした腎機能低下者においてこれら薬剤を

表3 インフルエンザ治療薬（各添付文書より作製）

一般名	製品名/投与経路	用法・用量	用法・用量
オセルタミビルリン酸	タミフル®/経口	（成人） 75mg 1日2回 （5日間）	（小児） 1回 2mg/kg（ドライシロップ剤として 66.7mg/kg）を1日2回，5日間，用時懸濁して経口投与する．ただし，1回最高用量はオセルタミビルとして 75mg とする．
ザナミビル水和物	リレンザ®/吸入	1回 10mg（5mg ブリスターを2ブリスター）を，1日2回，5日間，専用の吸入器を用いて吸入する．	
ペラミビル水和物	ラピアクタ®/点滴静注	通常，成人にはペラミビルとして 300mg を15分以上かけて単回点滴静注する．合併症等により重症化する恐れのある患者には，1日1回 600mg を15分以上かけて単回点滴静注するが，症状に応じて連日反復投与できる．なお，年齢，症状に応じて適宜減量する．	通常，ペラミビルとして1日1回 10mg/kg を15分以上かけて単回点滴静注するが，症状に応じて連日反復投与できる．投与量の上限は，1回量として 600mg までとする．
ラニナミビルオクタン酸エステル	イナビル®/吸入	40mg を単回吸入投与する（2容器）．	10歳未満の場合，20mg を単回吸入投与する（1容器）．10歳以上の場合，40mg を単回吸入投与する（2容器）．

投与する場合には，患者の状態を十分に観察しながら投与する．表3にノイラミニダーゼ阻害薬の一覧を示す．

4. 注意すべき副作用

　また，因果関係は不明であるものの，上記抗インフルエンザウイルス薬投薬後に異常行動などの精神・神経症状を発現した例が報告されていることはすでに広く認識されている．小児・未成年者については，異常行動による転落など万が一の事故を防止するための予防的な対応として，治療が開始後は，小児・未成年者については，①異常行動の発現の恐れがあること，②自宅において療養を行う場合，少なくとも2日間，保護者等は小児・未成年者が一人にならないよう配慮することについて患者・家族に対し説明する必要がある．一方で，インフルエンザ脳症などによっても，同様の症状が現れるとの報告があるので，①異常行動の発現の可能性や，自宅において療養を行う場合は少なくとも2日間，保護者等

は小児・未成年者が一人にならないよう配慮することについて患者・家族に対し説明を行うといずれの薬剤でも明記されている．腎機能障害時などにおける投与上の注意点を表4にまとめた．

表4 腎機能低下患者に対する抗インフルエンザ薬の投与量（各添付文書より作製）

一般名	商品名	投与量・注意点
オセルタミビルリン酸	タミフル®	1) 治療の場合：Ccr＞30mL/分：1回75mg 1日2回，10mL/分＜Ccr≦30mL/分：1回75mg 1日1回，Ccr≦10mL/分：推奨用量は確立していない． 2) 予防の場合：Ccr＞30mL/分：1回75mg 1日1回，10mL/分＜Ccr≦30mL/分：1回75mg 隔日または1回30mg 1日1回，Ccr≦10mL/分：推奨用量は確立していない．小児腎機能障害等の患者での使用経験はない．
ザナミビル水和物	リレンザ®	1) 本剤投与後に気管支攣縮や呼吸機能低下が現れた場合，本剤の投与を中止し，適切な処置を行う． 2) 気管支喘息および慢性閉塞性肺疾患等の慢性呼吸器疾患のある患者に本剤を投与する場合には本剤投与後に気管支攣縮が起こる可能性があることを患者に説明し，短時間作用発現型気管支拡張剤を患者に所持させる． 3) 慢性呼吸器疾患の治療に用いる吸入薬（短時間作用発現型気管支拡張剤等）を併用する場合には，本剤を投与する前に使用するよう指導する．
ペラミビル水和物	ラピアクタ®	1) 50mL/min≦Ccr：通常の場合の1回投与量 300mg，重症化する恐れのある患者の場合の1回投与量 600mg 2) 30mL/min≦Ccr＜50mL/min：通常の場合の1回投与量 100mg，重症化する恐れのある患者の場合の1回投与量 200mg 3) 10mL/min≦Ccr＜30mL/min：通常の場合の1回投与量 50mg，重症化する恐れのある患者の場合の1回投与量 100mg 4) Ccr10mL/min未満および透析患者の場合，慎重に投与量を調節の上投与する（ペラミビルは血液透析により速やかに血漿中から除去される）．
ラニナミビルオクタン酸エステル	イナビル®吸入	1) 気管支喘息および慢性閉塞性肺疾患等の慢性呼吸器疾患の患者では，患者の状態を十分に観察しながら投与する． 2) 高齢者，基礎疾患（糖尿病を含む慢性代謝性疾患，慢性腎機能障害，慢性心疾患）を有する患者，あるいは免疫低下状態の患者等では本剤の使用経験が少ない．これらの患者へ投与する場合には，患者の状態を十分に観察しながら投与する．

7 抗インフルエンザウイルス薬の予防投与

　前述したように透析患者だけでなく，透析治療にかかわるスタッフ全員がインフルエンザウイルスに対する予防が非常に重要となる．特に新型インフルエンザウイルスが発症した場合，以下のような予防策がとられる．

① 新型インフルエンザ患者に濃厚接触した者，または透析施設のスタッフでワクチンが未接種でかつ，十分な防御なく暴露した場合は抗インフルエンザウイルス薬の予防投与を考慮．

② 通常はタミフル®75mg（1カプセル）/日，投与期間は7～10日間で，最長6週間とされるが，透析患者の場合，75mg（1カプセル）を5日に1回である．

③ 抗インフルエンザウイルス薬の不足が見込まれる場合，新型インフルエンザ疑い患者以外への投与は控える．

　また，インフルエンザ感染症の予防の基本は，あくまでもワクチン接種であり，薬剤の予防投与は，家族や共同生活者がインフルエンザを発症している場合にのみ使用を検討し得る．

8 新型インフルエンザ

　日本透析医会と日本透析医学会は，共同して透析患者における新型インフルエンザ対策合同会議を開催し，新型インフルエンザが国内外で発生しまたはその疑いがある場合に，事態を的確に把握するとともに透析施設における患者とスタッフの安全を確保するため，緊急かつ総合的な対応を行えるよう，「透析施設における新型インフルエンザウイルス感染対策ガイドライン」を作成した[7, 8]．以下にガイドラインを概説する．

I. 新型インフルエンザの発生段階分類について（図2）

　1）前段階
　　前段階は新型インフルエンザがまだ発生していない段階である．

1. インフルエンザ

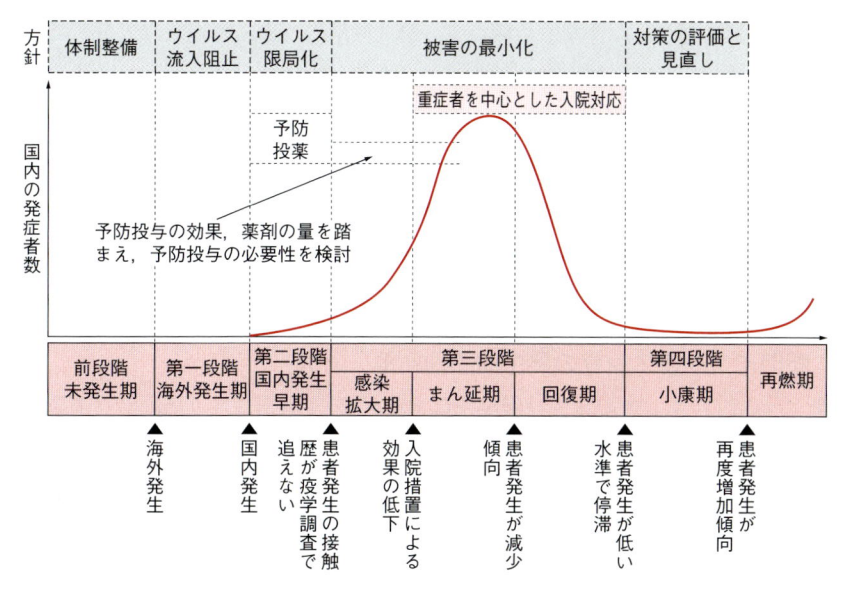

図2 新型インフルエンザの発生段階分類と方針（文献8より）

2) 第1段階

　新しい亜型のインフルエンザのヒトからヒトへの効率的な感染が確認された時点で，第1段階（海外発生期）になる．第1段階では検疫が強化され，発生当該国などから日本への患者流入が警戒される．

3) 第2段階

　国内で第1例目の患者が確認された時点で第2段階（国内発生早期）になる．国内で患者発生があると，そのヒトが誰から感染を受けたか，誰を感染させた可能性があるかという「感染の鎖」の調査が行われる．患者は症状の軽重にかかわらず入院勧告により入院措置を受け，家族や職場，学校などでの患者への接触者がフォローされ，予防的抗ウイルス薬投与などが行われる．

4) 第3段階

　患者数が増加し，「感染の鎖」が追えなくなった時点で，市中で感染が広がり始めていると考える段階で，3つに分けられる．最初は「感染拡大期」とよばれ，感染の鎖は切れても患者を社会から隔離する意味での入院（入院措置）がある程度の流行拡大抑制に役立つ時期であり，その後入院措置が流行

拡大抑制に寄与しなくなった時点で，第3段階の「まん延期」に入る．ここから大流行を経て，ピークを越えてはっきりと患者数の減少傾向が認められた時点で，「回復期」になる．

5) 第4段階

　流行が終息に向かい小康期に入っても，第二波としてまた流行が発生したり，もしくは通常のヒト型インフルエンザのように毎年冬期に流行すると予想される．この小康期のことを第4段階とよばれ，次の流行に備える時期である．

II. 新型インフルエンザの発生段階別対策（表5）

　新型インフルエンザの発生段階分類による，1.対策準備期〔前段階（未発生期）～第1段階（海外発生期）〕，2.国内発生後，勧告入院が行われる時期〔第2段階（国内発生早期）～第3段階（感染拡大期）〕，3.第3段階（まん延期～回復期）に分けて対策がとられる．以下に透析施設としての対応を中心にまとめた．

表5 新型インフルエンザの発生段階別対策（文献8より一部改変）

未発生期 海外発生期	対策準備 体調不良時には透析前に診察を受ける
国内発生期 感染拡大期	感染の封じ込め 発熱相談窓口を通じ，感染症指定医療機関で入院加療
まん延期 回復期	感染防御が日常となる かかりつけ透析施設で診療を受け自宅療養

1. 対策準備期〔前段階（未発生期）～第1段階（海外発生期）〕

　国内発生早期～感染拡大期，まん延期以降の対策の準備と遂行するための訓練・教育を行う．

1) 透析施設として準備すること

① 患者・スタッフに，国内発生早期～感染拡大期とまん延期以降の対処方法が異なるので，それぞれの対策について訓練し学習機会を講じる．

② 透析患者が新型インフルエンザを疑う状況であった場合に連絡・相談する管轄保健所と発熱相談窓口が設置されたらその電話/ファックス番号

を確認する．
③ 国内発生早期～感染拡大期で新型インフルエンザを封じ込める対策を行う時期に新型インフルエンザ患者および疑似者を入院させる地域の新型インフルエンザ指定医療機関（第一種・第二種感染症指定医療機関）および協力医療機関の場所とそれらの施設が透析可能か否かを確認する．もし地域の透析可能なベッド数が少ないなら対応を地域単位で考慮する．
④ 各施設の感染対策委員会で，その施設で実地可能な対策行動計画を策定する．
⑤ あらかじめ以下の予防具を用意し，実際に装着訓練をして使用方法を習得する．定数は，必要人員数×1日あたりの必要個数×42日間（6週間）とする．
　a) N95マスク（DS-2マスク）あるいはサージカルマスク 2～5/日
　b) 手袋　作業数/日．
　c) ゴーグル，フェースシールド，ガウン 1～2/日

2) スタッフ・患者に対して行うこと
① 感染症予防にどう対応するかを周知する．
予防が第一である．普段から手洗い・うがい・咳エチケットといった一般的衛生手技を守り励行する．感染症の流行地に行かない，流行時には外出しない，という根本原則を理解する．
② 国内発生早期～感染拡大期に患者が発熱した際にとるべき行動とトリアージを受けることを周知する．
　a) 自宅で発熱したら，来院する前に電話をして指示を仰ぐことを徹底する．
　b) 透析中に発熱に気づいたら，直ぐにスタッフに知らせる．
　c) 普段から少なくとも体調不良者は基本的に透析前に診察する習慣を形成する．
③ 国内発生早期～感染拡大期・まん延期以降に個々がどう行動し施設がどう対応するか周知する．
④ 鳥インフルエンザ・新型インフルエンザの正しい知識を周知する．
⑤ 通常のインフルエンザ感染症の予防を推奨する．

a）通常のインフルエンザは予防手段があり，インフルエンザワクチン接種を患者及びスタッフに推奨する．
b）あわせて，肺炎球菌ワクチン接種も推奨する．

2. 国内発生後，勧告入院が行われる時期〔第 2 段階（国内発生早期）〜第 3 段階（感染拡大期）〕

　新型インフルエンザ患者が国内で発生し，入院勧告が中止になるまでの期間に相当する．入院勧告による感染拡大防止および抑制する効果が得られなくなるまでのいわゆる「封じ込め」の段階である．

　透析患者の新型インフルエンザにかかわる診断基準，届け出，移送，診療などは，国および自治体の新型インフルエンザ対策行動計画をはじめ，感染症の予防および感染症の患者に対する医療に関する法律（感染症法）に基づく新型インフルエンザ等感染症への政令および関係省令に従う．

1）新型インフルエンザの症状のある透析患者への対応
① 透析患者が発熱・各種呼吸器症状・新型インフルエンザ患者との接触など，新型インフルエンザを考えるべき症状を呈し，かかりつけ透析施設に来院する前の段階．
a）かかりつけ透析施設と相談の上，患者が保健所の発熱相談窓口等に電話連絡し，その指示に従い，隔離透析が可能な感染症指定医療機関等を受診する．
b）かかりつけ透析施設は，患者情報等を受け入れ医療機関へ提供する．
c）電話で対応したスタッフは，医師に報告し，発熱相談窓口等に連絡してその指示に従うように患者に伝える．
② 上記患者が，直接透析施設に来院し，「要観察例」に該当すると判断した場合
a）できるだけ他の患者・スタッフとの接触を避けるようにして，直ちに，新型インフルエンザ検査及び隔離透析を実施することができる感染症指定医療機関等への移送について最寄りの保健所に相談する．
b）かかりつけ透析施設は，新型インフルエンザ検査が検査機関において約半日以上かかることから，あらかじめ患者に対し，隔離透析が可能な感染症指定医療機関等への任意入院（新型インフルエンザの

検査結果が出るまでは，任意扱い）を勧奨する．
c) 検査結果が判明するまでの透析については，患者の状態や受け入れる感染症指定医療機関等の状況を総合判断して，透析が延期される場合があることを患者に説明する．
d) かかりつけ透析施設は，「待合室」等で当該患者と接触したと思われる来院者・スタッフについて，都道府県等からの調査の求めに応じて，連絡名簿を保健所に提出する．
③ 新型インフルエンザウイルス検査が陽性の場合
a) 保健所はその結果を患者に連絡し，感染症指定医療機関（隔離透析が可能な施設であることが条件）等への入院を患者に勧告し，移送する．
b) 感染症指定医療機関等の隔離透析可能な限度を超えた場合，保健所や感染症指定医療機関等と当該患者のかかりつけの透析施設で相談の上，深夜へ透析時間をずらすなどして他の透析患者との接触を最小限にした上で，当該患者かかりつけの透析施設で透析を行う．患者にはサージカルマスクをさせ，スタッフはPPE（personal protective equipment：マスク・ガウン等の個人防御具）装着など感染対策を行った上で透析を行う．なお，透析終了後は速やかに感染症指定医療機関等に移送し，入院管理とする．その後も透析が必要な場合は，当該患者かかりつけの透析施設と入院施設の間の移送を行う（移送に際しての感染対策に留意）．
c) 患者の家族や，「待合室」等で患者と接触したと思われる来院者・スタッフの接触者は，管轄保健所が実施する積極的疫学調査の対象者となる．
④ 新型インフルエンザウイルス検査が陰性の場合
保健所はその結果を患者，かかりつけ透析施設および連絡名簿に記載された者に連絡する．保健所は，患者の症状が悪化した場合は，直ぐに医療機関または保健所に連絡をとるよう指導する．
2) 感染症指定医療機関等の対応
① 感染症指定医療機関等は，新型インフルエンザの要観察例で，入院勧奨を受けた透析患者および新型インフルエンザと診断され，入院勧告を受

けた透析患者に対し，入院診療を行う．
② 感染症指定医療機関等は，「要観察例」「疑似症患者」「患者（確定例）」に該当する患者を受け入れる場合，前医療機関から患者の情報を受け取り，PPE装着など感染対策を行った上で，患者を受け入れ，必要に応じて隔離透析を施行する．
③ 新型インフルエンザウイルス検査が陰性の場合，症状にあわせて入院継続の必要性を検討し，必要に応じて他の病床または他医療機関へ移送する．
④ 新型インフルエンザの症状を有する者が最初に感染症指定医療機関等を受診した場合，患者とその接触者に対し，それ以外の医療機関と同様の対応を行う．

3) **透析施設のスタッフへの対応**
一般人への対応に準ずる．

4) **抗インフルエンザウイルス薬の予防投与**
① 新型インフルエンザ患者に濃厚接触した者，または透析施設のスタッフでワクチンが未接種でかつ，十分な防御なく暴露した場合は抗インフルエンザウイルス薬の予防投与を考慮する．
② 通常はタミフル®75mg（1カプセル）/日，投与期間は7〜10日間で，最長6週間とされるが，透析患者の場合，75mg（1カプセル）を5日に1回である．
③ 抗インフルエンザウイルス薬の不足が見込まれる場合，新型インフルエンザ疑い患者以外への投与は控える．

5) **環境整備（清掃，リネン，廃棄物など）**
① 新型インフルエンザ患者の分泌物などで汚染された環境は直ちに清掃する．清掃にあたるスタッフは手袋，N95マスク，眼の防護具（フェイスシールドまたはゴーグル），ガウンを着用する．床などの環境については，埃を巻き上げないような方法（モップ清拭，ヘパフィルター付き掃除機など）で除塵清掃を行う．
② 新型インフルエンザ患者のケアに使用したリネンや廃棄物，患者が使用した食器に対しては，他のリネンや廃棄物・食器同様の処理を適切に行う．

③ 新型インフルエンザウイルスの消毒方法は通常の消毒方法に準ずる．

3. 第3段階（まん延期〜回復期）
   1) まん延期の状況
      ① 感染拡大期の入院勧告による感染拡大防止および抑制効果が得られなくなった場合，新型インフルエンザの入院勧告が中止され，まん延期に入る（都道府県単位による判断）．
      ② まん延期では，重症患者を中心とした入院対応を行う．当該都道府県内のすべての入院医療機関において新型インフルエンザに使用可能な病床を動員する．
      ③ 透析患者においても，重度の肺炎や呼吸機能の低下など入院の必要性が認められる患者以外は，必要に応じた投薬が行われた上で，自宅療養となる．
      ④ この時期では，外来透析施設においては入院適応のない新型インフルエンザ患者，回復期，潜伏期，および未感染の透析患者が混在した状態で透析を行うことになる．
      ⑤ 感染症指定医療機関を含む入院医療機関の透析病床が重症の新型インフルエンザ透析患者で満床となることが予測され，これらの機関や他の透析施設の外来透析患者の一時的な受け入れの可能性も考慮しておく．
   2) 透析施設側の対応
      ① 新型インフルエンザ感染患者の把握と対応
         a) 患者・スタッフ連絡網の確立（特に独居患者に配慮）．
         b) 患者・家族から，高熱，全身倦怠，咳，呼吸困難などの症状発現の連絡が入った場合には，当該地域における発熱外来等の受診を勧める．独居患者については，救急車などの対応も考慮する．
         c) 新型インフルエンザ感染が疑われる重症者に関しては，マスクをさせ近隣の入院医療機関を受診させる．
         d) 要入院となった患者の患者情報を速やかに提供できるよう準備する．
      ② 新型インフルエンザ感染者に対する透析
         まん延期では，透析施設で通常行っている血液媒介感染防止のための対策（手袋，ガウンまたはエプロン，手指衛生，目の保護）に加えてマス

ク（サージカルマスクが望ましい）を着用する．

III. 新型インフルエンザ対策啓発用資料スライド

　本ガイドラインでは，新型インフルエンザ対策啓発用資料スライドがダウンロードできるようにされている[8]．日頃からスタッフ，患者において正しい知識のもと備えをしておくことが重要であるため非常に有用である．

9 専門医に紹介するタイミング

　肺炎の二次感染など呼吸器系の重症化の兆候がある場合や，脳炎の合併を疑う場合はただちに専門医に相談することが望まれる．ただし感染拡大に考慮しなければならないため，まずは電話等での相談をするなど配慮する．

【文献】

1) 加地正郎．かぜとインフルエンザの違い，特集/かぜ・インフルエンザ再検討．臨牀と研究．2002; 79(12): 2049-52.
2) 安藤亮一．インフルエンザ，合併症と管理基準，管理法．腎と透析．2011 増刊号：302-6．
3) 岩附（堀本）研子，河岡義裕．新型インフルエンザ，インフルエンザの診断と治療，かぜとインフルエンザのすべて．からだの科学．2008; 259: 101-5.
4) 徳野　治，藤原美樹，中上佳美，他．各種インフルエンザ迅速診断キットの評価－検出感度の比較検討－．感染症誌．2009; 83: 525-33.
5) Chartrand C, Leeflang MM, Minion J, et al. Accuracy of rapid influenza diagnostic tests: a meta-analysis. Ann Intern Med. 2012; 156(7): 500-11.
6) 国立感染症研究所感染症情報センター
http://idsc.nih.go.jp/disease/influenza/fluQA/QAdoc01.html#q05
7) 日本透析医会・日本透析医学会，新型インフルエンザ対策合同会議，秋葉隆委員長
http://www.touseki-ikai.or.jp/htm/07_manual/doc/20081208_influenza.pdf
8) 新型インフルエンザ対策啓発用資料スライド
http://www.jsdt.or.jp/tools/file/download.cgi/260/新型インフルエンザ対策啓発用資料スライド.pdf

〈中山裕史〉

A 感染症

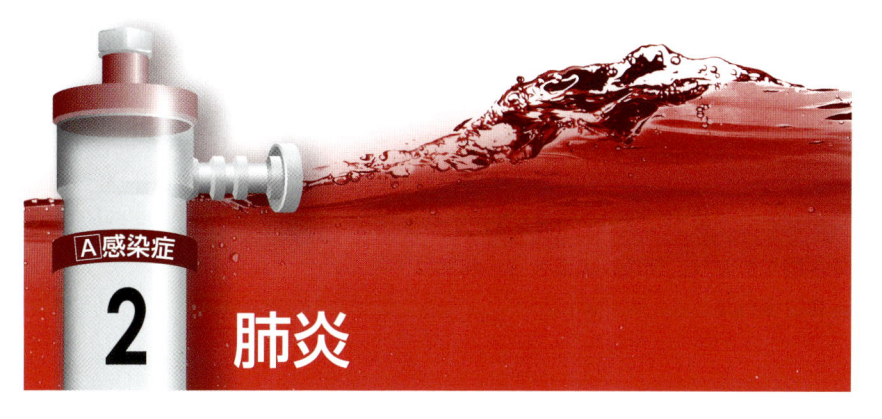

2 肺炎

Summary

- ☑ 透析患者は肺炎に罹患しやすく，生命予後に悪影響する．
- ☑ 典型的な高熱や呼吸器症状を呈さない場合がある．
- ☑ 原因菌として，耐性菌が検出されやすい．
- ☑ 治療は日本呼吸器学会の「医療・介護関連肺炎診療ガイドライン」に準拠するが，抗菌薬の投与法には注意が必要である．
- ☑ 予防には肺炎球菌ワクチンとインフルエンザワクチン接種が有効である．

はじめに

透析患者において，肺炎は死因の上位を占める重要な病気である．2010年度末の日本透析医学会の「わが国の慢性透析療法の現況」[1]によると，臨床所見から死亡原因が確認できた慢性透析患者6,993名のうち，肺炎による死亡者は882名（12.8％）であり，心不全（16.0％）に次いで第2位であった．特に，高齢者では肺炎による死亡者が多く，75～89歳で全体の15.8％，90歳以上で18.9％を占めていた．

本稿では，透析患者における肺炎の特徴，危険因子，診断の際の注意点，予防および治療法，専門医に相談するタイミングについて概説する．

1 透析患者における肺炎の特徴

1. 発症頻度が多い

慢性腎臓病（CKD）患者では肺炎を罹患しやすいことが知られている．75歳以上の高齢者において，ステージG4以上（eGFR＜30mL/min/1.73m^2）のCKD

患者が肺炎で入院する頻度は100.5人／1000人・年であり，腎機能正常の高齢者と比較して1.8倍高い[2]．また，米国腎臓データシステム（USRDS）登録患者を対象とした検討によると，3.3年間の観察期間中に全透析患者の28.9％が肺炎で入院しており，肺炎による入院の頻度は1年あたりで9％，5年あたりで36％と報告されている[3]．

2. 生命予後が悪い

　一般人と比較し，透析患者では肺炎の死亡率が14～16倍高い[4]．USRDSの調査[5]によると，肺炎発症後の1年生存率は51％と不良であり，肺炎の発症により半年以内に死亡するリスクは5倍高くなる．さらに，肺炎は心血管死のリスクを3倍高くすることも報告されている．

　日本人の透析患者においても，肺炎は死亡率が高い[6]．年齢補正した肺炎の死亡率は27.8人／1万人・年であり，一般人の21.4人／1万人・年と比較して約1.3倍高い．特に，60～74歳で肺炎による死亡リスクが高く，一般人の約4倍高かった．一方，75歳以上では，肺炎による死亡リスクは一般人と差がなかった．

3. 起炎菌が同定されにくい

　透析患者では，喀痰から起炎菌が同定されないことが多い．USRDSに登録された透析患者10,635名を対象とした研究によると，肺炎で入院した時の喀痰検査で起炎菌が同定できない症例は全体の81.8％にも上った[3]．同様に，保存期CKD患者においても，起炎菌を同定できない頻度が非CKD患者に比べて有意に多いことが観察されている（49.3 vs. 39.4％）[7]．

　透析患者において起炎菌が同定されにくい理由として，1）自尿がないため，肺炎球菌やレジオネラの尿中抗原検査ができない，2）透析患者では発熱，咳や痰などの臨床症状を呈しにくい，などがあげられる．

4. 耐性菌が多い

　通常，市中肺炎の起炎菌として，黄色ブドウ球菌や肺炎球菌が最も多い．一方，透析患者の肺炎は医療・介護関連肺炎（NHCAP: nursing and healthcare-associated pneumonia）に含まれる[7]．NHCAPの起炎菌は，緑膿菌，メチシリン耐性ブドウ球菌（MRSA），ESBL（基質特異性拡張型βラクタマーゼ）産生腸内細菌な

どの耐性菌が多いことが特徴であり，全検体の約 20％から分離される[7]．

本邦の透析患者では，喀痰培養から MRSA が 18.1％，緑膿菌が 16.6％と，高頻度に耐性菌が検出されている．特に，多剤耐性ステノフォモナス・マルトフィリア肺炎は死亡率が 66.7％ときわめて高いため，注意が必要である[8]．透析患者では，1) 過去 3 カ月以内における 7 日間以上の抗菌薬の使用歴，2) 長期療養型施設への入居歴，があげられている[9]．

2 透析患者における肺炎の危険因子

透析患者が肺炎を発症する危険因子を表1に示す[5]．また，入院治療が必要な重症肺炎の要因には，高齢者（65 歳以上），10 年以上の透析歴，やせ（BMI < 18.5 kg/m²），低アルブミン血症（≦ 3.4g/dL），心血管病（うっ血性心不全，脳卒中，末梢動脈疾患）の合併，慢性肺疾患の合併などがある[3]．

表 1 透析患者における肺炎のリスク因子

高齢者（75 歳以上）
糖尿病患者
女性
喫煙者
やせ（BMI < 18.5kg/m²）
低アルブミン血症（≦ 3.0g/dL）
貧血（ヘモグロビン< 11g/dL）
心血管病（心不全，脳卒中，末梢動脈疾患）の合併
慢性閉塞性肺疾患の合併
移動や歩行ができない
血液透析による透析導入

（文献 5 から抜粋）

3 肺炎を診断する際の注意点

通常，透析患者は細胞免疫能が低下しているため，発熱や白血球増加が目立たない．CKD 患者と一般人の肺炎の臨床像を比較した報告[10]によると，CKD 患者では重症肺炎が多いにもかかわらず，38℃以上の発熱，咳や痰，頻脈（≧ 100 回/分），胸痛などの臨床症状を呈する頻度が少ない．特に，透析患者では 38℃以上の発熱が出現する頻度は 39.5％であり，非 CKD 患者の 52.5％と比べて少ない．また，透析患者では白血球増加（≧ 12,000/μL）の頻度も少ない（46.9 vs. 66.1％）[10]．

そのため，透析患者の肺炎を臨床症状のみで判断すると重症例を見逃してしまう

可能性がある．さらに，透析患者ではうっ血性心不全と肺炎が同時に発症することがあるが，自覚症状や胸部X線所見のみで両者を鑑別することが難しい場合もある．

現在，細菌感染の早期マーカーとして，血清プロカルシトニン（PCT）が用いられている．PCTは，細菌感染や敗血症の発症後2～4時間後より血中に出現し，8～24時間後にピークとなる．最近の前向き研究[11]では，息切れを訴える患者において，急性心不全と肺炎の鑑別に血清PCTが有用であること，さらに血清PCTの上昇（＞0.21ng/mL）している場合は抗菌薬投与のタイミングであることを報告している[11]．

血液透析患者においても，透析前の血清PCTの上昇（＞1.5ng/mL）は血清CRPや白血球数の増加よりも鋭敏に重症感染を診断できる[12]．しかし，PCTの分子量は13kDaであり，ハイパフォーマンス透析膜で除去されるため，透析後48時間は低値となる（透析前の83±25％）[12]．したがって，ハイパフォーマンス膜を使用している場合には，透析前の血清PCTで評価する．

4 肺炎の治療と予防

1. 肺炎の治療

抗菌薬の選択を含めた肺炎の治療は，原則，主治医が患者および家族の意思を尊重して判断する必要がある．日本呼吸器学会から出された「医療・介護関連肺炎診療ガイドライン」[7]では，治療区分をA～Dの4群に分け，抗菌薬を選択することを推奨している（表2）．すなわち，入院管理を必要としない患者はA群，入院管理が必要だが**耐性菌のリスク因子**（☞p.42 用語解説）がない患者はB群，

> **ワンポイントメモ**
>
> **誤嚥のスクリーニング法と薬物療法**
>
> 一般に，医療・介護関連肺炎のリスク因子として誤嚥がある．高齢者の多い透析患者では，誤嚥を早くにみつけて予防することが重要となる．誤嚥の簡易的なスクリーニング法には，反復唾液飲みテスト（空嚥下を30秒間繰り返し，嚥下が2回以下なら異常）や水飲みテスト（水3mLを嚥下させてむせの有無や呼吸状態の変化を観察）がある．また，脳梗塞後で誤嚥リスクの高い患者群では，ACE阻害薬やシロスタゾールの内服により肺炎発症抑制効果が報告されており，誤嚥性肺炎への予防効果が期待される（ただし保険診療の適応はない）．

2. 肺炎

表2 肺炎の重症度に応じた抗菌薬の使い方

重症で，人工呼吸器などの集中治療を考慮する状況			
なし	A群：外来治療（いずれかを選択）	アモキシリン/クラブラン酸またはスルタミシリン＋マクロライド系薬（クラリスロマイシンまたはアジスロマイシン）
		ニューキノロン系薬（ガレノキサシン，モキシフロキサシンまたはレボフロキサシン）
		セフトリアキソン＋マクロライド系薬（クラリスロマイシンまたはアジスロマイシン）
	B群：入院 耐性菌リスク（−）（いずれかを選択）	セフトリアキソン
		スルバクタム/アンピシリン
		バニペネム
		注射用レボフロキサシン
	C群：入院 耐性菌リスク（＋）（いずれかを選択）	タゾバクタム/アンピシリン
		抗緑膿菌性カルバペネム系薬（イミペネム/シラスタチン，メロペネムまたはドリペネム）
		抗緑膿菌性セフェム系薬（セフェピムまたはセフピロム）＋注射用メトロニダゾールまたはクリンダマイシン
		ニューキノロン系薬（シプロキサシンまたはパズフロキサシン）＋スルバクタム/アンピシリン
	MRSAリスク（＋）	バンコマイシン，テイコプラニンまたはリネゾイドを上記に併用
あり	D群：入院	タゾバクタム/ピッペラシリン，抗緑膿菌性カルバペネム系薬または抗緑膿菌性セフェム系薬＋注射用メトロニダゾールまたはクリンダマイシン＋ニューキノロン系薬または注射用アジスロマイシン
	MRSAリスク（＋）	バンコマイシン，テイコプラニンまたはリネゾイドを上記に併用

（文献7より改変）

入院管理が必要で耐性菌のリスク因子がある場合はC群，人工呼吸器管理やICUでの集中管理を必要とする患者はD群に区分される．抗菌薬の投与量，ルート，間隔については，「CKD診療ガイド2012」[13]が参考となる

2. 肺炎球菌ワクチンの投与

　肺炎球菌ワクチンには23種類の血清型の莢膜成分が含まれており，成人の肺炎球菌性肺炎の85〜90％をカバーする．日本人のナーシングホーム居住者（平均年齢85歳）を対象とした無作為化前向き介入試験[14]では，肺炎球菌ワクチンの予防接種により，肺炎球菌性肺炎の発生率が32人/1000人・年から12人/1000人・年に減少した．同様に，全原因菌による肺炎の発生率も91人/1000人・年から55人/1000人・年に減少した．現在，「医療・介護関連肺炎診療ガイドライン」[7]では，ナーシングホーム居住者に対する肺炎球菌ワクチンの予防接種はグレードB（科学的根拠があり，行うよう勧められる）で推奨している．

　CKD患者に対する肺炎球菌ワクチンの接種は，「CKD診療ガイド2012」[13]でも推奨している．実際，血液透析患者に肺炎球菌ワクチンを接種すると，全死亡，心血管死および感染症による入院リスクなどが有意に減少する[15]．特に，インフルエンザが流行する1〜3月ではなく，2〜4月にかけて接種すると，死亡リスクが最も低い[16]．さらに，インフルエンザワクチンと同時に接種することにより，臨床効果がより高くなることも示されている[15,16]．

　わが国では2009年10月に，厚生労働省が「医師が特に必要と認めた場合に肺炎球菌ワクチンの再接種を行うことができる」と決定した．慢性腎不全患者も対象に含まれるため，透析患者では初回接種から5年以上経過した時点で再接種

用語解説　耐性菌のリスク因子

医療・介護関連肺炎（NHCAP）領域における「耐性菌」とは，緑膿菌，アシネトバクター属，ESBL産生腸内細菌，MRSA，ステノフォモナス・マルトフィリアなどの菌群を意味する．日本呼吸器学会の「医療・介護関連肺炎ガイドライン」[7]では，耐性菌が出現するリスク因子として，1）過去90日以内に2日以上の広域抗菌薬（抗緑膿菌ペニシリン系薬，第3世代または第4世代セファロスポリン注射，カルバペネム系薬，キノロン系薬）の使用歴がある，2）経管栄養をされている，があげられている．さらに，以前にMRSAが分離された既往がある場合は，MRSAのリスクありと判断するよう記載している．

が可能である．しかし，透析患者は肺炎球菌ワクチンに対する反応性が低く，抗体持続時間も短いことが懸念される．米国腎臓財団のホームページでは，肺炎球菌ワクチンは3〜5年ごとに接種するよう推奨している（http://www.kidney.org/atoz/content/what_infectdiseases.cfm）．

3. 感染対策

透析患者では，MRSAなどの耐性菌が肺炎の原因菌になることが少なくない．外来透析患者の鼻腔，腋窩，血管アクセス部位の細菌を調べた報告によると，全検体の12％からMRSAが検出され，MRSA保菌者では1.76人/100人・月の頻度で感染症を発症していた[17]．さらに，透析患者と同じ遺伝子型のMRSAが患者家族および透析スタッフの鼻腔から検出されることより，透析施設および家庭内では接触感染が起こりやすい実態がうかがわれる[18]．

現在，日常診療における感染予防は，CDC（Centers for Disease Control and Prevention）の「病院における隔離予防策のためのガイドライン」（http://www.cdc.gov/hicpac/2007IP/2007isolationPrecautions.html）（表3）を根拠に実施されており，透析室における感染対策も本ガイドラインに準じて行う必要がある．

表3 病院における隔離予防策のためのガイドライン

①患者をケアする前後には必ず手指衛生をはかる．
②血液や体液に触れる可能性がある場合には手袋，血液や体液が飛散する可能性がある場合にはマスク，目の防御（フェイスシールドまたはゴーグル），ガウン（個人用防御具：personal protective equipment, PPE）を着用する．
③咳エチケットは遵守する．
④環境整備，特に高頻度の接触表面を中心に清掃する．リネンや洗濯物は静かに取り扱う．
⑤安全で無菌的な注射手技を徹底する．
⑥針やメスなどの鋭利な器具の使用の際には負傷しないように気をつける．使用後の針はリキャップしない．
⑦腰椎穿刺から薬液を注入する際はマスクを着用する．

http://www.cdc.gov/hicpac/2007IP/2007isolationPrecautions.html から抜粋

5 専門医へ紹介するタイミング

　透析患者では肺炎による死亡リスクが高いことより，迅速な対応が必要となる．日本呼吸器学会では，成人の市中肺炎および院内肺炎（表4）の重症度分類を提示している[7]．これらの分類を用いて重症度を判断し，入院患者や初期抗菌薬治療で臨床症状が改善しない（悪化する）場合には，呼吸器内科の専門医にコンサルトすることが望ましい．

表4　成人における肺炎の重症度分類（日本呼吸器学会ガイドライン）

①市中肺炎

使用する指標
- A（Age）：男性70歳以上，女性75歳以上
- D（Dehydration）：BUN 21mg/dL以上，または脱水あり
- R（Respiration）：SpO₂ 90%（≒ PaO₂ 60torr）以下
- O（Orientation）：意識障害あり
- P（Blood Pressure）：血圧（収縮期）90mmHg以下

軽症：	上記の5つの項目のいずれも満足しないもの	→ 外来治療
中等症：	上記項目の1つまたは2つ有するもの	→ 外来または入院治療
重症：	上記項目の3つを有するもの	→ 入院治療
超重症：	4つまたは5つを有するもの　→　ICU入室 ただし，ショックがあれば1項目でも超重症とする	

②院内肺炎

生命予後予測因子
①悪性腫瘍または免疫不全状態
②意識レベルの低下
③SpO₂ > 90%を維持するためにFIO₂ > 35%を有する
④男性70歳以上，女性75歳以上
⑤乏尿または脱水

軽症群（A群）：	上記項目が2項目以下で，①CRP ≧ 20mg/dL，②胸部X線写真撮影の拡がりが1個肺の2/3以上，に該当しない
中等症群（B群）：	上記項目が2項目以下で，①CRP ≧ 20mg/dL，②胸部X線写真撮影の拡がりが1個肺の2/3以上，に該当する
重症群（C群）：	上記項目の3項目以上が該当

（文献7より改変）

おわりに

透析患者では肺炎を発症しやすく，いったん発症すると，感染症死のみならず心血管死のリスクが高い．したがって，いかに早く肺炎を見つけるか，そして，いかに肺炎を予防するかが重要なポイントとなる．特に，高齢透析患者では高熱，咳・痰などの症状を訴えないことがあるため，食欲がない，体がだるい，微熱がある，などの症状を訴えた場合には，肺炎の合併に注意する必要がある．

現在，透析患者の肺炎は"医療・介護関連肺炎（NHCAP）"のカテゴリーとして捉えられている[19]．したがって，「医療・介護関連肺炎診療ガイドライン」[7]に準拠して一般と同じ治療を行うことが重要である．ただし，腎排泄型の抗菌薬では，投与量，ルート，間隔などを調整する必要がある．また，透析患者の肺炎は予後不良なため，入院患者や初期抗菌薬治療で症状が改善しない場合には，早めに呼吸器内科専門医へコンサルトすることが望ましい．

【文献】

1) 日本透析医学会．わが国の慢性透析療法の現況．2010 年 12 月 31 日現在．
2) James MT, Quan H, Tonell MT, et al. CKD and risk of hospitalization and death with pneumonia. Am J Kidney Dis. 2009; 54: 24-32.
3) Slinin Y, Foley RN, Collins AJ. Clinical epidemiology of pneumonia in hemodialysis patients: the USRDS waves 1, 3, and 4 study. Kidney Int. 2006; 70: 1135-41.
4) Sarnak MJ, Jaber BL. Pulmonary infections mortality among patients with end-stage renal disease. Chest. 2001; 120: 1883-7.
5) Guo H, Liu J, Collins AJ, et al. Pneumonia in incident dialysis patients – the United State Renal Data System. Nephrol Dial Transplant. 2008; 23: 680-6.
6) Wakasugi M, Kawamura K, Yamamoto S, et al. High mortality rate of infectious disease in dialysis patients: A comparison with the general population in Japan. Ther Apher Dial. 2012; 16: 226-31.
7) 日本呼吸器学会医療・介護関連肺炎診療ガイドライン作成委員会．医療・介護関連肺炎診療ガイドライン．東京：日本呼吸器学会；2011.
8) Wakino S, Imai E, Yoshioka K, et al. Clinical importance of Stenotrophomona maltophilia nosocominal pneumonia due to its high mortality in hemodialysis patients. Ther Apher Dial. 2009; 13: 193-8.
9) Pop-Vicas A, Strom J, Stanley K, et al. Multidrug-resistant gram-negative

bacteria among patients who require chronic hemodialysis. Clin J Am Soc Nephrol. 2008; 3: 752-8.
10) Viasus D, Garcia-Vidal C, Cruzado JM, et al. Epidemiology, clinical features and outcomes of pneumonia in patients with chronic kidney disease. Nephrol Dial Transplant. 2011; 26: 2899-906.
11) Maisel A, Neath SX, Landsberg J, et al. Use of procalcitonin for the diagnosis of pneumonia in patients presenting with a chief complaint of dyspnea: results from the BACH (Biomarkers in Acute Heart Failure) trail. Eur J Heart Fail. 2012; 14: 278-86.
12) Herget-Rosenthal S, Marggraf G, Pietruck F, et al. Procalcitonin for accurate detection of infection in haemodialysis. Nephrol Dial Transplant. 2001; 16: 975-9.
13) 日本腎臓学会, 編. CKD診療ガイド2012. 東京: 東京医学社; 2012.
14) Maruyama T, Taguchi O, Niederman MS, et al. Efficacy of 23-valent pneumococcal vaccine in preventing pneumonia and improving survival in nursing home residents: double blind, randomized and placebo controlled trial. BMJ. 2010; 340: c1004.
15) Gilbertson DT, Guo H, Ameson TJ, et al. The association of pneumococcal vaccination with hospitalization and mortality in hemodialysis patients. Nephrol Dial Transplant. 2011; 26: 2934-9.
16) Bond TC, Spaulding AC, Krisher J, et al. Mortality of dialysis patients according to influenza and pneumococcal vaccination status. Am J Kidney Dis. 2012; online publication.
17) Patel G, Jenkins SG, Mediavilla JR, et al. Clinical and molecular epidemiology of methicillin-resistant *Staphylococcus aureus* among patients in an ambulatory hemodialysis center. Infect Control Hosp Epidemiol. 2011; 32: 981-9.
18) Lu PL, Tsai JC, Chang FY, et al. Methicillin-resistant *Staphylococcus aureus* carriage, infection and transmission in dialysis patients, healthcare workers and their family members. Nephrol Dial Transplant. 2008; 23: 1659-65.
19) Kawasaki S, Aoki N, Kikuchi H, et al. Clinical and microbiological evaluation of hemodialysis-associated pneumonia (HDAP): should HDAP be included in healthcare-associated pneumonia? J Infect Chemother. 2011; 17: 640-5.

〈加藤明彦〉

A 感染症

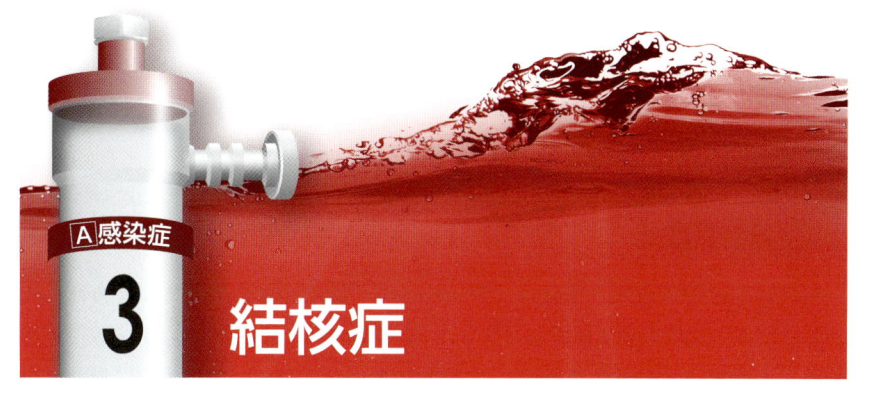

3 結核症

Summary

- ☑ 透析患者は結核発病のリスクが高い．
- ☑ 透析導入期に結核症の発病が多い．
- ☑ 肺外結核が多く，診断に苦慮する．
- ☑ 培養検査での診断を怠ってはいけない．
- ☑ 治療開始の遅れがないように総合的に判断する．

はじめに

　結核の感染は，経気道的に吸い込まれた結核菌が，胸膜直下の肺胞に定着し，そこで貪食されたマクロファージ内で増殖して成立する．これに所属する肺門リンパ節病巣とあわせて初期変化群が形成される．初期感染群が成立する際に発病する場合もあるが，多くは細胞性免疫により治癒する．その後，菌が増殖することなく生存し続け，ある時点で増殖し結核症が発病する場合がある．

　透析患者では細胞免疫が低下するため，くすぶっていた結核菌が再び活動性をもち結核症として発病しやすい．一般住民と比べてその発病の相対リスクは10〜15倍とされている[1]．

　呼吸器感染症で一般細菌に対する抗菌薬が無効な症例や，微熱や不明熱が見られる場合は，必ず結核症を鑑別にあげ，検索を進める必要がある．典型的な徴候の欠如など，診断に苦慮する場合が多い．

　2009年に日本結核病学会によって結核診療ガイドラインが発行され，2012年に改訂第2版は発行された[2]．本稿では，ガイドラインを踏まえつつ，透析患者における結核症の特徴をあげ，診断に近づくために必要な諸検査および検査の結果の解釈などを解説する．

1 透析患者における結核症の特徴

1. 透析導入期に多い

　発病時期は透析導入1年以内に多い．1996年から2000年の間に行われた我が国における透析患者で結核を発症した79症例の調査では36例（45.6％）が透析導入1年以内での発症であった[3]．発見のきっかけは，一般抗生剤に無効な発熱，リンパ節腫脹，片側性胸水が多い．

2. 肺外結核が多い

　結核は通常経気道を介して初感染する．多くは病気として発症することなく，既感染として経過する．初感染より長期間経過し，透析導入となった患者では，内在する結核菌が再び活動性をもち発病する内因性感染が多く，肺外結核が多い．30〜50％程度が肺外結核とされる．

3. 女性に多い

　一般人口と比較して女性に多い．およそ男性の2倍程度高頻度であることが報告されている[3]．

4. 空洞形成や乾酪壊死が起こりにくい

　細胞免疫が低下しているため空洞形成や乾酪壊死が起こりにくく，類上皮細胞肉芽腫の形成や線維化傾向が乏しい[4]．

2 結核症の診断

　確定診断には結核菌を証明することが必要である．そのため，結核菌を証明するための努力を怠ってはならないが，結核菌が検出されないことも多い．その場合各種補助検査と臨床経過より判断する．後に培養が陽性となり確定診断に至ることもしばしばみられる．

1. 培養

　上気道症状や胸部画像で陰影がみられた場合，まず喀痰培養を行う．痰の喀出が困難な場合は，ネブライザーを用いて3％の高張食塩水の吸入により誘発喀痰を採取する．良質な痰が採取できない場合は，飲み込んだ喀痰を検査するため胃液培養を行う．

　喀痰の抗酸菌検査では1日1回，連続して3日間検査することが推奨されている[2]．抗酸菌検査では通常，塗抹検査と培養検査の2項目をオーダーする．

　抗酸菌の培養検査は多くの日数を必要とし，固形培地である小川培地では陰性を確認するまでに8週間，迅速性に優れるとされる発育インジケーター付き液体培地（mycobacterium growth indicator tube: MGIT）を用いた場合でも6週間を要する．そのため，病状が進行性の場合，培養の最終結果を待たずに総合的な判断で治療を開始する．結核性胸膜炎の胸水培養の結核菌検出頻度は低く，およそ3/4で検出されない[5]．

2. 核酸増幅法検査

　結核の疑いが強い場合には，健康保険診療上結核菌核酸増幅法検査を1回行うことができる．通常，気管支鏡検査の際に提出することが多いが，侵襲的な検査ができない場合喀出痰で行う．同定検査法として，直接検体から菌の遺伝子を検出する核酸増幅法検査では，DNAを増幅するPCR法，RNAを増幅するMTD法がある．MTD法は結核菌群のみの検出であるが，PCR法は結核菌群だけでなく*Mycobacterium avium*と*Mycobacterium intracellulare*も検出される．また，死菌やコンタミネーションを含む場合もあり，結果の解釈は総合的に行う必要がある．

3. ツ反

　発赤による判定方式では注射後48時間，硬結による判定方式では72時間後に行う．表1に日本結核病学会予防委員会による判定基準を示す．陽性の場合，結核感染によるものか，BCG接種によるものかの鑑別は困難であり，感染曝露状況，発病リスクに関わる因子などを加味して判断する．

表1 ツ反 有意反応の判定基準

BCG接種歴		接触歴*	
		なし	あり
	なし	硬結 15mm以上 または 発赤 30mm以上	硬結 5mm以上 または 発赤 10mm以上
	あり	硬結 20mm以上 または 発赤 40mm以上	硬結 15mm以上 または 発赤 30mm以上

*：原則として喀痰塗抹陽性患者との接触とする．ただしそれ以外でも感染性と考えられる患者との接触を含む（日本結核病予防委員会：今後のツベルクリン反応検査の暫定的技術基準．結核．2006; 81: 387-91）．

4. クォンティフェロン（QuantiFERON: QFT）

　QFT検査は，結核菌特異蛋白を抗原として刺激されるリンパ球からのインターフェロンγを測定する血液採取による検査方法であり，ツ反と異なりBCGの影響を受けない．

　透析患者では，QFTは感度46〜100％，特異度64〜90％と報告され[6]，非透析患者と比べて感度が低い可能性がある．注意することとして，1）既感染でも長期にわたり陽性となり，QFT陽性が結核の発病を証明するものではないこと，2）透析患者ではしばしばインターフェロンγ産生能が低下するほどの免疫能が低下しており判定不能となる場合があること，などがあげられる．QFTは特に**潜在性結核感染症**（☞ p.51 **用語解説**）の診断として有用とされている．

5. 組織診断，細胞診

　肺組織，胸膜，リンパ節，骨髄などの組織診に乾酪性壊死がみられる．チールニールセン染色で結核菌を同定することも有用である．胸水での細胞診ではリンパ球優位となる．また，胸腔鏡下での胸膜生検は病変を直視して行えるので，診断率が高い．

6. アデノシンデアミナーゼ（adenosine deaminase: ADA）

　片側胸水の場合，可能なかぎり胸水穿刺を行う．胸水ADAが49U/L以上をカットオフとした場合，感度89％，特異度70％となる．ADA胸水/血清比は，

カットオフ値 1.7 で,感度 85％,特異度 72％となる[5]．

結核性髄膜炎に対する髄液中 ADA においては,1〜4U/L で感度 93％,特異度 80％,ADA が 8U/L 以上なら感度 59％,特異度 96％と報告されている[7]．

7. 血液学的評価

透析患者では高カルシウム血症を伴うことがあり,血清活性型ビタミン D/インタクト PTH 比が 0.9 以上の場合は結核を疑って検索を進める[8]．

3 専門医へ紹介するタイミング

結核の発病を疑ったら,できるだけ早期に専門医に相談することが望ましい．特に呼吸器症状を伴っていて排菌している可能性がある場合は,個室隔離して N95 マスクおよびガウンを使用する．透析室での隔離が困難な場合は,十分換気のうえ他の透析患者と時間を変えることが勧められる．結核が診断された時点

用語解説

潜在性結核感染症（latent tuberculosis infection: LTBI）

潜在性結核感染症とは,結核菌に感染後で発病のリスクがある状態をさす．これまで,このような病態に対して発病予防として INH 投与を 6〜12 カ月行われ,29 歳までの症例で公費負担が適応されていた．2007 年改訂感染症法の施行により,予防ではなく,潜在性結核感染症というひとつの疾患として治療を行うという認識に変わり,公費負担も年齢制限が撤廃された．潜在性結核感染症のスクリーニングはツ反もしくは QFT を用いるが,日本ではツ反結果が BCG ワクチンと交差するため,QFT が勧められる．しかしながら QFT が陽性であっても最近の感染とはいえない可能性があり,治療の要否は慎重に検討する必要がある．透析患者は活動性結核発病の相対危険度が 10.0-25.3 と高く[10],発病していなければ潜在性結核感染症治療が勧められる．

ワンポイントメモ

結核発病の際の届け出

活動性結核が発病した場合,院内感染対策委員会に報告するとともに感染症法に定められた患者発生届け出を保健所に行う．また,患者死亡後に結核と判明した場合でも届け出が必要である．潜在性結核感染症と診断され,かつ抗結核薬による治療が必要と判断された場合,「無症状病原体保有者」として届け出を行う．その場合公費負担となる．

で結核病棟のある透析施設へ転院する必要がある．排菌しておらず感染性のない場合，転院は義務化されていない．

4 結核症の治療

　INH，RFP，PZA，EB もしくは SM の 4 剤で開始し，2 カ月後に PZA を中止し，その他の薬剤は合計 6 カ月継続する．表2[9)] にそれぞれの代表的な副作用と透析患者に対する用法用量をまとめる．INH はビタミン B_6 拮抗作用あり，ビタミン B_6 を補充しながら使用する．

　また，ニューキノロン薬には保険適応はないが結核菌に対して有効であり，多剤耐性結核菌に対して用いられる．

表2 透析患者に対する抗結核薬の用法用量，主な副作用

抗結核薬	正常腎機能患者	透析患者	透析性	主な副作用
イソニアジド(INH)	200〜500mg (分1)	200〜300mg (分1)	50%以上	過敏症，肝障害，末梢神経障害，顆粒球減少
リファンピシン(RFP)	450mg (分1)	450mg (分1)	なし	過敏症，肝障害，血小板減少
ピラジナミド(PZA)	1200〜1500mg (分1)	1200〜1500mg (分1) 週3回透析後	55%	過敏症，肝障害，高尿酸血症
エタンブトール(EB)	750〜1000mg (分1)	250〜500mg (分1) 隔日もしくは週3回透析後	5〜10%	視神経炎
ストレプトマイシン（SM）	0.5〜1.0g (分1)	0.5gを週2回透析後	25〜50%以上	過敏症，聴神経障害，視神経炎，末梢神経炎，顆粒球減少

【文献】

1) Rieder HL, Cauthen GM, Comstock GW, et al. Epidemiology of tuberculosis in the United States. Epidemiol Rev. 1989; 11: 79-98.
2) 診療ガイドライン改訂第2版作成委員会．結核診療ガイドライン．東京：南江堂；2012.
3) Sasaki Y, Yamagishi F, Mori T. Tuberculosis in the patients undergoing haemodialysis in Japan, 1996. Kekkaku. 2002; 77: 51-9.
4) 坂口美佳，長谷川廣文．結核症．臨牀透析．2009; 25: 33-40.
5) Zaric B, Kuruc V, Milovancev A, et al. Differential diagnosis of tuberculous and malignant pleural effusions: what is the role of adenosine deaminase? Lung. 2008; 186: 233-40.
6) Segall L, Covic A. Diagnosis of tuberculosis in dialysis patients: current strategy. Clin J Am Soc Nephrol. 2010; 5: 1114-22.
7) Tuon FF, Higashino HR, Lopes MI, et al. Adenosine deaminase and tuberculous meningitis--a systematic review with meta-analysis. Scand J Infect Dis. 2010; 42: 198-207.
8) Yonemura K, Ohtake T, Matsushima H, et al. High ratio of 1,25-dihydroxyvitamin D3 to parathyroid hormone in serum of tuberculous patients with end-stage renal disease. Clin Nephrol. 2004; 62: 202-7.
9) 安田日出夫．透析患者に多い感染症は？　In: 若手医師のための透析診療のコツ．東京：文光堂；2011. p.154-61.
10) Targeted tuberculin testing and treatment of latent tuberculosis infection. This official statement of the American Thoracic Society was adopted by the ATS Board of Directors, July 1999. This is a Joint Statement of the American Thoracic Society (ATS) and the Centers for Disease Control and Prevention (CDC). This statement was endorsed by the Council of the Infectious Diseases Society of America. (IDSA), September 1999, and the sections of this statement. Am J Respir Crit Care Med. 2000; 161: S221-47.

〈安田日出夫〉

A 感染症

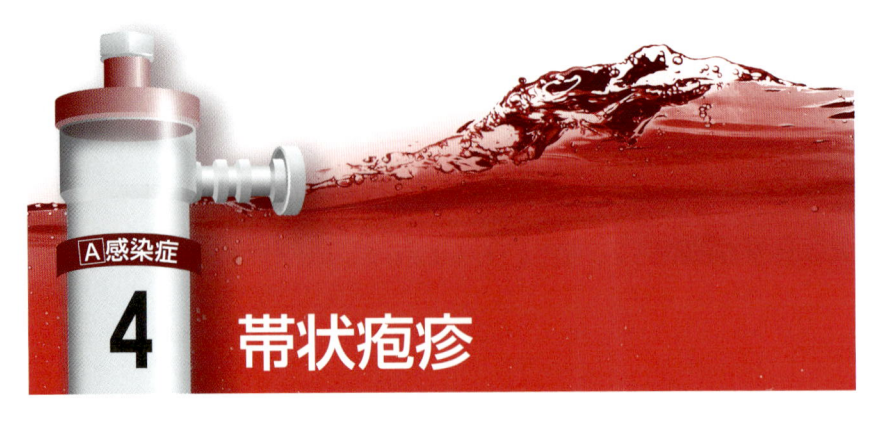

4 帯状疱疹

Summary

- ☑ 帯状疱疹（herpes zoster, Zoster）は，水痘・帯状疱疹ウイルス（varicella-zoster virus）により発症する．
- ☑ 脳脊髄神経節に潜伏している水痘・帯状疱疹ウイルスが，疲労や免疫不全などにより再活性化し皮膚の水疱形成し神経痛を伴う．
- ☑ 治療は早期に行う必要があり，治療が不十分である場合，帯状疱疹後神経痛を合併するだけでなく，失明やめまい，顔面神経麻痺などの後遺症を残すこともある．
- ☑ 治療にはアシクロビルや塩酸バラシクロビルを使用するが，副作用であるアシクロビル脳症に注意が必要で，透析患者では減量して使用する．

はじめに

透析患者皮膚では，健常人と比べて角層内水分量，経皮水分喪失量，角層表面脂質量の減少，皮膚表面構造の異常，または皮膚pHの上昇などを認めるため，多種多彩な皮膚病変を合併しやすい[1]．帯状疱疹（herpes zoster, Zoster）は，幼少期に罹患した水痘・帯状疱疹ウイルス（varicella-zoster virus）により発症する病変である．水痘・帯状疱疹ウイルスは水痘治癒後も脳脊髄神経節に潜伏し，成人後，疲労や免疫不全などにより再活性化し，神経節領域の神経を経て，皮膚に水疱を生じさせる．知覚神経の分布領域に沿って片側性に疱疹が出現し，強い神経痛を伴う．

4. 帯状疱疹

1 帯状疱疹とは

　帯状疱疹の原因は，水痘・帯状疱疹ウイルスによる感染症である[2]．非常に感染力が強く，不顕性感染は少ない．日本では小児期にほとんどが水痘（いわゆる水ぼうそう）に感染し，成人の抗体保有率は95％を越えている（図1）．基本的には一度感染すると二度とかかることはないが，一度水痘になると，たとえ治癒しても水痘のウイルスが神経節中に潜伏している状態（潜伏感染）が続くこととなる．その後通常は成人した後であるが，ストレスや心労，老齢，抗がん剤治療・日光等の刺激などにより免疫力が低下するような状況におかれると，ウイルスが神経細胞を取り囲んでいるサテライト細胞の中で再度増殖（再活性化）することがある．このウイルスの増殖によって帯状疱疹が発症する．ウイルス再活性化のメカニズムは不明で，子どもの頃に水痘にかかっても必ずしも帯状疱疹になるわけではなく，一生のうち6〜7人に1人程度の確率とされている．女性での発症率がやや高く，原因ウイルスの水痘とは対照的に，夏に発症が多く冬に少ないという傾向がある．

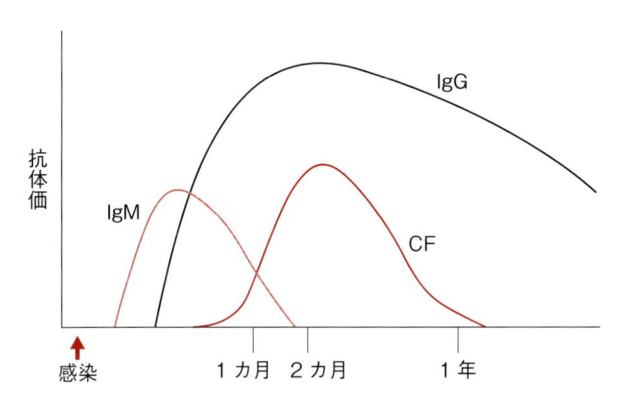

図1 水痘・帯状疱疹ウイルス感染後の抗体推移

2 感染経路

　帯状疱疹としてではなく水痘として感染する．飛沫感染ではなく接触性の感染

であり，水疱の中に存在する水痘・帯状疱疹ウイルスが気道の中で増殖して水痘となる．水痘未感染の子供には注意が必要であり，発病した子供を抱くなどした場合感染の恐れがある（未感染の成人も同様）．とりわけ妊婦への接触は避けるべきであり，妊娠中に感染すると肺炎や肝炎を合併し重症化する傾向がある．また胎盤を通じて胎児に感染し，時期によって先天性水痘症候群（congenital varicella syndrome: CVS），乳児帯状疱疹，周産期水痘などを生じるため特に注意が必要である．

❸ みずぼうそう（水痘）の症状

水痘の症状はその名が示すとおり，発熱と全身の水疱で発症する．ウイルスは水痘患者の上気道粘膜や皮膚の水疱内や，帯状疱疹患者の皮膚の水疱内に多数存在し，飛沫や接触で感染する．感染からの潜伏期間は約2週間で，発熱や倦怠感などを伴って顔に赤い水疱が出現して，全身に広がる．通常は1週間程度で水疱はかさぶたになり自然治癒する．しかしウイルスの感染力は，発疹が出現する2日前から水疱が完全にかさぶたになるまで持続する．

❹ 帯状疱疹の症状

50～70歳代での発症が多いとされる（図2)[3]．しかしながら過労やストレスが重なると，20代の比較的若い人でも発症することがある．症状としては，一般的には知覚神経の走行に一致して，身体の左右どちらかに帯状に赤い発疹と小水疱が出現し，強いピリピリ・チクチクした神経痛のような疼痛が出現する．発症1週間くらい前から違和感やピリピリした痛みの前兆があることもあり，その後痛みが生じた部分が赤くなり，水泡を形成す

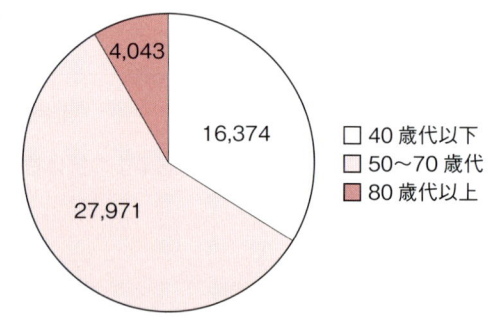

図2 帯状疱疹の年代別患者数（文献2より）

- 40歳代以下: 16,374
- 50～70歳代: 27,971
- 80歳代以上: 4,043

るようになり神経痛のような激しい痛みを伴うようになる．発症部位で最も頻度が多いのが肋間神経の支配領域であり，胸部から背部にかけて発疹と水疱が出現する．症状は患者の抵抗力により重症度が決定され，初期に軽症であっても，その後重症化する可能性があるので安易に考えてはならない．

また，発症部位によってそれぞれ特徴的な合併症が生じることがある．顔面にある三叉神経支配領域に現れる場合は，失明や顔面神経麻痺を生じることがある．また髄膜炎，脳炎を発症する恐れもあるため注意が必要である．眼球に発症すると角膜炎や結膜炎を併発し失明に至ることもある．顔面神経に帯状疱疹ができた場合には，顔面神経麻痺（ラムゼイ-ハント症候群）を生じる恐れがある．また，歯槽骨の壊死，歯の脱落が発生することも報告されている[4]．耳に帯状疱疹が発症した場合，耳鳴りや眩暈などの後遺症を残すこともあり，また腰部や下腹部に生じた場合，排尿障害や排泄障害が生じる．

痛みが始まってから水泡が治癒するまでの期間は，通常約3週間〜1カ月である．通常，皮膚症状が治癒するとともに痛みも消失するが，水泡が治癒した後も長期間ピリピリとした痛みが継続することがあり，**帯状疱疹後神経痛**(postherpetic neuralgia: PHN)（☞ 用語解説）とよばれる．

5 診断と診断のための検査法

通常，帯状疱疹は特徴的な皮膚症状のため診断に難渋することはあまりないが，発疹が出現する前の段階では診断は困難である．しかし，小水疱が出現すれば診断は比較的容易になる．ツァンク（Tzanck）試験は，出現した水疱の水疱液を抽出し，発疹の塗抹標本をアセトンで固定後ギムザ染色を行い，細胞診により水痘帯状疱疹ウイルスによる多核性巨細胞を検出する検査である．しかし，ウ

用語解説　帯状疱疹後神経痛

急性期の炎症によって神経に強い損傷が生じたことで起きるとされている．また皮膚症状が重症である場合や，痛みが非常に強い場合にも生じやすく，また高齢者に残る可能性が高いので，これらの症例では特に早期の治療が望まれる．急性期の痛みは皮膚の炎症や神経の炎症によるものであるが，帯状疱疹後神経痛は神経自体の損傷によるものであり，痛みの緩和にはペインクリニックなどでの専門的な治療が必要になる場合がある．

イルス以外でも巨細胞はしばし認められるので注意が必要である．血液検査による診断としては，血清抗体検査が一般的であり，水痘・帯状ヘルペス抗体検査にはCF法，EIA法によるIgM抗体とIgG抗体がある．初感染である水痘感染を疑う場合，IgM抗体もしくはCF法ペア測定を行う．再活動の帯状疱疹ではIgG抗体ペア測定を行うことが診断の手がかりとなる．皮疹出現日を第1病日とした場合，帯状疱疹では第4, 5病日あたりから抗体価の上昇がみられる．ちなみにCF法は短期間で抗体価が消失・低下するため，この特徴を利用して，帯状疱疹では単独血清で中等度陽性（16倍以上）を確認ができれば診断の一助となる．

> **ワンポイントメモ**
> 単純ヘルペスI型が原因で発症する口唇ヘルペスなどは，体力低下時など，誰にでも認められる疾患である．帯状疱疹についても，たとえ透析患者でなく，健康な若い年齢の人でも免疫力が低下した状態では，胸部から背部にかけて広い範囲で帯状疱疹が発症しうる．特に透析患者では膠原病等の原疾患の治療のため等でステロイドや免疫抑制剤を服用している症例も多く存在するために，このような症例ではハイリスク状態ととらえ注意を払う必要がある．

6 治療と副作用

1. 帯状疱疹に対する治療

通常抗ウイルス薬であるアシクロビル，ビダラビン，ファムシクロビルが奏効する．軽症例や皮膚症状に対しては外用薬が用いられ，中等症から重症に至る症例では，内服治療や点滴治療が行われる．帯状疱疹後神経痛を残さないために，できるだけ早期（発疹出現3日以内）に治療を開始することが重要である．これらにより短期間での回復が期待できるが，抗ウイルス薬の副作用に注意が必要である．

a）軽症例

抗ウイルス薬（ビダラビン軟膏；アラセナA軟膏3%®など）の軟膏塗布．もしくはステロイド系消炎鎮痛薬（アンダーム軟膏®など）の外用[2]．

b）中等症〜重症例

比較的軽症例では抗ウイルス薬であるアシクロビルや塩酸バラシクロビル（バルトレックス®）を経口的に投与する．現在はアシクロビルのプロドラッグであ

るバラシクロビル塩酸塩のバルトレックス®が広く用いられている．またバラシクロビルは経口投与での生物学的利用能がアシクロビルよりも良好とされている．症状が重い場合の治療の中心はアシクロビルの点滴静注となる．

c）透析患者での注意点

透析患者で問題となるのは，アシクロビルは腎排泄性の薬剤であるため，腎不全患者での全身投与では排泄遅延が起こるため，体内に蓄積する傾向があることである[5]．アシクロビル 2.5mg/kg 1 時間点滴静注時の平均血漿中半減期は，重症腎不全患者では 19.5 時間と，腎機能正常者の 6.7 倍である．ただし血液透析による除去は良好で，6 時間の血液透析で約 60％減弱するといわれている[6]．バラシクロビルは体内に吸収されてアシクロビルに変化するので体内動態の面からはアシクロビルと同様と考えられる．透析患者に塩酸バラシクロビル 1,000mg を単回投与すると，半減期は約 15 時間と健康人の 5 倍に延長し，4 時間の血液透析で血漿中のアシクロビルの 1/3 が除去されるという[7]．

アシクロビル投与による中毒症状として重要なのは，しばしば幻覚，せん妄，錯乱，戦慄，痙攣などの精神・神経症状（アシクロビル脳症）が出現することである[8]．アシクロビル投与中はアシクロビル脳症とヘルペスウイルス性脳症との鑑別が重要となる．一般にアシクロビル脳症は血漿濃度 $20\mu g/mL$ 以上，投与 2 日で生じるとされる[9]．脳症の鑑別に抗体価や髄液検査が有効でない場合も多いため，アシクロビル脳症が疑われたら投与を中止し，血液透析により除去を試みる．その後，治療の継続が必要であれば減量して再開する．

アシクロビルの内服では，1 回 800mg 1 日 2 回で精神神経障害が出現するとの報告があるため，1 日 10mg/kg より少ない用量で投与する．塩酸バラシクロビルは 1 日 1 回 1,000mg 投与とする．アシクロビルの点滴静注を行う場合は，アシクロビル 2.5mg/kg/日を原則とする．具体的な投薬方法を表 1 に示した[1, 5, 10, 11]．抗ウイルス薬剤投与により症状を緩和すると同時に，安静を保ち体力を回復することも重要であり，適切な治療が行われれば，1 週間ほどで治癒する．また神経がまだ破壊されていない初期の段階で正しく抗ウイルス薬を使用すれば，帯状疱疹後神経痛の予防が期待できる．

表1 薬物治療 (文献 1, 5, 10, 11 より改変)

内服	アシクロビル 　1回 200〜400mg を1日2回（1日 10mg/kg 以下），透析日は透析後に 400mg 投与 バラシクロビル 　1日1回 1,000mg 投与，透析日は透析後に投与（体重 55kg 未満では 500mg 投与とする意見もある）
注射	アシクロビル 　2.5mg/kg を1日1回，連日あるいは透析終了時に投与

2. 疼痛に対する治療

　帯状疱疹では，その痛みのためしばしば鎮痛薬が必要となる．また神経痛様疼痛が生じた場合は，帯状疱疹の治癒後も後遺症として長期に悩まされることになる．初期の疼痛に対しては，非ステロイド抗炎症薬（NSAIDs）を用いる．NSAIDs が無効な場合はステロイド薬，コデインリン酸塩水和物（リン酸コデイン®など），三環系抗うつ薬の投与，神経ブロックの併用も行う．その他，理学療法，抗けいれん薬，レーザー治療なども行われる．また局所への湿布は痛みを緩和することができ，また保温することで神経痛の予防にもなる．しかし温めることで瘙痒感が出現する場合は中止する．外傷ではなく神経の病気であるため，患部を冷やすのはウイルスの働きを助長するため逆効果である．

　また最近では，これまでの消炎鎮痛薬とは作用が全く異なる，神経痛の治療薬プレガバリン（リリカ®）が使用できるようになった（図3）[12]．末梢神経障害により生じた神経痛の治療に効果を発揮し，欧米においては帯状疱疹後神経痛を含む神経障害性疼痛の薬物治療ガイドライン/アルゴリズムの第一選択薬とされている．ただし，鎮痛作用が十分に出るまでに1週間程度かかるので，内服を途中で中止しないことが必要で，また腎排泄であるため透析患者においては減量して投与する．1日1回投与で，初回は 25mg から開始し最大 75mg まで増量可能である．一方，透析にて排泄されるため，症状をみながら追加投与も検討する必要がある．副作用として重要なのがめまい，傾眠，浮腫，体重増加などであり，特に高齢者や自動車の運転をする際には注意が必要である．具体的な帯状疱疹後神経痛の治療法を表2[1,2,13]に示す．

4. 帯状疱疹

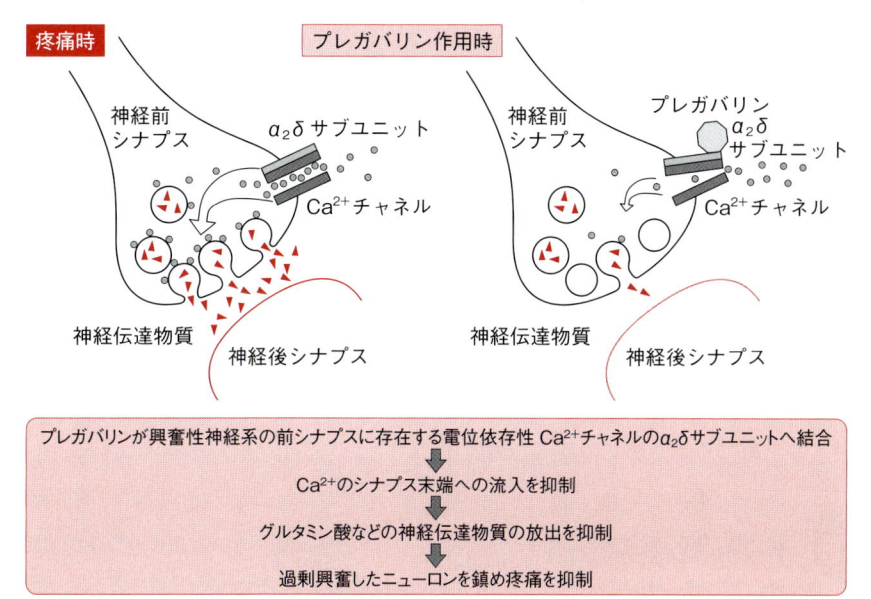

[疼痛時]
神経前シナプス
$\alpha_2\delta$ サブユニット
Ca^{2+} チャネル
神経伝達物質
神経後シナプス

[プレガバリン作用時]
神経前シナプス
プレガバリン
$\alpha_2\delta$ サブユニット
Ca^{2+} チャネル
神経伝達物質
神経後シナプス

プレガバリンが興奮性神経系の前シナプスに存在する電位依存性 Ca^{2+} チャネルの $\alpha_2\delta$ サブユニットへ結合
↓
Ca^{2+} のシナプス末端への流入を抑制
↓
グルタミン酸などの神経伝達物質の放出を抑制
↓
過剰興奮したニューロンを鎮め疼痛を抑制

※プレガバリンはγ-アミノ酪酸(GABA)の構造類縁体．効果発現が早く，長期投与でも効果が持続する．

図3 プレガバリンの作用機序（文献12より）

表2 疼痛治療（文献1, 2, 13より改変）

●消炎鎮痛薬	ロキソプロフェン（ロキソニン錠60mg®）2～3錠/日　分2～3 インドメタシン（インテバンSPカプセル25mg®）2～3カプセル　分2～3 ジクロフェナク（ボルタレン25mg®）2～3錠/日　分2～3 アセトアミノフェン（カロナール®）0.9～1.5g/日（投与間隔は2倍に延ばす）
●帯状疱疹後神経痛	ロキソプロフェン（ロキソニン錠60mg®）2～3錠/日　分2～3 インドメタシン（インテバンSPカプセル®25mg）2～3カプセル　分2～3 ジクロフェナク（ボルタレン25mg®）2～3錠/日　分2～3 アセトアミノフェン（カロナール®）0.9～1.5g/日（投与間隔は2倍に延ばす） プレガバリン（リリカ®）1日1回　25～75mg （外用）モーラステープ®（7×10cm）1日1回　貼付
●局所療法	アラセナ-A軟膏3%®　1日1～2回　塗布

7 帯状疱疹発症予防

　帯状疱疹は基本的に体の抵抗力が低下した時に発症する．加齢，疲労，ストレス，また免疫抑制剤使用などの状況があれば危険性は高まる．ストレスや疲労が蓄積しないように，通常から十分に栄養と睡眠をとり，規則的な生活を送ることが大事である．また体だけでなく，心因的なストレスをため込まないよう，心労を要する作業を続けないようにし，また適度に運動を行うことも予防につながる．完全に帯状疱疹を予防する方法はないが，高齢者の透析患者では特に免疫力が落ちてくるため，60歳以上で帯状疱疹の未発症者では帯状疱疹後神経痛を回避するためにもワクチンの使用を検討する．

8 帯状疱疹感染予防

　帯状疱疹の活動期ではウイルスが皮疹部に存在しており，水痘未罹患患者や免疫不全・低下状態の人が接触すると水痘を発症する可能性がある．基本的には帯状疱疹から帯状疱疹になることはなく，また皮疹が痂疲化すれば問題ないが，透析患者は免疫力低下状態であるため注意が必要である．

9 専門医に紹介するタイミング

　早期の治療が重要であるため，局所症状を含め普段から皮膚症状に注意しておく必要がある．皮疹が重症である場合は躊躇せず皮膚科を受診させる．また三叉神経，顔面神経の支配領域での発症，髄膜炎や脳炎を疑う場合，眼の症状が出現した場合などは早急に専門医を受診させ対応する必要がある．また耳鼻科領域で顔面神経麻痺などを認めた場合にもすぐに専門医を受診させる．

【文献】

1) 三宮彰仁．ヘルペス（帯状疱疹・口唇ヘルペス）．II部 透析医がよく遭遇する皮膚症状．臨牀透析．2009; 25(7): 871-6.
2) 段野貴一郎．帯状疱疹が発症したらどう対応すればよいでしょうか？ 特集：透析診療合併症 Q&A －こんなときどうしますか．腎と透析．2009; 66(4): 696-8.
3) Toyama N, Shiraki K. Epidemiology of herpes zoster and its relationship to varicella in Japan: A 10-year survey of 48,388 herpes zoster cases in Miyazaki prefecture. J Med Virol. 2009; 81(12): 2053-8.
4) 太田信介，松井義郎，福留文乃，他．帯状疱疹に歯の自然脱落と歯槽骨壊死をきたした2例（PDF）．日本口腔外科学会雑誌．2007; 53(10): 623-7.
5) 大塚藤男．皮膚感染症（帯状疱疹を中心に）．腎疾患治療マニュアル．腎と透析．2002; 臨時増刊号: 546-8.
6) Laskin OL, Longstreth JA, Whelton A, et al. Effect of renal failure on the pharmacokinetics of acyclovir. Am J Med. 1982; 73(1A): 197-201.
7) バルトレックス®錠．医薬品インタビューフォーム（87625）：第12版．2013.
8) MacDiarmaid-Gordon AR, O'Connor M, Beaman M, et al. Neurotoxicity associated with oral acyclovir in patients undergoing dialysis. Nephron. 1992; 62(3): 280-3.
9) 太田宏平．アシクロビルと意識障害．In: 医薬品の副作用．東京：中外医学社；1991. p.141-6.
10) 松本 博，中尾俊之．神経感染症．腎疾患治療マニュアル．腎と透析．2002; 臨時増刊号: 500-2.
11) Almond MK, Fan S, Dhillon S, et al. Avoiding acyclovir neurotoxicity in patients with chronic renal failure undergoing haemodialysis. Nephron. 1995; 69(4): 428-32.
12) リリカ®カプセル．医薬品インタビューフォーム（871190）：第6版．2012.
13) 澤 直樹，乳原善文，原 茂子．鎮痛・解熱薬．腎疾患治療マニュアル．腎と透析．2002; 臨時増刊号: 775-6.

〈中山裕史〉

A 感染症

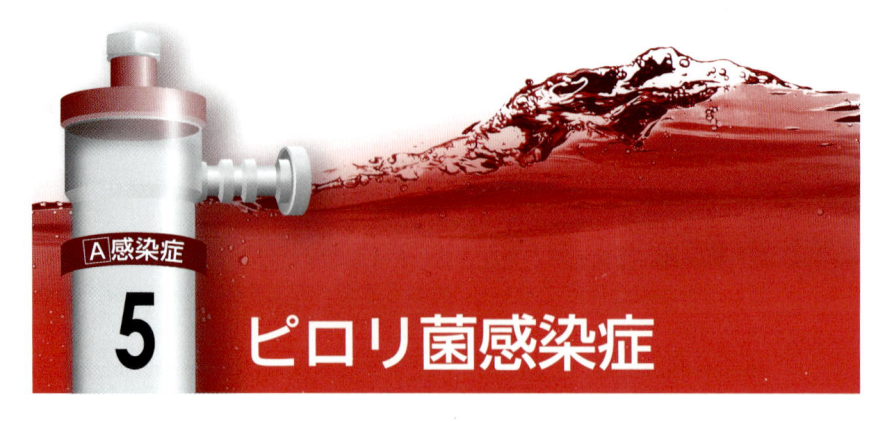

5 ピロリ菌感染症

Summary

- ☑ 透析患者の *H.pylori* 感染率は正常腎機能症例と比べて低い.
- ☑ 透析患者の *H.pylori* 感染率は透析期間が長くなるに従って低下する.
- ☑ 透析患者に特化した *H.pylori* の除菌法はなく,ガイドラインを参考にして施設ごとに調整されている.
- ☑ 透析患者に対する *H.pylori* の除菌は栄養状態を改善する.

はじめに

透析患者は消化器症状を認めることが多く,食欲不振,悪心,嘔吐,便秘,下痢,腹部膨満などの頻度が高い.これらの消化器症状は低栄養をきたす原因の一つであり,重要な管理事項である.*Helicobacter pylori*(*H.pylori*)感染は,これらの消化器症状と関連している可能性がある.

2009年に日本ヘリコバクター学会ガイドラインが6年ぶりに改訂された.本稿では透析患者における *H.pylori* 感染の実態,さらには除菌に関する最近の知見を紹介する.

1 透析患者におけるピロリ菌感染症の特徴,病態

1. 透析患者の *H.pylori* 感染率は正常腎機能症例と比べて低い

日本において 8.4 ± 0.3 年の透析歴を有した 539 名の血液透析患者を対象とした多施設コホート研究では,正常腎機能対照群の *H.pylori* 感染率が 78.5% に対して 48.6% と報告されている[1].さらに,透析導入1年以内の *H.pylori* 感染率は正常腎機能症例における *H.pylori* 感染率と同等であった[1].これらのことから,尿

毒症物質というより透析医療に関連する因子が透析患者の H.pylori 感染率が低いことと関連している可能性がある．

2. 透析患者の H.pylori 感染率は透析期間が長くなるに従って低下する

H.pylori 感染率は透析導入してから4年の間に徐々に低下し，およそ1/3は自然除菌される[1]．それ以降の感染率は横ばいとなる．透析患者における H.pylori の低い感染率のメカニズムは不明であるが，胃粘膜が透析患者にみられる炎症性サイトカインに晒された結果萎縮し，それによって H.pylori 菌（☞ 用語解説）の宿主環境が変化した可能性が指摘されている[2]．

3. 透析患者に対する H.pylori の除菌は栄養状態を改善する

非透析患者ではH.pylori除菌で栄養状態も良好となることが報告されている[3,4]．透析患者においては，腹膜透析患者を対象にした報告があり，同様に H.pylori 除菌によって栄養状態が改善した[5]．

> **ワンポイントメモ**
> 近年，胃粘膜から産生される成長ホルモンであるグレリンと H.pylori との関連が注目されている．H.pylori 感染と血漿グレリン値および栄養状態は逆相関すると報告されている[4]．一方で透析患者において栄養状態が不良でかつ血漿グレリン値が低下している症例では有意に心血管系イベントによる死亡が高いと報告されている[13]．透析患者の H.pylori 感染とグレリンの動態は明らかではないが，透析患者の予後に直結する新たな病態として注目される[14]．

用語解説

H.pylori 菌
1982年に H.pylori が初めて胃粘膜生検材料から分離培養され，1988年には除菌による十二指腸潰瘍再発に対する予防効果が明らかなった．それ以降，胃潰瘍，胃がん，特発性血小板減少症など様々な疾患との関連性が明らかになってきた．主な感染時期は小児期で，衛生環境が悪いと感染率が高い．環境整備が整っている現代の日本では家族内で感染することが多いと考えられ，小児の感染率は5〜10%程度とされている．

2 透析患者における *H.pylori* 菌の診断

　H.pylori 感染の診断には内視鏡による生検組織を用いる侵襲的検査方法と，生検組織を必要としない非侵襲的検査方法がある．侵襲的検査方法には，迅速ウレアーゼテスト，鏡検法，培養法があり，非侵襲的検査方法には尿素呼気試験，抗 *H.pylori* 抗体測定，便中 *H.pylori* 抗原測定がある（表 1）．

　保険上，1 つの検査方法のみ認可されていて，その結果が陰性であった場合に限り他の検査を 1 つ追加することができる．プロトンポンプ阻害薬を服用している場合，薬剤による偽陰性を防ぐため少なくとも 2 週間の休薬期間を経て検査を行うことが勧められている．また除菌後の評価には除菌治療が終了してから 4 週以降に行う必要がある．

表 1　*H.pylori* 感染診断法

診断法	感度	特異度	長所	短所
迅速ウレアーゼテスト	85-95（除菌前） 61-100（除菌後）	95-100（除菌前） 91-100（除菌後）	迅速かつ簡便	除菌後の偽陰性 採取エラーの可能性
鏡検法	47-99（HE 染色） 87-96（ギムザ染色）	72-100（HE 染色） 79-99（ギムザ染色）	特異性高い	偽陰性 採取エラーの可能性
培養法	68-98	100	薬剤感受性試験が可能 特異性高い	判定まで 4〜7 日
尿素呼気試験	95（除菌前） 95（除菌後）	95（除菌前） 95（除菌後）	迅速かつ簡便　高精度	口腔内雑菌による偽陽性
抗体測定	91-100	50-91	簡便で疫学調査に便利	除菌後の偽陽性
便中抗原	96（除菌前） 95（除菌後）	97（除菌前） 97（除菌後）	現在の感染を反映	*H.mustelae* と交差性

（日本ヘリコバクター学会ガイドライン 2009 より改変）

3 透析患者における *H.pylori* 菌の除菌

　日本透析医学会の統計では，2011 年における透析患者の主たる死因は悪性腫瘍が 9.1% で第 3 位であった[6]．我が国の消化器系悪性腫瘍の占める割合は胃がんが多く，透析患者に対して念頭に入れておかなければならない合併症であり，

5. ピロリ菌感染症

そのリスクを軽減することは大切である．また，血液透析中に抗凝固薬を使用し，抗血小板薬，非ステロイド系消炎鎮痛薬（NSAID）を使用する症例も多く，透析患者は消化管出血をきたしやすい．実際に透析患者の消化管潰瘍は正常腎機能の症例と比較して高い[7]．

除菌は胃がんのリスクをおよそ 1/3 に減少し[8]，潰瘍の再発を抑制する[9]．そのため，消化管潰瘍もしくは出血の既往，複数の抗凝固薬や抗血小板薬の服用，NSAID 服用，高齢者では *H.pylori* 除菌が勧められる[2]．しかしながら，現時点で保険診療上除菌の適応は以下に示すように限定されている．

1. 除菌適応疾患 （表 2）

日本ヘリコバクター学会による *H.pylori* 感染の診断と治療のガイドライン 2009 改訂版では，表に示す疾患がそれぞれエビデンスレベルとともに記載されている．保険診療で除菌が認められている疾患はこれまで胃潰瘍・十二指腸潰瘍，胃 MALT リンパ腫，特発性血小板減少症，早期胃がんに対する内視鏡的治

表 2 *H.pylori* 除菌の適応

日本ヘリコバクター学会ガイドラインによる適応	保険適応
H.pylori 感染症	
H.pylori 感染胃炎	○
胃潰瘍・十二指腸潰瘍	○
胃 MALT リンパ腫	○
特発性血小板減少症	○
早期胃がんに対する内視鏡的治療後胃	○
萎縮性胃炎	
胃過形成ポリープ	
機能性ディスペプシア	
逆流性食道炎	
消化管以外の疾患（ITP を除く）	
鉄欠乏性貧血	
慢性蕁麻疹	

療後胃の4疾患であったが，2013年2月22日より*H.pylori*感染胃炎が加わった．*H.pylori*感染胃炎には内視鏡診断が必要とされている．

2. 除菌方法

　日本ヘリコバクター学会診療ガイドラインの除菌レジメンを表3に示す．このレジメンを透析患者でそのまま適応するかは，明記されていない．近年の日本からの報告では，ガイドラインと同様の用量で施行し除菌率が82.1％であったという報告[10]とアモキシリンを減量したレジメンで除菌率が72.7％で，アモキシリンを除いたレジメンで除菌率が33.3％であったという報告[11]がある（表4）．透析患者では血中濃度が高くなりやすいこと，透析によってプロトンポンプ阻害薬や抗菌薬は除去されること，一次除菌法に用いられるクラリスロマイシン耐性*H.pylori*菌が透析患者で36.4％みられる[12]ことなどを考慮して，副作用と除菌率に関するデータの蓄積が待たれる．

表3 *H.pylori*除菌療法

一次除菌法
プロトンポンプ阻害薬(PPI)＋アモキシリン(AMPC)＋クラリスロマイシン(CAM)を1週間投与する3剤併用療法 　1　ランソプラゾール(30mg) 1Capを1日2回またはラベプラゾール(10mg) 1錠を1日2回 　2　アモキシリン(250) 3錠を1日2回 　3　クラリスロマイシン(200mg) 1錠または2錠を1日2回 以上1-3の3剤を朝，夕食後に1週間投与する
二次除菌法
PPI＋AMPC＋メトロニダゾール(MNZ)を1週間投与する3剤併用療法 　1　ランソプラゾール(30mg) 1Capを1日2回またはオメプラゾール(20mg) 1錠を1日2回またはラベプラゾール(10mg) 1錠を1日2回 　2　アモキシリン(250) 3錠を1日2回 　3　メトロニダゾール(250mg) 1錠を1日2回 以上1-3の3剤を朝，夕食後に1週間投与する

表4 近年の日本における透析患者の除菌法の報告

著者	症例数(例)	除菌率(%)	レジメン
Tsukada K[10]	39	82.1	オメプラゾール(30mg)　1日2回 アモキシリン(500mg)　1日3回 クラリスロマイシン(400mg)　1日2回を7日間
Itatsu T[11]	11	72.7	ランソプラゾール　60mg/日 アモキシリン　750mg/日 クラリスロマイシン 400mg/日を7日間
Itatsu T[11]	9	33.3	ランソプラゾール　60mg/日 クラリスロマイシン 400mg/日を7日間

4 専門医へ紹介するタイミング

赤血球生成刺激剤（erythropoiesis-stimulating agent: ESA）抵抗性貧血や明らかな鉄欠乏性貧血，食欲不振，腹部症状などの徴候および所見がみられたら，可能なかぎり消化管検索を行うべきである．また，透析患者の除菌方法は確立されていないことから，専門医と連携して行う必要がある．

【文献】

1) Sugimoto M, Sakai K, Kita M, et al. Prevalence of *Helicobacter pylori* infection in long-term hemodialysis patients. Kidney Int. 2009; 75: 96-103.
2) Sugimoto M, Yamaoka Y. Review of *Helicobacter pylori* infection and chronic renal failure. Ther Apher Dial. 2011; 15: 1-9.
3) Azuma T, Suto H, Ito Y, et al. Eradication of *Helicobacter pylori* infection induces an increase in body mass index. Aliment Pharmacol Ther. 2002; 16 Suppl 2: 240-4.
4) Jang EJ, Park SW, Park JS, et al. The influence of the eradication of *Helicobacter pylori* on gastric ghrelin, appetite, and body mass index in patients with peptic ulcer disease. J Gastroenterol Hepatol. 2008; 23 Suppl 2: S278-85.
5) Aguilera A, Codoceo R, Bajo MA, et al. *Helicobacter pylori* infection: a new cause of anorexia in peritoneal dialysis patients. Perit Dial Int. 2001; 21 Suppl 3: S152-6.
6) 日本透析医学会透析調査委員会．わが国の慢性透析療法の現況（2011年

12月31日現在).2011.

7) Khedmat H, Ahmadzad-Asl M, Amini M, et al. Gastro-duodenal lesions and *Helicobacter pylori* infection in uremic patients and renal transplant recipients. Transplant Proc. 2007; 39: 1003-7.

8) Ito M, Takata S, Tatsugami M, et al. Clinical prevention of gastric cancer by *Helicobacter pylori* eradication therapy: a systematic review. J Gastroenterol. 2009; 44: 365-71.

9) Ford AC, Delaney BC, Forman D, et al. Eradication therapy for peptic ulcer disease in *Helicobacter pylori* positive patients. Cochrane Database Syst Rev. 2006: CD003840.

10) Tsukada K, Miyazaki T, Katoh H, et al. Seven-day triple therapy with omeprazole, amoxycillin and clarithromycin for *Helicobacter pylori* infection in haemodialysis patients. Scand J Gastroenterol. 2002; 37: 1265-8.

11) Itatsu T, Miwa H, Nagahara A, et al. Eradication of *Helicobacter pylori* in hemodialysis patients. Ren Fail. 2007; 29: 97-102.

12) Aydemir S, Boyacioglu S, Gur G, et al. *Helicobacter pylori* infection in hemodialysis patients: susceptibility to amoxicillin and clarithromycin. World J Gastroenterol. 2005; 11: 842-5.

13) Carrero JJ, Nakashima A, Qureshi AR, et al. Protein-energy wasting modifies the association of ghrelin with inflammation, leptin, and mortality in hemodialysis patients. Kidney Int. 2011; 79: 749-56.

14) Sugimoto M, Yasuda H. Association with *Helicobacter pylori* infection and ghrelin level in hemodialysis patients. Kidney Int. 2011; 80: 894; author reply 894.

〈安田日出夫〉

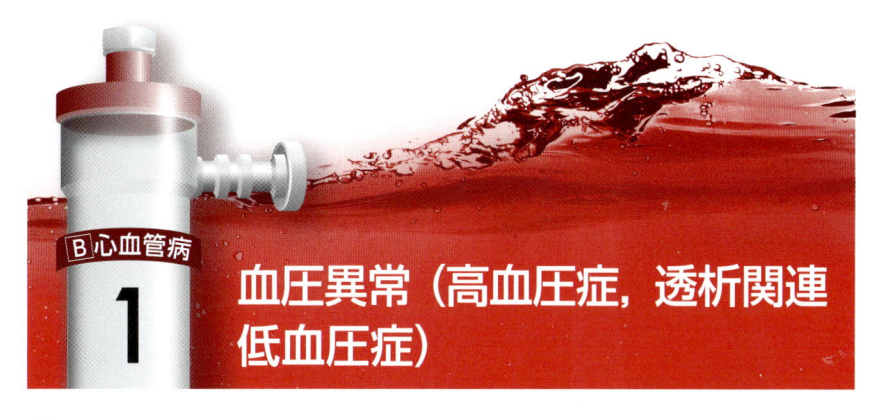

B 心血管病 1 血圧異常（高血圧症，透析関連低血圧症）

Summary

- ☑ 心機能低下がない透析患者の降圧目標値として，週初めの透析前血圧を140/90mmHg未満にすべきである．
- ☑ 降圧薬投与の前に，適正なドライウエイトになっているか検討が必要である．
- ☑ 降圧薬ではRAS抑制薬，カルシウム拮抗薬ともに第一選択薬である．
- ☑ 透析患者の低血圧として，常時低血圧，透析低血圧，起立性低血圧に分類され，そのいずれもが生命予後不良の危険因子である．
- ☑ 透析低血圧をみたら，急性冠疾患，不整脈，感染症なども疑ってみる．

はじめに

2011年に日本透析医学会の循環器合併症ガイドラインが発表になり，降圧目標が掲げられた[1]．しかし，ガイドラインというには，まだまだエビデンスが不足している．本稿では，透析患者の血圧異常の特徴とその対処法について考えてみる．

1 高血圧

1. 降圧治療を行う根拠

まず，透析患者の場合には，エビデンスに裏づけされた明確な至適血圧値というのが存在しない．しかも，図1にみられるように高血圧を示す患者の生命予後は，予想に反してむしろ良好なことが多い[2]．その理由として，高血圧を示す患者は血圧が低い患者と異なり，体重増加も多い代わりに摂取量も多く栄養状況

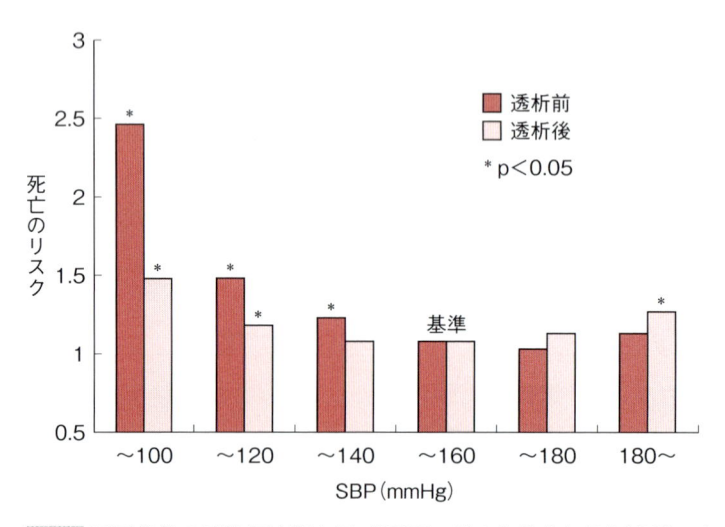

図1 透析前後の臥位収縮期血圧（SBP）が1年生存に及ぼすリスク
〔日本透析医学会統計調査委員会：わが国の慢性透析療法の現況（2001年12月31日現在）より〕

が良好であるからだ，とも疾患背景や透析期間など生命予後を左右する重要な要因があまりに多すぎて，高血圧という危険因子が見えにくい構造になっているためだ，ともいわれている．ただ，高血圧が脳卒中，虚血性心疾患，心不全などの心血管病（cardiovascular disease: CVD）発症の危険因子であること，さらに，日本での観察研究では，降圧薬処方群が非処方群に比べて予後が良好であったことを示しているものもあり[3]，降圧治療の重要性は透析患者でも変わらないと考えるべきであろう．

2. 降圧目標

2011年に日本透析医学会から発表されたガイドラインでは，「心機能低下がない，安定した慢性維持透析患者の週初めの透析前の血圧を140/90mmHg未満にすべき」という数値目標が設けられた[1]．今後はこの数値を巡ってさまざまな検証がなされていくことになるだろう．まず，降圧治療を行っていくうえで最も大切なことは何かを考えてみる．それは降圧によって臓器虚血に陥らせてはならないということであり，わずかな降圧を契機に虚血性心疾患や脳虚血，虚血性大腸

炎などの重大な臓器虚血症状を発症してくることをよく経験する．これら患者の場合，降圧薬投与にあたっては，緩徐な降圧とともに症状出現の把握に十分配慮したい．さらに，心機能低下患者はもちろんのこと，心機能が正常でも心筋肥大や拡張障害をきたしている患者，大動脈弁疾患を抱えている患者，大動脈石灰化が著明な患者への降圧目標値は，それぞれの状況に応じ個別に設定すべきである．動脈硬化の重症化に伴い拡張期血圧の低下をみる．この拡張期血圧低下は冠血流圧低下に直結することにも注意して欲しい．

3. 血圧測定法

透析患者の血圧日内変動は non-dipper 型（夜間から早朝にかけての血圧が高い）であることが多く，dipper 型に比べ CVD 発症のリスクがより高い．日中の血圧は低めになることが多く，自宅での血圧測定は起床時と就寝前の2回が好ましく，降圧薬治療効果やドライウエイト（DW）判定は，本来，この自宅血圧値からなされるべきである．今回のガイドラインの降圧目標値は，透析室における透析前の測定値と記載されており，自宅血圧との整合性という点ではやや問題が残る．また，患者が違えば，原疾患も年齢も透析期間も異なることから，降圧目標値も異なって当然である．同一の患者でさえ，透析日と非透析日（中1日，中2日）によって血圧が異なってくるし，季節による血圧の変動も受ける．柔軟な視点での血圧評価も大切だ．

4. 降圧治療の実際

透析患者の高血圧の成因は，降圧治療のストラテジーを立てる上で大切である．大まかにいって，1）体液量過剰，2）レニン-アンジオテンシン系（RAS）の異常，3）交感神経系の亢進，4）尿毒素，5）エリスロポエチン，などがあげられる．そのなかでも，体液量過剰は最大の要因であり，体液量を適正に保つこと，すなわち DW に近づけることがポイントとなる．

a）ドライウエイト（DW）の適正化

DW とは「体液量が適正で，透析中に過度の血圧低下を生じることなく，かつ長期的にも心血管系への負担が少ない体重」とガイドラインに定義された[1]．確かに透析患者にとって，体内にまったく余剰な水分がない状態は，心血管系への負担軽減という点からみて理想的である．しかし，完璧な DW の追求は血圧低

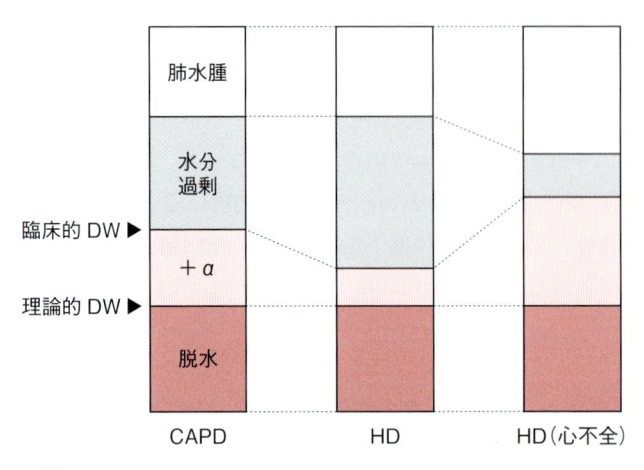

図2 （ドライウエイト）DWの概念と治療法（文献4より改変）

左：CAPD（連続携帯型腹膜透析）では，緩徐に水分を除去できるというメリットは大きいが，実際には十分に余剰水分を除去できない場合が多く，臨床的なDWはHDより高めになる．
中：HD（血液透析）による除水は間欠的だが陰圧をかける点で強制的であり，CAPDより理論的なDWに近い
右：心不全のあるHD患者では，有効循環血漿量低下からより高い臨床的なDWを設定しなければ血圧低下を生じやすい．一方，肺動脈楔入圧も同時に存在することから安全域も狭く，容易に肺水腫を生じやすい

下という危険な状況と隣り合わせにある．したがって臨床的には，理論上のDWにいくらかの保険を加えた値を用いるのが一般的である．図2に示すように，DWは治療方法でも患者の状態によっても異なるという特徴をもつ[4]．

b）各種降圧薬による管理

「8時間という長時間透析により98％もの患者が降圧剤なしで正常血圧を維持できた」という報告もあるように，長時間透析のはたす循環器系へのメリットは大きい．しかし通常の血液透析の下では，降圧薬が必要となるケースが少なくない．降圧薬処方にあたっては，それぞれの特徴を活かす選択が望まれる．参考までに，主な降圧薬の代謝経路，透析性，投与量の目安を表1にあげた[1]．

(1) RAS抑制薬：レニン-アンジオテンシン系阻害薬（ACE-I）やアンジオテンシン受容体阻害薬（ARB）があり，どちらもその薬剤の安全性と忍容性から透析患者に対しても第一選択薬となる．薬効として左室肥大抑制作用など心保護の観点から優れているといわれているが，心血管イベント発

1. 血圧異常（高血圧症，透析関連低血圧症）

表1 主要な降圧薬の代謝，透析性と使用量の目安（文献1より改変）

薬効分類	薬品名（一般名）	薬品名（商品名）	代謝経路	透析性	通常量 (mg/day)	透析患者使用量
ACE-I	エナラプリル	レニベース®	腎	+	2.5〜10	25〜50%
	デモカプリル	エースコール®	肝・腎	−	2〜4	75%
ARB	肝代謝によって消失するため，すべて減量の必要なし					
CCB	肝代謝によって消失するため，すべて減量の必要なし					
β遮断薬	ビソプロロール	メインテート®	腎50%	−	5	50%
(α)β遮断薬	カルベジロール	アーチスト®	肝	−	2.5〜20	100%
α遮断薬	肝代謝によって消失するため，すべて減量の必要なし					

ワンポイントメモ：ドライウエイト設定の実際

- **身体所見**：両下肢に浮腫を残さないようにDW設定するのは当然である．しかし，心機能低下や低アルブミン血症など浮腫をきたしやすい患者の場合は，血圧維持のため浮腫を容認しなければならないこともある．

- **胸部X線所見**：心胸比測定は，DWに達したHD終了後に行う施設と，週初めの透析開始前に行う施設がある．HD終了後のCTR目標値は45〜50%とされるが，あくまでも目安であり，こだわる必要はない．透析導入期の患者はともかく，長期透析や高血圧ですでに心筋肥大や心室拡張が生じている患者に，50%以下のCTRを求めることは現実的ではない．さらに，肺気腫や肥満の有無，あるいは最大吸気位での撮影かどうかなど，さまざまな要因によってCTRは大きく変化する．読影にあたっては，可能な限り以前のフィルムと比較することが望ましく，CTRの絶対値そのものよりも，経時的にみてどうか，肋骨横隔膜角（CP angle）の鈍化，Kerley's lineや葉間胸水の存在，肺紋理増強など肺うっ血の状況がないかを評価することがより重要である[2]．

- **血圧変動**：透析終了時血圧が開始時血圧より高値でないことをDW設定の条件にあげる意見もあるが，短時間での大量の体液除去に対する生体の血圧への変化は個人差が大きく，参考程度にとどめ過信すべきではない．除水とともに血圧が上昇していく患者を，読者の方々も経験されたことがあるであろう．また，透析中の除水速度や除水量判定の指標として用いられる循環血液量変化率の測定も有用である．

- **その他の指標**：エコーを用い，仰臥位での下大静脈（IVC）径を測定し，水分の多寡を判断する方法がある．単にIVCの横断面をみてその虚脱状態を把握するだけでも貴重なデータが得られる．

症率に有意差を認めなかったとする報告も一部みられる[5]．ARB は半減期が不変，かつ透析で除去されないことから使用量を変更する必要がなく使いやすいのも確かだが，半減期が延長し，透析で除去される ACE-I にこそ，利点があるという意見もある．つまり，半減期が長くなれば少量投与でよく，しかも透析で除去されるため，かえって透析中の血圧低下を生じにくいというわけだ．また，誤嚥性肺炎の発生を抑制するというデータもある．ACE-I 阻害薬と一部透析膜の相互作用による血圧低下注意の記述をよく目にするが，日本での販売は Gambro 社の PAN-AN69 という積層型ダイアライザのみに限られている．

(2) **カルシウム拮抗薬**：この薬剤もまた，透析患者における長期使用経験や CVD 発症抑制のエビデンスもあり，RAS 抑制薬同様に第一選択薬となる．カルシウム拮抗薬は一般に非ジヒドロピン系（ジルチアゼムなど）とジヒドロピン系（アムロジピン，ニフェジピンなど）に大別されるが，いずれも透析では除去されず，安定した降圧効果が期待される．

(3) **β遮断薬**：欧米に比べ使用頻度が少ない薬剤だが，心筋梗塞の既往例や有意な冠動脈疾患を有する例，あるいは心不全合併の患者では積極的に使用すべきとされ，透析患者に対しても安全に使用できる薬剤である．もっとも，心機能低下がある場合には，投与開始早期に心不全症状が生じやすいので，ごく少量から投与を行う．現在，心不全に対し保険適応となっているのはカルベジロール（アーチスト®）とビソプロロール（メインテート®）の2種類である．カルベジロールは糖代謝に悪影響を及ぼさず糖尿病患者にも使用しやすいが，気管支喘息，慢性閉塞性肺疾患の患者，ペースメーカーの入っていない高度徐脈や II～III 度房室ブロック，重症末梢循環不全の患者には禁忌となる．また，透析による除去を受けない．

(4) **α遮断薬**：ALLHAT 試験で心血管イベントが利尿薬グループに比べ多かったという報告以降，使用頻度は少なくなった．二次選択薬としてドキサゾシン（カルデナリン®）眠前に処方するのが一般的．透析による除去は受けない．

(5) **併用療法**：単独の降圧薬投与のみではコントロールできない患者に対しては，併用療法が必要なことも多い．併用するメリット（①降圧作用が増強する，②副作用が最小化される）とデメリット（かえって CVD 発症など

臓器虚血を促す）に配慮する．透析患者への推奨される併用としては，①RAS抑制薬＋カルシウム拮抗薬，②RAS抑制薬＋β抑制薬，③カルシウム拮抗薬＋β抑制薬がある．尿量が確保されている患者では，利尿薬とカルシウム拮抗薬やRAS抑制薬の組み合わせも効果が期待できるが，ACE-IとARBの併用は降圧効果とCVD発症抑制効果の増強は少なく，一般的にいって推奨されない．2剤で不十分な場合はRAS抑制薬，カルシウム拮抗薬，β遮断薬にα遮断薬を加えた中から3剤を選ぶことになる．

2 低血圧

1. 低血圧の分類

透析患者にみられる低血圧として，透析前よりすでに収縮期血圧が100mmHg未満である（常時低血圧），透析中に収縮期血圧20mmHg以上の急激な低下が生じる（透析低血圧），透析後立位で収縮期血圧が20mmHg以上低下する起立性低血圧に分類される[1]．特に，常時低血圧を生じる患者群の死亡リスクは，図1ですでにみたように，収縮期血圧140〜160mmHgを対象群とした場合の2.5倍に達するという．その原因として自律神経障害や心機能低下，栄養障害などが想定されているが，原因が特定できないケースも多い．しかし，いずれも慢性的な臓器虚血にあると考えて，しっかり対処していく必要がある．一方，透析低血圧や起立性低血圧の合併症は，日常診療できわめてよく遭遇する症状の一つだが，常時低血圧と同様に生命予後不良のサインとされている．原因として図3に示したような要因が考えられる[6]．また，透析低血圧の症状は，欠伸，発汗，嘔気・嘔吐，便意，腹痛，動悸など実に多彩で，急速に進行するという特徴をもつ．通常，除水ストップや生理食塩水の急速注入で改善が得られるが，発見が遅れた場合や，背景に重篤な疾患が隠されている場合，生命にかかわる事態へつながる．本稿では，この透析低血圧に焦点を当て，その原因と緊急処置法の実際について考えてみたい．

```
・低すぎる DW 設定 ──────┐        ┌─ 末梢血管抵抗減少 ─┐    ┌─ 糖尿病
・急速な除水                                                    └─ 動脈硬化
 （透析間の過剰な体重増加）
・低アルブミン血症         ┌─ 循環血漿量減少 ─┐   ┌─ 自律神経障害 ─┐
 （ネフローゼや低栄養状態）
・急性失血                          血圧低下
・Third space loss
 （胸・腹水・イレウスなど）                   ┌─ 血管拡張物質 ─┐   ┌─ アセテート不耐症
・心疾患（虚血性心疾患や                                           ├─ 過剰な降圧剤
 心筋症，弁膜症）          ┌─ 心機能低下 ─┐                     ├─ 透析液への
・貧血                                                             │  エンドトキシン混入
                                    心拍出量低下                   ├─ 感染症
・不整脈（心房細動や上室性頻拍症）                                   └─ 高い透析液温度
```

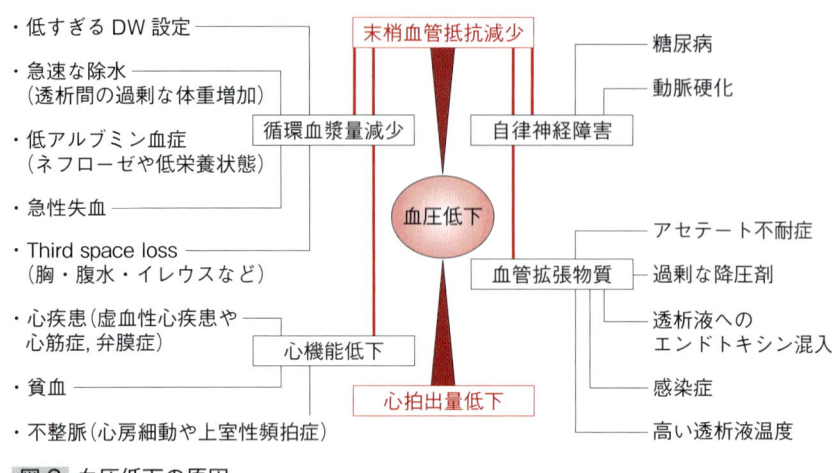

図 3 血圧低下の原因

2. 透析低血圧の原因

a）循環血漿量減少

除水速度と除水量「除水速度が速すぎる」と「低すぎる DW の設定」の 2 つは，低血圧の原因として最も多い．一般に，透析前半によくみられるのが「除水速度が速すぎる」場合であり，透析後半に多いのが「低すぎる DW の設定」の場合である．透析前半では尿素などの浸透圧物質が大量に除去されるために，血漿浸透圧が急速に低下する．これにより細胞間質から毛細血管内へ水分が戻る速度（plasma refilling rate: PRR，透析患者の平均は，10～12mL/kg/hr）も低下し，循環血液量が減少し血圧低下をきたしやすくなる．PRR を推測する目的で，既に製造中止になったが，クリットラインモニター®による血液濃縮度も参考になる．まずは DW の見直しとともに，透析間の体重増加を抑える患者指導，透析時間の延長を検討する．それでも血圧低下が続くようであれば，以下のような循環血液量が減少する原因が他にないか調べてみる必要がある．

b）低アルブミン血症

血漿浸透圧と同様，アルブミンなどの蛋白質で形成される膠質浸透圧は，血管内に水分を保持する原動力として重要である．糖尿病性腎症などネフローゼを呈する患者が透析導入になった場合，浮腫があるのに除水をすると容易に血圧が低

下しやすいのはこのためである．この他，MIA症候群（malnutrition inflammation atherosclerosis）などが存在する場合も同じである．原因の治療が優先される．

c）Third space loss

出血・体液貯留穿刺部や透析回路からの出血や消化管からの出血のみならず，肝硬変患者にみられる腹水貯留，イレウス時における腸液停滞，心不全に伴う胸水貯留など，一見してわかりにくい体液量減少（third space loss）も多く注意が必要である．通常，除水量を増やすことで，腹水や胸水は減少する方向に向かうが，もともとこれらの患者の循環動態は微妙なバランスの上に成立しており，透析中の低血圧に悩まされることが多い．

d）虚血性心疾患と透析心

透析患者での冠疾患合併の頻度は約7割ときわめて高く，特に糖尿病性患者では，無症候性心筋虚血により潜在的な心不全に陥っていることがある．また，透析間の体重増加や大動脈弁・僧帽弁の石灰化，さらに貧血，シャントから生じる長期の圧・容量負荷などから二次性の心筋症（透析心ともよばれる）が生じ，収縮障害や拡張障害のため心不全をきたすことも多い．心機能低下患者ではPRRも低下していることが多く，血漿浸透圧を補う目的で，表2のC-2にあるように，高Na透析液を使用したり，10% NaCl溶液を持続投与したり，あるいは浸透圧変化の少ない透析法へ変更（たとえばECUMをHD中に加えたり，HDFやHFへ変更したりする）を行う場合がある[6]．高Na透析液使用や10% NaCl溶液使用は，透析後に口渇が生じて飲水過多になることがあるため，患者さん個々の状態に合わせて透析液Na濃度を徐々に変更するprofiling dialysisを実施している施設もある．その他，グリセオール投与や高張ブドウ糖液持続注入療法（50%グルコースを40〜80mL/hrの速度で投与する方法）などがある．後者は糖尿病患者に使用しづらいが，10% NaCl溶液投与と異なり，投与されたブドウ糖が体内で速やかに消費されるため口渇の原因となりにくい．浸透圧の点では10% NaCl溶液とほぼ同等の有効性をもつ．

e）不整脈

透析中はさまざまな不整脈から血圧低下をきたし，透析中止に追いやられることもしばしばで，突然死も多い．心筋障害や透析中の低カリウム血症が不整脈を生じやすい基盤として存在する．重要なことは，致死的危険性が高い不整脈かどうかを直ぐに判断することである．透析中に血圧低下の原因として最も多い不整

表2 透析時低血圧への対応

A. 緊急時対応
- 除水速度を減速〜停止
- 血液流量（QB）を下げる
- 生理食塩水を急速注入（または直ぐに回収動作に入る）
- Trendelenburg体位（嘔吐がある場合は左側臥位を優先）
- 酸素吸入（ECG・SpO₂モニター装着）

昇圧剤投与
- 塩酸エチレフリン（エホチール®）10mg/A
  緩徐または持続注入
- ノルエピネフリン（ボスミン®）1mg/A
  緩徐または持続注入
- 塩酸ドパミン（イノバン®）1〜10μg/kg/min
  最高20μg/kg/min点滴静注
- 塩酸ドブタミン（ドブトレックス®）1〜10μg/kg/min
  最高20μg/kg/min点滴静注

B-1. 一般的予防処置（患者サイド）
- ドライウエイト（DW）の再検討
- 患者指導（水分管理、栄養指導、透析中の食事の中止）
- 降圧薬の調整（透析前の降圧薬の減量、中止）
- 貧血の是正

B-2. 積極的予防処置（患者サイド）
- メチル硫酸アメジニウム（リズミック®）10〜20mg/日
  透析開始前〜透析中に内服
- ドロキシドパ（ドプス®）200〜600mg/日
  透析開始前に内服
- 塩酸ミドドリン（メトリジン®）4〜8mg/日、1日2回

C-1. 一般的予防処置（透析方法）
- 除水量（除水速度の調整）
- プライミングボリュームの是正（小面積ダイアライザへ変更）
- 透析時間の延長（または透析回数の追加）

C-2. 積極的予防措置（透析方法）
透析支援
- 10% NaCl 20mLの急速投与
- 高Na濃度透析液（Na140〜155mEq/L）使用
- 50%ブドウ糖持続注入（40〜80mL/hr）
- グリセオール持続注入（50〜100mL/hr）

透析モード変更
- ECUMとの併用
- HDF, HFなどへの変更

透析液対策
- 高Na透析液
- 無酢酸バイオフィルトレーション（AFBF）
- 低温透析

D. 特殊状況発生時処置
発作性心房細動
- ベラパミル（ワソラン®）5〜10mg緩徐に静注
  （著者は、ワソラン10mg/1A＋生食100mLを10mL/minの速度で点滴開始し洞調律に復した時点で中止する方法を行っている）
- ジゴキシン（ジゴシン®）0.125mg＋生理食塩水20mL、3〜4回まで

発作性上室性頻拍
- ベラパミル（ワソラン®）5〜10mg、緩徐に静注
- ATP（アデホスL®）10〜20mg、急速静注

大量出血時
- 急速輸液（プラズマエクスパンダー）と輸血

脈は心房細動だが，治療の目標はあくまで心拍数のコントロールである．心拍と脈拍は乖離していることも多く，脈拍数にのみ気を取られ過ぎると見逃す場合も多い．透析中によく経験する発作性心房細動と発作性上室性頻拍症を例にとり，その対応策を表2のDに示した[6]．

f) 末梢血管抵抗の減弱

(1) **自律神経障害**：糖尿病患者や動脈硬化の進んだ高齢者，心血管合併症が多い透析患者では，自律神経系障害による末梢血管抵抗の低下が背景にあることが多く，わずかな循環血漿量減少に代償できず容易に血圧低下を示す．このような患者では，同時に心機能低下をきたしていることが多く，不用意なDWアップは肺水腫を生じやすい．体重増加を抑える患者指導や透析時間延長などを積極的に検討すべきである．さらに，血管抵抗を増強するために，表2のB-2にあるような薬剤を使用することもあるが，まずは降圧剤が併用されている場合，降圧剤の種類や量，投薬時間の見直しを先に行うべきである．1日1回投与の長時間作用薬剤であっても，透析直前の投与を控えるだけで，透析中の低血圧が防止されることをよく経験する．さらに血管の収縮効果をねらって透析液温度を下げる低温透析法も有効なことがある．

(2) **炎症性疾患を有する場合**：敗血症に至るような重症感染症に限らず，たとえ軽症の感染症であっても透析開始直後から血圧低下を生じてくるケースをよく経験する．ケモカインの関与が疑われているが，一時的に大幅な除水速度，除水量の見直しとともに，昇圧剤投与を余儀なくされることがしばしばである．

(3) **透析液の問題**：通常用いられている透析液の中に少量の酢酸（アセテート）が含まれており，この成分に反応して血圧低下を示す患者も存在する（アセテート不耐症）．この場合，アセテートを全く含まない透析液（acetate free bio-filtration）への変更が必要だ．また，透析液中のエンドトキシンフラグメントの混入は，以前から透析中の発熱や血圧低下の原因として注目されていたが，近年のハイパフォーマンスメンブレン普及を受け，より高レベルの透析液清浄化が求められようになってきている．透析中に複数患者の発熱や血圧低下をみた場合，まずエンドトキシンの混入を疑い，徹底的に調査すべきである．

3. 専門医へ紹介するタイミング

　すべての常時低血圧患者は，一度は循環器コンサルトが望ましい．特に糖尿病を背景にもつ患者，CVD 既往を有する患者，肺うっ血や心拡大が透析で改善しない患者，動悸，倦怠感，腹痛など何らかの自覚症状を有する患者では，早期に受診させるべきである．また，透析低血圧に関しては，DW や除水速度設定による透析低血圧，あるいは感染症など原因が明らかな場合を除き，急性冠疾患の可能性を念頭におき，無用に循環器受診までの時間を費やさない配慮も必要である．

おわりに

　透析患者の適正血圧に関してはまだコンセンサスがないというより，エビデンスが不足している．ガイドラインのみならず，それぞれの患者の QOL も考慮したオーダーメイドの至適血圧を探ることも必要であろう．

【文献】

1) （社）日本透析医学会　心血管合併症ワーキンググループ．血液透析患者における心血管合併症の評価と治療に関するガイドライン．透析会誌．2011; 44(5): 337–425.
2) （社）日本透析医学会統計調査委員会．わが国の慢性透析療法の現況 2001 年 12 月 31 日現在．日本透析医学会．東京．2002.
3) Iseki K, Shoji T, Nakai S, et al. Higher survival rates of chronic hemodialysis patients on antihypertensive drugs. Nephron Cin Pract. 2009; 113: C183–190.
4) 篠田俊雄．ドライウエイトの設定法．腎と透析．2004; 56(1): 87–91.
5) Tai DJ, Lim TW, James MT, et al. Alberta Kidney Disease Network: Cardiovascular effects of angiotensin receptor blockade in hemodialysis: A meta-analysis. Clin J Am Soc Nephrol. 2010; 5: 623–30.
6) 成瀬正浩. In: 若手医師のための透析診療のコツ．東京：文光堂；2011. p.129–34.

〈成瀬正浩〉

B 心血管病

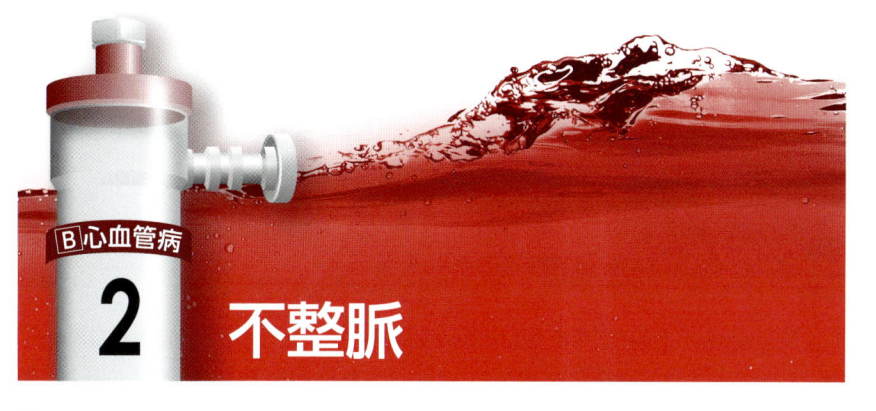

2 不整脈

Summary

- ☑ 透析患者は，健常人と比べて各種不整脈が発生しやすい．これは虚血性心疾患や心肥大などの器質的要因だけでなく，透析中の体液量，血圧，電解質変化なども影響している．
- ☑ 一般的に徐脈性不整脈は透析前に多く，頻脈性不整脈は透析後半から透析後に多い．また，心臓突然死や致死性心室性不整脈の発症頻度は非透析患者に比べて高い．
- ☑ 致死的危険性が高い不整脈かどうかをすぐに判断できること，不整脈の原因となる器質的要因，特に冠動脈疾患の有無や，電解質異常の有無を鑑別することが重要である．
- ☑ 透析期間が長くなると心房細動の合併頻度も増加する．血栓形成予防としてのワルファリン投与は，出血性合併症の発症リスクが高くなることから慎重に検討すべきである．

はじめに

日常の透析診療において不整脈に遭遇する機会は少なくない．心臓突然死や致死性心室不整脈の発症頻度も5〜7％と高く，健常人と比べて高頻度とされている[1]．これは，透析患者の高齢化や糖尿病性腎症による新規透析導入患者の増加を背景として冠動脈疾患や心不全，急性心筋梗塞を合併する例が多いことに加えて，体液量増加や除水に伴う交感神経系の賦活，透析前後におけるカリウムの急激な変化といった透析特有の病態も関与している．一方で，重度の腎障害があると使用できない抗不整脈薬も多く，不整脈の治療においても透析患者に対しては特別な対応が要求される．ここでは2011年に日本透析医学会が作成した「血液

透析患者における心血管合併症の評価と治療に関するガイドライン」をふまえた上で，透析患者によくみられる不整脈を中心に解説する．

1 不整脈の発生機序

　心臓は血液を全身に送るためのポンプの役割を担っている．心臓内には刺激伝導系とよばれる電気刺激（活動電位）の伝達経路が存在する．右心房と上大静脈の接合部にある洞結節のペースメーカー細胞は自発的に興奮し，その電気的興奮は心房内を伝わり心房を収縮させる．心房内を経由した刺激は房室結節に集まり，その後His束を通過して右脚と左脚に分かれ，Purkinje線維網に伝えられる．心室の心筋細胞に伝えられた電気的興奮は心室筋を収縮させる．こうして心房と心室が交互に規則正しく収縮を繰り返すことでポンプとしての役割をはたすことができるわけだが，電気的興奮の生成や伝導の過程で異常が生じると収縮に乱れが生じ，不整脈が発生する．

　心臓がもつ自発的な電気的興奮の生成を自動能 automaticity（ペースメーカー特性）というが，洞結節以外の場所で電気的興奮が生じ，心房や心室性の期外収縮などが起きることがあり，これを異常自動能とよぶ．虚血心筋領域からの傷害電流も異常自動能の誘因となる．自動能に影響を与える病因としては，虚血や炎症に伴う線維化などの器質的要因や，自律神経活動やカリウム濃度の変化，内分泌異常，低酸素血症，薬物といった機能的要因があげられる．

　電気的興奮が心房から心室へ伝わる過程のどこかが遮断される房室ブロックは，徐脈やリエントリーとよばれる異常な興奮伝導の原因となり得る．房室ブロックも同様に自律神経活動や電解質の変化，虚血などの影響を受ける．リエントリーには，ある解剖学的構造をもつ固定したリエントリー回路が存在し，電気的興奮が回旋するものと，1拍ごとにリエントリー回路が変化するランダムリエントリーがある．前者には房室回帰性頻拍（WPW症候群），房室結節回帰性頻拍，心房粗動，脚枝間リエントリー性心室頻拍，虚血による瘢痕心筋を介する心室頻拍などがあり，後者には心房細動がある．心房細動の機序については，異常自動能を有する心房筋から発生する高頻度興奮と，心房細動の維持に関わる複数のミクロリエントリー回路との複雑な相互作用によるものと考えられている．虚血や線維化，心肥大などの器質的因子は伝導遅延を生じ，新たなリエントリー回

2. 不整脈

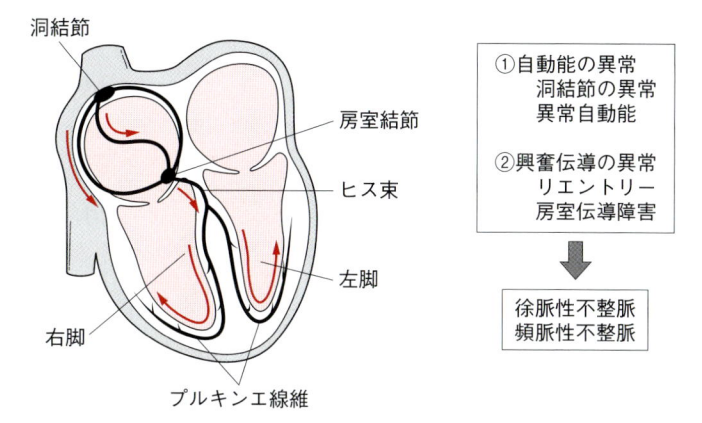

図1 不整脈の発生機序

路を形成する要因となり得る．また心不全時には体液貯留によって前負荷が増大するため，心内圧の上昇に伴う心房のストレッチ状態から心房細動を生じやすくなる（図1）．

2 透析患者における不整脈の病態

2011年末の透析患者全体の平均年齢は66.6歳であり，新規導入患者の平均年齢も67.8歳と年々高齢化がすすんでいる[2]．新規導入患者の原疾患も糖尿病性腎症，腎硬化症が約55％と半数以上を占めており，透析導入時点で約60％の患者が動脈硬化性冠動脈疾患を合併しているとされる[3]．前述のように，虚血や心筋梗塞による器質的変化は興奮生成，興奮伝達の両方に影響しやすく，あらゆる不整脈の要因となり得る．また透析患者の心臓への負荷は大きく，これは①腎不全による体液貯留からの容量負荷，②貧血による循環血液量の増大，③内シャントによる慢性的な容量負荷，④高血圧による後負荷の増大，などが原因となって心肥大を生じ，心房細動や興奮伝達異常の誘因となる．高血圧による圧負荷やCa・P代謝異常によって大動脈弁や僧帽弁の石灰化が生じ，容量負荷や心拡大に伴う逆流性弁膜症も生じやすくなる．心臓弁膜症から心不全や冠動脈疾患を合併すると不整脈の原因になり得る．Ca・P代謝異常による異所性石灰化や透析アミロイド蛋白の沈着，カルニチン欠乏による心筋症から洞結節機能不全や興奮

伝導異常が起きることもある．こうした器質的要因だけでなく，透析中の除水に伴う血圧低下や体液量の変化によって生じる自律神経過緊張，カリウムをはじめとする急激な電解質バランスの変化が電気的興奮に異常をもたらす要因となり得る（表1）．

表1 透析患者における不整脈発生の誘因

1. 器質的要因
    - 虚血性変化
    - 心肥大：体液貯留，貧血，内シャント，高血圧
    - 心筋変性・線維化：炎症，異所性石灰化，透析アミロイド沈着
    - 弁膜症：高血圧による圧負荷，異所性石灰化
2. 機能的要因
    - 透析中の血圧低下
    - 血圧・体液量変化による自律神経過緊張
    - 透析前後の電解質変化（特にカリウム）
    - カルニチン欠乏による心機能低下　など

3 不整脈の診断とポイント

　透析患者は健常人と比べて各種不整脈を発生しやすい．心房，心室の拡張や変性・線維化など，興奮生成や伝達における異常をきっかけに，洞不全症候群，房室ブロックなどの徐脈性不整脈だけでなく，心房細動，心房頻拍，期外収縮など頻脈性不整脈も高頻度に出現する．また体液量や電解質の変化にあわせて出現する不整脈もさまざまで，一般的に徐脈性不整脈は透析前に多く，頻脈性不整脈は透析後半から透析後に多い．また，透析患者における心臓突然死や致死性心室性不整脈の発症頻度は5〜7％であり，一般住民の発症率と比べると25〜70倍と高頻度である[1]．不整脈の診断において重要なことは，①まずは致死的危険性が高い不整脈かどうかをすぐに判断できること，②不整脈の原因となる器質的要因，特に冠動脈疾患の有無や，電解質異常がないかを迅速に鑑別することである（図2）．

　動悸，胸部不快感，脈の結滞，失神，全身痙攣，起坐呼吸，発作性呼吸困難などの症状を自覚する患者に対しては標準12誘導心電図を行い，導入時や定期検査時の記録と比較して新たな不整脈や虚血性変化がないかを評価する．特に異常所見がない場合も24時間ホルター心電図を必ず施行する．透析前後で出現する不整脈を調べるためには透析前に装着させたほうがよい．自覚症状のない場合でも透析開始時と透析終了時，あるいは透析中に急激な血圧の変化を認めるときは不整脈の有無を確認する．心電図モニターを記録するとよいが，身体診察で評価

2. 不整脈

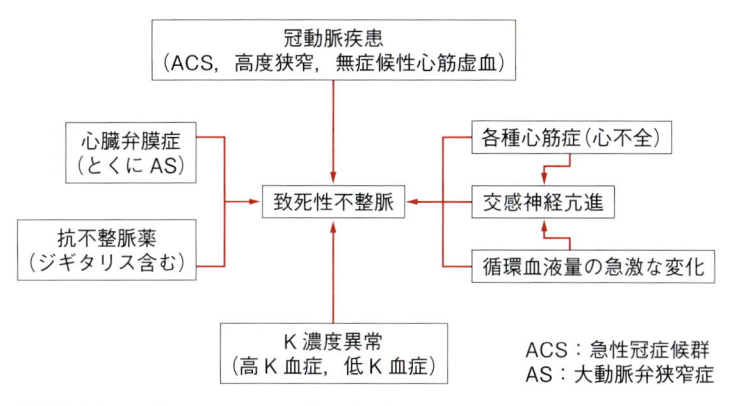

図2 透析患者における致死性不整脈のおもな原因（文献1より改変）

```
冠動脈疾患
（ACS, 高度狭窄, 無症候性心筋虚血）

心臓弁膜症
（とくにAS）

抗不整脈薬
（ジギタリス含む）

致死性不整脈

各種心筋症（心不全）
交感神経亢進
循環血液量の急激な変化

K濃度異常
（高K血症, 低K血症）

ACS：急性冠症候群
AS：大動脈弁狭窄症
```

する場合は心拍と脈拍が乖離していることもあるので，脈拍の触診だけでなく心音の聴診も行うべきである．不整脈が疑われる場合は必ず12誘導心電図で評価する．

不整脈が確認された場合，器質的心疾患がないかを確認するために心エコーや心臓核医学検査を施行する．これらの検査で冠動脈疾患を強く疑う場合には冠動脈造影検査を行ったほうがよい．また体液量の評価や電解質異常の有無についても注意すべきである（表2）．

表2 透析患者によくみられる不整脈

1. 徐脈性不整脈
   - 洞不全症候群・洞性徐脈
   - 房室ブロック
2. 頻脈性不整脈
   - 洞性頻脈
   - 心房性，心室性期外収縮
   - 発作性上室性頻拍
   - 心房細動（発作性，慢性）

4 透析患者によくみられる徐脈性不整脈

洞結節が担う自発的な電気的興奮の生成はカリウム濃度の変化に強く影響される．著明な高カリウム血症は洞性徐脈をきたしやすいが，透析患者では冠動脈疾患による洞結節の線維化やCa・P代謝異常による洞結節の石灰化などのために洞機能不全を潜在的に有することもあり，軽度のカリウム上昇でも徐脈性不整脈をきたす場合があるので注意が必要である．一方で，房室結節やHis束は洞結節

表3 透析中に高度の徐脈を認めた場合

徐脈のために著しく血圧が低下し，意識障害を生じた場合は透析を中止し，以下の処置で急場をしのぎながら循環器専門施設に移す．

1. 硫酸アトロピン静注
   硫酸アトロピン注（0.5mg/1mL）1回1mL静注．反応をみながら数回まで
2. β刺激薬イソプロテレノール点滴静注
   プロタノールL®注（0.2mg/1mL）1mLを生理食塩液または5％ブドウ糖液200mLに溶解し，0.5〜2mL/分で持続静注

に比べてカリウムに対する感受性が低く，高カリウム血症の影響を受けることは少ないが，透析歴が長くなると冠動脈疾患やCa・P代謝異常などの影響が刺激伝導系にも生じることで房室ブロックの頻度が高くなる．

　洞機能不全による洞徐脈，洞停止，洞房ブロックや進行性の第2度または第3度高度房室ブロックによって徐脈となり，1）めまい，失神，痙攣といったAdams-Stokes発作を生じる場合，2）投与不可欠な薬剤による高度徐脈の場合，3）3秒間以上の心停止または心拍数が40/分未満の場合，4）房室接合部のカテーテル焼灼術後の場合，5）心臓手術後の場合，6）進行性の神経筋疾患に伴う場合が恒久的ペースメーカー植え込みの絶対的適応となる[1]．透析患者では，透析中の低血圧やめまい，うっ血性心不全が徐脈性不整脈によるものであると確認された場合も恒久的ペースメーカーの適応となる．電気生理学的検査を施行して恒久的ペースメーカーの適応を検討する場合は，透析に伴うカリウムや体液量の変動を考慮した上で検査日程を決定する（表3）．

5 透析患者によくみられる頻脈性不整脈

　透析患者において頻脈性不整脈は透析後半から終了後によくみられる．これは，除水や血圧変動に伴う自律神経過緊張や透析による急激なカリウムの低下によって自動能が亢進するために生じると考えられている．通常は洞性頻脈となるが，洞結節以外の自動能が影響を受けて心房性や心室性期外収縮を生じることも多い．また，透析患者では慢性的な圧負荷，容量負荷や虚血の影響などによって心房筋の変性，線維化が生じ，心房細動をきたすことも多い．これらは適正な体重管理や血圧の変動を抑えることで改善することもあるが，慢性化して動悸など

の自覚症状を伴う場合は治療の対象となる．

1. 透析後半から終了後に発作性心房細動や発作性上室性頻拍を認める場合

血液透析における急激な除水や血圧の変動が要因となっていることが多いため，除水や透析を停止する．必要に応じて生理食塩液を補液してもよい．時間が経つと自然に洞調律に戻ることも多いことから，血圧が安定していて，特に自覚症状がなければ帰宅させてよい．発作性心房細動における血栓形成予防のワルファリン投与に関しては，後述のように積極的に投与する必要はない．高頻拍性心房細動や発作性上室性頻拍で動悸が強い場合は，心拍数調節目的で Ca 拮抗薬であるベラパミルの静脈内投与を行う．ベラパミルは血圧低下作用や心抑制作用を有することに留意すべきである（表 4）．

表 4 発作性心房細動，発作性上室性頻拍に対する薬物投与

1. 発作性心房細動
    ベラパミル（ワソラン® 5mg/2mL）2〜4mL 緩徐に静注
    ＊ワソラン® 4mL ＋生理食塩液 100mL を 10mL/分で点滴静注．洞調律に復した時点で中止
    ＊心電図モニターを記録する．血圧変動に注意
2. 発作性上室性頻拍
    ・ベラパミル（ワソラン® 5mg/2mL）2〜4mL 緩徐に静注
    ・アデノシン三リン酸二ナトリウム水和物（アデホス L®）10〜20mg 急速静注
    ＊アデホス® → 喘息患者には注意

2. 慢性化した頻脈性不整脈
―頻回に起こる発作性上室性頻拍や慢性心房粗動―

透析に関係なく発作性上室性頻拍が頻回に出現する場合や，心房細動が持続性となることで動悸や息切れといった症状が悪化し，日常生活に影響がでる場合は洞調律維持治療の適応となる．

洞調律維持治療における第一選択は薬物療法とされてきたが，最近では**カテーテルアブレーション**（☞ p.90 用語解説）による治療が確立され，心房粗動や発作性上室性頻拍では第一選択となっている．抗不整脈薬の中で最もよく使用される薬剤は Vaughan-Williams 分類のクラス I にあたるものだが，腎排泄性を考慮して血中濃度を頻回にモニターする必要性がある薬剤が多いことや，QT 延長

やQRS幅の拡大に伴う催不整脈作用を有するなどの特異的な副作用があることにも注意すべきである．

3. 慢性化した頻脈性不整脈　―慢性心房細動―
a) 血栓形成予防のためのワルファリン投与について

　心房細動によって心房内に形成される血栓は大きく，塞栓性脳梗塞を発症した場合は重症となりやすい．心房細動による脳梗塞患者の生命予後は悪く，1年以内に約半数が死亡するとされる[4]．一般的に発作性心房細動で血栓塞栓性脳梗塞を生じにくいということはなく，動悸などの症状を自覚しない無症候性心房細動であることも少なくないことから，慢性心房細動，発作性心房細動いずれの場合においても血栓形成を予防できるかどうかが重要となる．日本循環器学会の「心房細動治療（薬物）ガイドライン2008」では，危険因子の有無と年齢によって抗凝固療法の適応を決めており，危険因子として，①脳梗塞・一過性脳虚血発作の既往，②心不全，③高血圧，④糖尿病があげられ，①の場合，あるいは他の危険因子が2つ以上ある場合は血栓形成予防としてワルファリン投与が望ましい

用語解説　カテーテルアブレーション

カテーテルアブレーションとは，頻脈性不整脈の原因となる心筋組織を焼灼して不整脈を治療するものである．カテーテルの先端には心電図を計測するための電極が付いており，心臓の内壁に接触させて異常な興奮，伝導の原因となっている部位を探す"マッピング"を行う．焼灼する部位が決まったら，カテーテル先端から高周波電流を流して55～65℃の熱を発生させる．1回1分以内の焼灼で周囲2～3mmの範囲で心筋組織を蛋白凝固させ，壊死させる．
対象となる不整脈は，房室回帰性頻拍，房室結節回帰性頻拍，心房頻拍，心房細動，心房粗動，心室期外収縮，心室頻拍などであり，上室性頻拍に対する成功率は95％前後，心房粗動に対する成功率は長期的なもので75％程度だが，複数回の施行で成功率は上昇する．心房細動に関しては左心房-肺静脈接合部の異常自動能が原因の9割近くを占めることが明らかとなり，肺静脈隔離を基本術式として必要に応じて上大静脈隔離などを追加する方法がとられている．ただ長期的な再発率も低くないため根治療法とはいえず，薬物療法と組み合わせて行われることが多い．なお，心房細動を有する透析患者を対象としたカテーテルアブレーション治療に関する成功率や再発率の報告は少なく，適応についてもまだ確立されていないが，今後治療の対象となる症例が増える可能性はある．

とされ，危険因子が1つの場合でもワルファリン療法を考慮可としている[5]．透析患者の場合はこれらの危険因子を有するものも多く存在するが，心房細動を合併した透析患者の観察研究においてワルファリン服用中の患者のほうが非服用患者に比較して新規脳卒中の発症リスクが1.93倍高く，PT-INRをモニターせずにワルファリンを使用した場合，非服用患者と比べて脳卒中発症リスクが2.79倍高いことが報告された[6]．今後の無作為化比較試験による評価が必要ではあるが，2011年に日本透析医学会が作成した「血液透析患者における心血管合併症の評価と治療に関するガイドライン」でも心房細動合併透析患者へのワルファリン使用を慎重に行うべきであると明記され[1]，脳梗塞・一過性脳虚血発作の既往，左房内血栓の存在，人工弁置換術後，僧帽弁狭窄症合併のいずれかを有するためにワルファリン治療が有益と判断された場合でも，PT-INRを定期的に測定し，PT-INR＜2.0に維持することが望ましいとされた[1]．元々透析患者に対するワルファリン投与は原則禁忌とされており，またワルファリンがマトリック

ワンポイントメモ 透析患者の心房細動におけるワルファリン投与

ワルファリン服用患者の大出血発現率は腎機能低下に応じて増加することが報告されている[8]．別の報告でも，腎機能低下に応じてワルファリン必要量が減少していることや，GFR 30mL/min未満で出血イベント発生率が増加することが示されている[9]．ワルファリンはほとんどが肝臓で代謝されるが，腎機能低下に伴い肝臓にある代謝酵素CYP活性が低下することや，蛋白結合率が変化することによってワルファリンの効果が増強されるのではないかと考えられている．透析患者は血小板機能の低下や透析時のヘパリン使用も影響することから，出血性合併症には十分に注意する必要がある．心房細動を合併する透析患者には脳梗塞の既往がある患者も多く，ワルファリン治療が有益と判断されることも少なくないと予想されるため，ワルファリンを投与する際はPT-INRをなるべく頻回にチェックすべきである．
なお，Olesenらは抗凝固薬や抗血小板薬を服用していない心房細動患者の脳卒中発症リスクについて検討し，腎疾患をもたない患者と比べて保存期慢性腎不全患者では1.49倍，透析患者では1.83倍高いことを報告している[10]．一方でChanらは心房細動を有する透析患者のほうが逆に脳卒中発症リスクが低いとしている[6]．このように心房細動を有する透析患者の脳卒中発症リスクに関しては一定の結論は出ていない．Olesenらの報告ではアスピリン服用による脳卒中発症についても評価をしているが，透析患者においてアスピリンによる脳卒中発症リスクに有意差はなく，消化管出血や脳出血などの出血リスクは1.63倍上昇するとしている[10]．

ス Gla 蛋白の血管石灰化抑制作用を阻害するため，Ca や P のコントロールが不良である透析患者にワルファリンを投与すると血管石灰化が増長されるとの報告もある[7]．現時点では心房細動を有する透析患者に対するワルファリン治療を安易に行うべきではないと解釈すべきであろう．

b) 心房細動における洞調律維持治療と心拍数調節治療について

心房細動の治療には，抗不整脈薬や電気的除細動，カテーテルアブレーションを用いて洞調律維持を目指す"洞調律維持治療"と，心房細動を受容した上で心拍数をジギタリス，β遮断薬，Ca 拮抗薬などでコントロールする"心拍数調節治療"という2つの治療方針があり，生命予後，脳梗塞や心不全の発症率においてどちらがより優れているかを検証するための数々の大規模臨床試験が2002年以降に実施されたが，いずれもその優劣を証明することはできなかった[11-13]．加えて，慢性心房細動患者における心拍数調節の目標について調べた大規模無作為化試験では厳格な心拍数コントロール（安静時心拍数60～80/分）と甘めの心拍数コントロール（安静時心拍数110/分以下）の間で，死亡や脳卒中，心不全といった一次エンドポイントの累積発生率に有意差がなかったことが示された[14]．すなわち，これらの結果は洞調律維持にこだわる必要がないこと，心拍数調節においても厳格に調節する必要がないことを示している．透析患者の場合，心房細動の原因となる背景因子が複雑であり，洞調律維持治療でよく使用されるクラスIの抗不整脈薬は血中濃度の変化や副作用に注意する必要があることから，透析患者における心房細動の薬物療法に関しては心拍数調節治療を目的に行うことが推奨されている[1]．心拍数調節治療ではβ遮断薬（カルベジロールなど）や非ジヒドロピリジン系 Ca 拮抗薬（ジルチアゼム，ベラパミル）を使用し，ジゴキシンは容易に血中濃度が上昇し，血中消失時間も長く，他の薬剤との相互作用も多いことから安易に使用するべきではないとされている[1]（図3）．

c) 洞調律維持治療を必要とする心房細動は？

慢性心房細動の洞調律維持療法において，電気的除細動の絶対的適応となる場合がある．①薬物療法に反応しない高頻拍性心房細動で，進行性の心筋虚血，症候性低血圧，狭心症，心不全を伴う患者，②高頻拍性心房細動もしくは血行動態が不安定な患者，③血行動態的に不安定ではないが，心房細動による臨床症状に耐え難い患者である[1]．抗不整脈薬による洞調律維持については，自覚症状が強い場合や，血圧が低下することで維持透析が困難となる場合に適応となる．心不

2. 不整脈

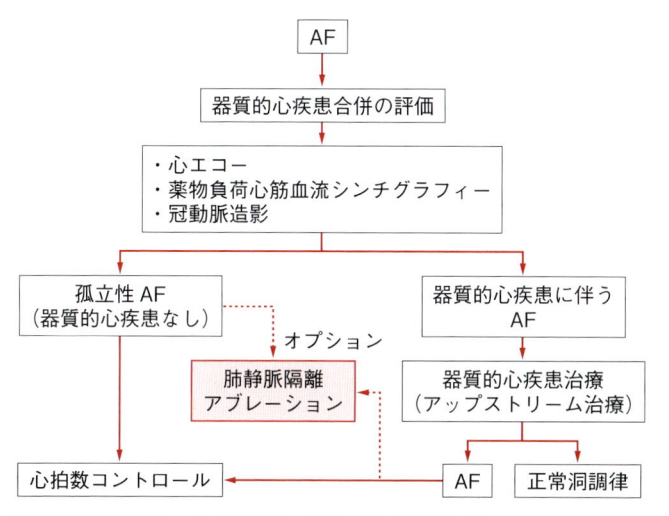

```
                    AF
                     │
              器質的心疾患合併の評価
                     │
           ・心エコー
           ・薬物負荷心筋血流シンチグラフィー
           ・冠動脈造影
              │                    │
        孤立性 AF              器質的心疾患に伴う
      (器質的心疾患な              AF
         し)      オプション        │
          │      肺静脈隔離    器質的心疾患治療
          │      アブレーション  (アップストリーム治療)
          │         │              │          │
      心拍数コントロール          AF       正常洞調律
```

図3 透析患者の心房細動に対する治療戦略 (文献1より改変)

全を有する心房細動の場合,心拍数調節治療で用いたβ遮断薬は有用であるが,血圧低下のためにβ遮断薬を増量できない場合がある.Ca拮抗薬も血圧低下のおそれがあり,心抑制作用も有するために心不全を増悪させるリスクがある.こういう場合において,洞調律維持のための抗不整脈薬投与は有効となり得るが,クラスIの抗不整脈薬は心不全既往例で使用すると予後を悪化させるとされており[15]),クラスIIIであるアミオダロンの使用を考慮することになる.アミオダロンはβ遮断作用も有しているため心拍数を調整する効果もある.透析患者でも通常量の投与が可能であるが,間質性肺炎や甲状腺機能低下症といった副作用に注意する必要があり,電気的除細動を用いるなどで洞調律維持が達成された場合や心不全の改善とともにβ遮断薬を増量できた場合は,なるべく早めに減量,中止すべきである.

6 致死性不整脈を認めたらどうすべきか？

心室細動,心室粗動,持続性心室頻拍はいずれも心臓突然死の原因として非常に重要な不整脈であり,これらの致死性不整脈を予防することは重要である.非透析患者ではクラスIの抗不整脈薬を使用することもあるが,透析患者では血中

濃度の管理や副作用の面で使用することが難しいことから，透析患者の致死性不整脈に対する予防治療ではβ遮断薬を使用する．特にカルベジロールは透析患者での全心臓血管死や心臓突然死を有意に減少させるとの報告がある[16]．また，レニン-アンジオテンシン（RA）系阻害薬も用量依存的に予後改善効果があるとされる[17]．

　自動体外式除細動器（AED）は，致死性心室不整脈発現直後であれば救命を可能とする装置であり，透析施設にも設置することが好ましい．循環器専門施設へ移送した上で，虚血性心疾患や心臓弁膜症などの器質的心疾患を合併する患者に対しては原疾患に対する治療を行うが，原疾患の治療が不十分な患者や左室収縮機能が極端に低下した患者に対しては植え込み型除細動器（ICD）が適応となる．しかしながら，正常腎機能患者に比較して透析患者を含むステージ 4〜5 の慢性腎臓病患者においては ICD 治療後の死亡リスクは約 40 倍と高く[18]，患者自身や家族に十分に説明しておく必要がある．持続性心室頻拍に対しては ICD 以外にアミオダロンやリドカインといった抗不整脈薬治療も行われる．

おわりに

　透析患者において不整脈を発見した場合，不整脈自体の治療の前にその原因となる背景因子を把握することが重要である．透析患者では，器質的心疾患，特に冠動脈疾患の合併率が高く，そして体液量増加や高血圧，貧血，内シャント，Ca・P 代謝異常，透析アミロイドーシス，カルニチン欠乏などの透析特有の因子が関連している．透析患者の不整脈治療は日頃の透析管理が基本となっており，必要な場合は迅速に循環器専門医へ相談することが求められる．

【文献】

1) 日本透析医学会．血液透析患者における心血管合併症の評価と治療に関するガイドライン．透析会誌．2011; 44(5): 337-425.
2) 日本透析医学会統計調査委員会．わが国の慢性透析療法の現況（2011 年 12 月 31 日現在）．透析会誌．2013; 46(1): 1-76.
3) Ohtake T, Kobayashi S, Moriya H, et al. High prevalence of occult coronary artery stenosis in patients with chronic kidney disease at the initiation of renal replacement therapy: an angiographic examination. J Am Soc Nephrol. 2005; 16: 1141-8.

4) Kubo M, Kiyohara Y, Ninomiya T, et al. Decreasing incidence of lacunar vs other types of cerebral infarction in a Japanese population. Neurology. 2006; 66: 1539-44.
5) 日本循環器学会．循環器病の診断と治療に関するガイドライン（2006-2007年度合同研究班報告），心房細動治療（薬物）ガイドライン（2008年改訂版）．http://www.j-circ.or.jp/guideline/pdf/JCS2008_ogawas_h.pdf
6) Chan KE, Lazarus JM, Thadhani R, et al. Warfarin use associates with increased risk for stroke in hemodialysis patients with atrial fibrillation. J Am Soc Nephrol. 2009; 20: 2223-33.
7) Reynolds JL, Joannides AJ, Skepper JN, et al. Human vascular smooth muscle cells undergo vesicle-mediated calcification in response to changes in extracellular calcium and phosphate concentrations: a potential mechanism for accelerated vascular calcification in ESRD. J Am Soc Nephrol. 2004; 15: 2857-67.
8) Eikelboom JW, Wallentin L, Connolly SJ, et al. Risk of bleeding with 2 doses of dabigatran compared with warfarin in older and younger patients with atrial fibrillation: an analysis of the randomized evaluation of long-term anticoagulant therapy（RE-LY）trial. Circulation. 2011; 123: 2363-72.
9) Limdi NA, Beasley TM, Baird MF, et al. Kidney function influences warfarin responsiveness and hemorrhagic complications. J Am Soc Nephrol. 2009; 20: 912-21.
10) Olesen JB, Lip GY, Kamper AL, et al. Stroke and bleeding in atrial fibrillation with chronic kidney disease. N Engl J Med. 2012; 367: 625-35.
11) Wyse DG, Waldo AL, DiMarco JP, et al. A comparison of rate control and rhythm control in patients with atrial fibrillation. N Engl J Med. 2002; 347: 1825-33.
12) Ogawa S, Yamashita T, Yamazaki T, et al. Optimal treatment strategy for patients with paroxysmal atrial fibrillation: J-RHYTHM Study. Circ J. 2009; 73: 242-8.
13) Roy D, Talajic M, Nattel S, et al. Rhythm control versus rate control for atrial fibrillation and heart failure. N Engl J Med. 2008; 358: 2667-77.
14) Van Gelder IC, Groenveld HF, Crijins HJ, et al. Lenient versus strict rate control in patients with atrial fibrillation. N Engl J Med. 2010; 362: 1363-73.
15) Flaker GC, Blackshear JL, McBride R, et al. Antiarrhythmic drug therapy and cardiac mortality in atrial fibrillation. The Stroke Prevention in Atrial Fibrillation Investigators. J Am Coll Cardiol. 1992; 20: 527-32.

16) Cice G, Ferrara L, D'Andrea A, et al. Carvedilol increases two years survival in dialysis patients with dilated cardiomyopathy : prospective, placebo-controlled trial. J Am Coll Cardiol. 2003; 41: 1438-44.
17) Pun PH, Lehrich RW, Smith SR, et al. Predictors of survival after cardiac arrest in outpatient hemodialysis clinics. Clin J Am Soc Nephrol. 2007; 2: 491-500.
18) Cuculich PS, Sanchez JM, Kerzner R, et al. Poor prognosis for patients with chronic kidney disease despite ICD therapy for the primary prevention of sudden death. Pacing Clin Electrophysiol. 2007; 30: 207-13.

〈井上秀樹〉

B 心血管病
3 心不全

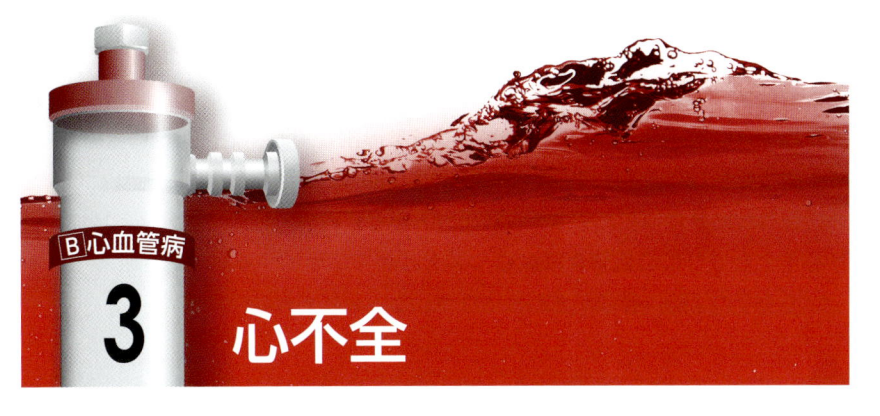

Summary

- 心不全の多くは器質的な心疾患に起因する．中でも虚血性心疾患によるものが多い．一方で，透析患者は「非心臓性」の機序でもうっ血症状をきたしやすい．
- 透析患者の心不全の診断は，体液量が最も増加している透析前に行う．問診，身体診察，胸部X線検査や経胸壁心エコーをもとに，総合的に評価する．
- 透析患者の心不全治療では，厳密な塩分制限に基づく体液量管理が原則である．また，貧血の改善，内シャント流量の是正，血糖管理も重要である．
- 慢性心不全では，心拍出量の低下を代償するために交感神経系やレニン-アンジオテンシン（RA）系が亢進しているため，治療ではβ遮断薬やRA系抑制薬の使用が推奨される．

はじめに

　2011年末時点での日本透析医学会の統計調査では，透析患者の死亡原因の中で心不全は26.7％で第1位となっている[1]．脳血管障害，心筋梗塞を含めると心血管合併症が死亡原因の4割近くを占め，透析患者では一般人と比較して心血管合併症による死亡が10～20倍高い[2]．糖尿病や高血圧，脂質異常症といった古典的危険因子に加えて，透析患者に特有の危険因子（貧血，Ca・P代謝障害，慢性炎症，酸化ストレス，低栄養など）がより複雑に関与しており，体液量増加や内シャントによる前負荷の増大などにより構造的，機能的な心筋障害が生じやすい．透析導入時にすでに30％近くの患者でうっ血性心不全を合併しており，

透析導入時に心不全がない患者でも年間7％の割合で心不全を新規に発症し[3]，心不全を合併した透析患者の生存率は3年で50％，5年で12.5％と劣悪である[4]．透析患者の高齢化に加えて，新規透析導入患者に占める糖尿病性腎症の増加により心不全ならびに心血管合併症のリスクはさらに増加すると予想されることから，心不全の予防，管理がきわめて重要になると思われる．

1 心不全とは

2011年に出された日本透析医学会「血液透析患者における心血管合併症の評価と治療に関するガイドライン」[5]によると，心不全とは「心室の収縮・拡張能力を損なう構造的，機能的な心臓障害に由来する複合的臨床症候群」と定義されている．また2010年に改訂された慢性心不全治療ガイドライン[6]では，慢性心不全を「慢性の心筋障害により心臓のポンプ機能が低下し，末梢主要臓器の酸素需要量に見合うだけの血液量を絶対的にまた相対的に拍出できない状態であり，肺，体静脈系または両系にうっ血をきたし日常生活に障害を生じた病態」と定義している．心不全はすべての心疾患の終末的な病態であり，致死性不整脈の出現も高頻度にみられ，突然死の頻度も高く，その生命予後はきわめて悪い．

かつて心不全は主に左室駆出率（LVEF: left ventricular ejection fraction）の低下した状態において発症すると考えられていたが，最近では心不全患者のうちのおよそ半分はLVEFが正常あるいは40〜50％に保たれていることが示され，このような症例では左室流入動態異常が認められることから，心不全症状の出現に左室拡張機能障害も関与していることが明らかとなり，心不全は，①左室収縮性が低下した心不全（収縮不全），②左室収縮性が保持された心不全（拡張不全）に分類されるようになった．ただ，心不全の原因となり得る疾患に関しては，収縮不全と拡張不全に共通するものも少なくない．病態としては，心筋梗塞や心筋症のように心筋組織が直接的に障害を受ける場合，弁膜症や高血圧などにより長期的に負荷が心筋組織に加わり，機能障害を生じる場合，頻拍や徐脈などのリズム異常によって血行動態の悪化を誘因とする場合などがある．

心不全の原因は主に心臓性のものと非心臓性のものに分けられる（表1）．非心臓性のものは従来，高心拍出量状態として理解されてきたもので，先に紹介したガイドラインではこれを「noncardiac circulatory failure 非心臓性循環不全」

と表現し，心臓に構造的・機能的異常を認めないうっ血症状には心不全という言葉を使用せずに区別することを勧めている（表 1）．

表 1 心不全の原因

A. 心臓性のもの
　a. 冠動脈疾患：心筋梗塞，心筋虚血
　b. 慢性の圧負荷：高血圧，閉塞型の弁膜症
　c. 慢性の容量負荷：逆流性弁膜症，心内シャント（左-右シャント）
　d. 心筋症
　　　肥大型心筋症，拡張型心筋症，拘束型心筋症
　　　浸潤性疾患（アミロイドーシス，サルコイドーシス，ヘモクロマトーシス，自己免疫疾患など）
　　　薬物，化学物質による障害
　　　代謝異常（糖尿病，甲状腺機能異常，クッシング症候群，副腎不全，ファブリー病など）
　　　栄養障害（ビタミン B_1 欠乏，カルニチン欠乏，セレニウム欠乏など）
　　　その他（シャーガス病，HIV 感染症）
　e. 心膜疾患
　f. 心拍数と調律の異常
　　　慢性の徐脈性不整脈
　　　慢性の頻脈性不整脈

B. 非心臓性のもの
　a. 代謝異常：糖尿病（高血糖），甲状腺中毒症
　b. 過度の血流：全身性動静脈シャント，慢性貧血

用語解説

透析心

透析患者が心臓の機能および形態に変化をきたした場合，これを透析心とよぶことがあるが，明確な定義は存在しない．また，透析患者の心筋症 uremic cardiomyopathy は，多因子が関与する二次性の心筋症と考えられている．その病態の多くは，拡張型心筋症ともいえる左室内腔の拡張と左室収縮機能障害を示すもので，心筋肥大，配列の乱れ，線維化などの点で，非透析患者よりもその程度が強いとされる．透析患者では，高血圧，虚血性心疾患，心臓弁膜症，貧血といった要因に加えて，Ca・P 代謝障害，カルニチン欠乏症などの栄養障害，透析アミロイドーシスといった透析特有の要因が関与している可能性がある．一方で，最近では左室収縮性が保持されている拡張不全という概念も一般的に定着してきているが，まだその病態の詳細は不明な点が多く，治療に関しても確立されていない．ただ，透析患者にも同様の拡張不全をもつものは少なくないと予想され，後述するように容易に肺うっ血や透析中の低血圧をきたす原因となり得るため，注意が必要である．

② 透析患者における心不全の原因

　透析患者は，虚血性心疾患，心臓弁膜症，高血圧性心筋症，代謝性心筋症，長時間持続する徐脈性・頻脈性不整脈，心膜炎など多彩な心疾患を合併する．透析患者では心不全の75％が何らかの器質的な心疾患に起因するとされる．特に虚血性心疾患に伴う心不全が高率であり，透析患者では透析導入時にすでに約60％が冠動脈疾患を有するとされ[7]，胸痛を伴わない無症候性の冠動脈疾患の頻度も高いことから注意が必要である．一方で，透析患者は「非心臓性」の機序でもうっ血症状をきたしやすい．原因としては，①過剰な塩分摂取による体液量過剰状態，②重症貧血，③過大血流量内シャント，④高血糖などがあげられる．

　透析患者では透析中の除水により浮腫や呼吸困難が軽減するため，器質的心血管疾患の評価が遅れる場合がある．①除水を強化しても症状が改善しない，②基礎体重を調整しても透析中に血圧低下を繰り返す，③心胸比の急激な拡大などがあれば，器質的心血管疾患を疑って精査を行うべきである．

③ 透析患者における心不全診断のポイント

　透析患者の心不全の診断は，体液量が最も増加している透析前に評価を行うことが望ましい．うっ血症候を明らかにするには問診と身体診察による評価が重要である．

　心不全の症状は，左心不全に伴う肺うっ血と血圧低下，右心不全に伴う末梢組織の浮腫，肝腫大，頸静脈怒張，胸・腹水貯留などである．実際には左心不全と右心不全が重複することも多く，厳密に区別することは難しい．肺うっ血が軽度であれば労作時呼吸困難を訴えるが，重症化に伴って安静時あるいは夜間発作性の呼吸困難，起坐呼吸が出現する．問診のポイントは呼吸困難の有無と労作との関連性，四肢冷感やチアノーゼの有無である．体重増加量と症状の関連にも注意を払わなければならない．身体診察では，左心不全の特徴として呼吸音における湿性ラ音，喘鳴，心音におけるⅢ音・Ⅳ音の聴取などがあり，右心不全の特徴としては，肝触知，胸・腹水貯留，頸静脈怒張，体幹・四肢の浮腫があげられる．

　心不全が疑われる場合は，胸部X線検査，安静心電図，経胸壁心エコーを施

3. 心不全

行し，体液量評価や器質的・機能的心疾患の有無を確認する．

血液検査においては，循環血液量の増加や心室壁への圧負荷が増大した際に心筋細胞から分泌される脳性ナトリウム利尿ペプチド（BNP）ないし同前駆体N端フラグメント（NT-proBNP）が心不全の診断マーカーとして有用とされている．これらの代謝は腎機能の影響を受けるため，透析患者では心不全が存在しない場合でも高値を示すが，左室心筋重量やLVEFと良好な相関関係を示すため，透析患者においても心不全診断，心不全の重症度判定，心血管イベント発症予測，生命予後予測因子としても有用である[8, 9]．透析患者の心不全診断では絶対値による評価だけでなく，定期的な測定の中で患者各々の相対的変化量を評価することがより重要である．このとき適正体重時における測定値を把握しておくと参考になる．BNP，NT-proBNPともに透析前に比べて透析後には低値となるが，相対的変化量をみる上では問題ないと思われる．なお，透析後の心房性ナトリウム利尿ペプチド（ANP）も体液量を反映するマーカーとして知られているが，除水量に影響を受けやすく，基礎心疾患があればANPは常に高値を示すため，心不全マーカーとしてはBNPのほうが優れている（図1）．

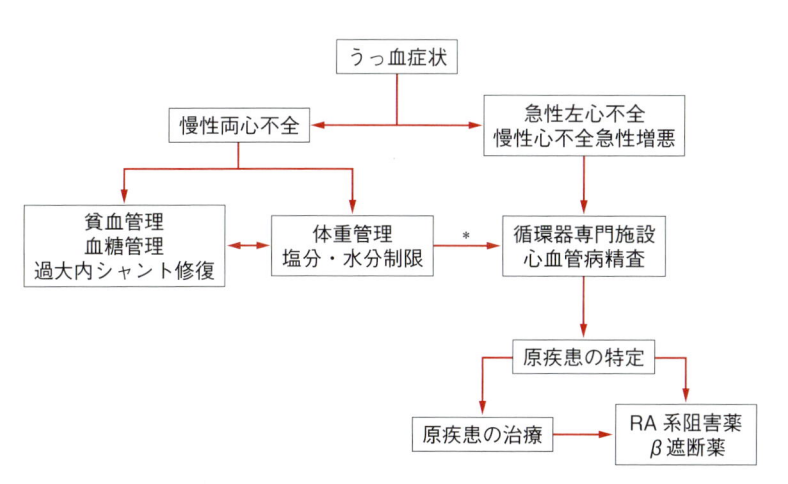

*慢性うっ血症状でも既存心疾患がはっきりしない時，体重・貧血・血糖管理でも症状が改善しない場合には循環器専門施設を紹介する．

図1 透析患者における心不全診療の流れ（文献5より）

4 心機能評価について

1. 収縮機能評価について

　心機能，特に収縮機能の評価は，収縮不全，拡張不全の診断に必要不可欠である．収縮機能や拡張機能の評価には，原因疾患の診断，左室形態の観察などもあわせて可能とする経胸壁心エコードプラ法が用いられる．LVEFは心拍数，血圧，左室容積など他の因子の影響も受けるため，評価する際は注意が必要である．特に僧帽弁および大動脈弁閉鎖不全がある場合は，LVEFによる収縮機能の過大評価に注意すべきである．また，左室壁肥厚を有する場合（高血圧性心疾患，肥大型心筋症など）も過大評価しやすいため，左室内径短縮率（％FS: ％ fractional shortening）もあわせて評価することが望ましい．

2. 拡張機能評価について

　左室心筋障害による拡張機能障害のみならず，右室拡大，収縮性心筋炎，心タンポナーデなどに基づく圧迫により左室拡張，血液流入は制限される．拡張機能を大きく分けると，拡張早期の血液流入を規定する左室弛緩能，拡張中期から後期にかけての血液流入を規定する左室スティフネス（コンプライアンス）に分けられる．しかし，これらを評価するには左室圧記録が必須となるため，日常診療で正確に拡張機能を評価することはできない．直接的な評価の代わりとして，拡張機能障害のために二次的に生じる左房圧の上昇や形態変化，あるいは拡張機能障害の原因となる組織学的変化の有無などで評価を行う．

a) 左室収縮性が低下している症例

　左房から左室への血液の流入動態をパルスドプラ法で記録すると，洞調律患者では拡張早期の流入血流速波形E波，心房収縮期の流入血流速波形A波が認められる．この両波のピーク血流速の比E/Aが低下し，E波の減速時間（deceleraton time: DT）が延長した「弛緩障害波形」がまず拡張機能障害初期に現れる．拡張機能障害が進行し，左房圧が上昇するとE/Aが増加し，DTが短縮することで正常波形と類似した「偽正常化波形」となり，さらに拡張機能障害が進行して左房圧がより上昇するとE/Aのさらなる増高（E/A＞2.0）とDTのさらなる短縮（DT＜150msec）により「拘束型波形」となる．しかしながら，左室収縮性

が保たれている場合は，E/A や DT は左房圧や左室拡張末期圧と相関しないとされることから評価ができない[10]．また，加齢によっても E/A は低下し，DT は延長するため，評価の際には注意が必要である．

b) 左室収縮性が保持されている症例

僧帽弁弁輪部運動を組織ドプラ法で記録すると，収縮期の S'波，拡張早期の E'波，心房収縮期の A'波が得られる．左室流入血流速波形の E 波と E'波のピーク速度の比 E/E' は LVEF の影響を受けず，左房圧と正相関することから，心不全診断に有用とされた[11]．2007 年の欧州心臓病学会から出された拡張期心不全の診断フローチャートにおいては，E/E' > 15 の場合は拡張不全と診断し，15 > E/E' > 8 の場合は BNP もしくは NT-proBNP，あるいは別の指標とあわせて判断するとしており，その指標として，①肺静脈血流速波形の心房収縮期波 A 波の幅（RAd）と左室流入血流速波形の心房収縮期波の幅（Ad）の差（RAd-Ad），②左房容積係数，③左室重量係数が示されている[12]．左房圧や左室拡張期

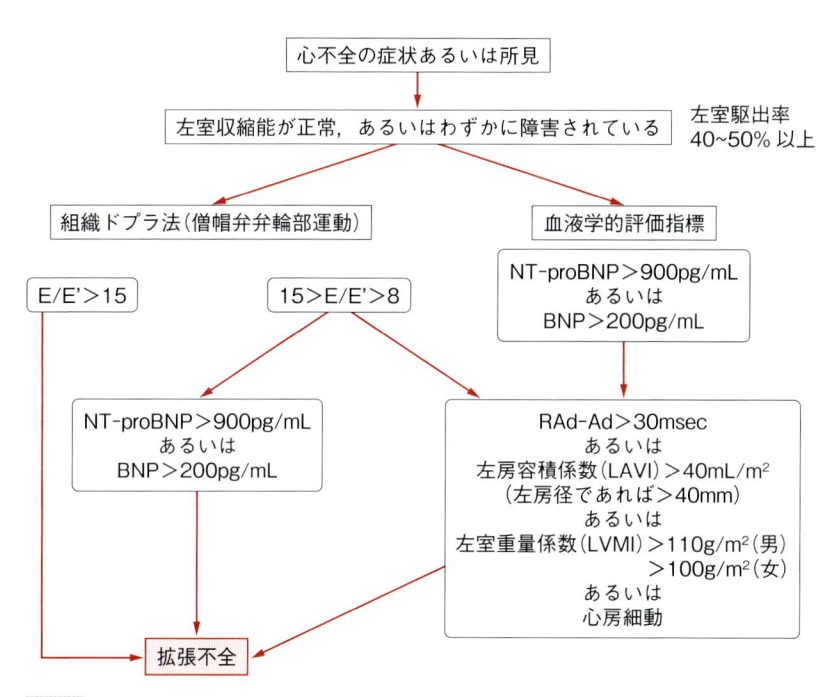

図2 拡張不全診断のフローチャート（文献 12 より改変）

末期圧が上昇すると，RAd は広がり，Ad は狭くなることで RAd-Ad は増加する．この関係は LVEF に影響を受けないが，経胸壁心エコーできれいな波形を得るのは難しく，技術的な面で問題がある（図 2）．

> **ワンポイントメモ**
>
> **透析患者における拡張不全**
> 左室拡張機能障害では左室圧が通常よりも高いため，左房左室間の圧較差が減少し，左房から左室への流入障害を起こす．左房の血液排出が不十分となれば，通常は Frank-Starling 機序によって左房の収縮能が亢進し，血液流入を保持する．透析患者に合併しやすい心房細動が起きると，この代償機能が働かないため心不全をきたしやすい．
> 拡張機能障害では，拡張期左室圧-容積関係においてその傾きが正常よりも急峻となるため，左室拡張末期圧が上昇しやすく，除水による左室圧の急激な低下により容易に低血圧となりやすい．また，左室拡張末期圧が上昇していると容易に肺うっ血・肺水腫をきたしやすいことから，特に透析間の体重増加が多く，除水困難から体液過剰状態となりやすい患者では注意が必要である（図 3）．

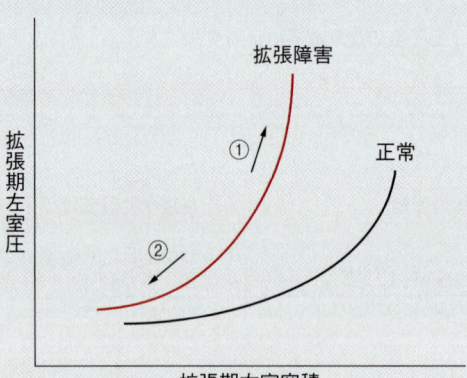

図 3 拡張期左室圧-容積関係
①体液量増加によって左室拡張末期圧が上昇しやすい．
②除水によって容易に血圧が低下しやすい．

5 透析患者における心不全治療のポイント

1. 一般管理

　細胞外液量は体内ナトリウム量により規定されている．透析患者では利尿薬の効果は期待できないため，厳密な塩分制限（5g/日）に基づく体液量管理が治療の原則となる．血液透析間の体重増加を中1日でドライウエイト3％未満，中2日でドライウエイト5％未満に抑えるように指導する．うっ血症状に対しては，ドライウエイトの下方修正で治療を開始し，貧血の改善，内シャント流量の是正，血糖管理も重要である．

2. 薬物療法

　左室リモデリング（☞ **用語解説** ）を促進させる神経体液因子として交感神経活動やレニン-アンジオテンシン（RA）系の亢進が関与しているため，これらの活性化を抑制するβ遮断薬やRA系抑制薬を使用することが推奨される．非透析患者の心不全治療におけるβ遮断薬，RA系阻害薬の有益性はいくつかの大規模臨床試験で確認されており，すでに確立されている．β遮断薬に関しては透析患者においても有益性を示す報告は多く，前向き観察研究や無作為比較試験でも心血管イベントの減少や生命予後の改善において有益性が示されている[13, 14]．RA系阻害薬に関しては，透析患者における心不全治療効果に関する報告は少なく，予後改善を示唆するものもあれば[15, 16]，心血管イベント抑制効果を認めないとするメタアナリシスの報告もあり[17]，現時点でRA系阻害薬が透析患者の心不全悪化を抑制するという十分なエビデンスは乏しいといえる．しかしながら，RA系阻害薬が心不全や心血管イベント発症を促進するとの報告もないことから，心

用語解説　**左室リモデリング**
左室収縮機能や拡張機能が低下した慢性心不全では，心拍出量の低下を代償するために交感神経系やRA系などの神経体液因子が亢進し，心筋肥大，間質の線維化，左室内腔の拡大といった左室のリモデリングを形成していく．左室リモデリングによる代償はかえって収縮機能と拡張機能を悪化させ，心不全を増悪させることになるため，こうした悪循環を断ち切ることが生命予後を改善させる上で最も重要である（図5）．

不全の増悪に関与する神経体液因子の活性化抑制作用を目的としてのRA系阻害薬の使用は選択肢となり得ると思われる.

ジギタリスに関しては，左室収縮機能障害を伴う非透析患者に対するジゴキシン治療に予後改善効果は認められておらず[18]，透析患者に対するジゴキシン治療

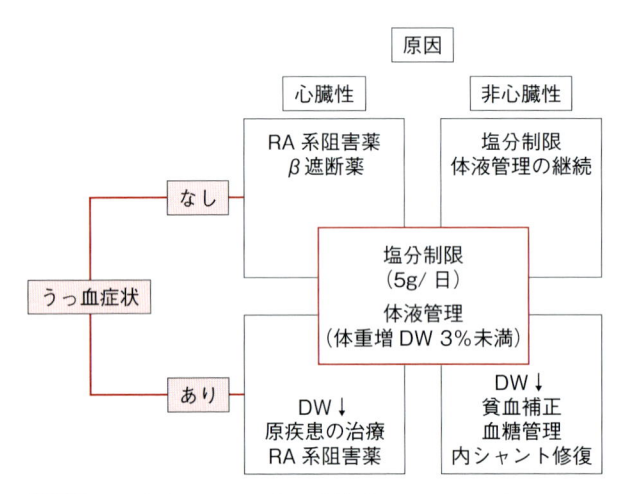

図4 透析患者における心不全治療（文献5より）

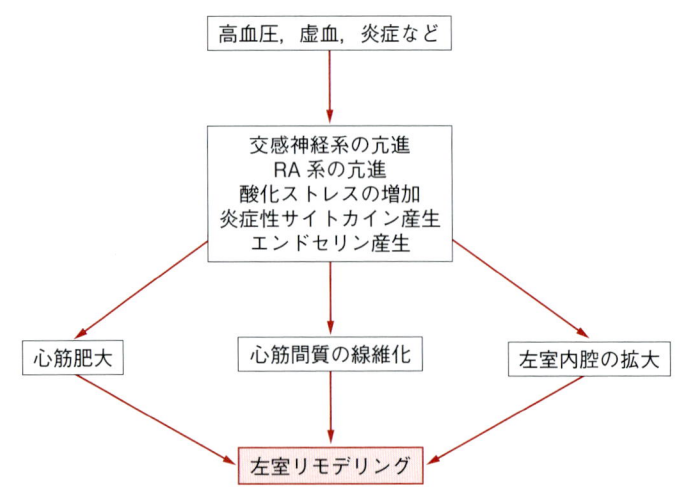

図5 左室リモデリング

においては血中濃度の上昇や血中カリウム濃度低下などのリスクを伴うことから，透析患者の心不全治療にジゴキシンを積極的に投与することには問題がある（図4）．

おわりに

　透析患者は心不全をきたしやすく，心不全の管理，治療は生命予後に大きく影響する．透析患者は体液量過剰状態となりやすいため「非心臓性」の機序によるうっ血症状をきたしやすい．しかしながら，慢性心不全の急性増悪時などにおいては虚血性心疾患など器質的心疾患に起因することも多いため，注意が必要である．心不全の診断や器質的心疾患の評価においては，胸部X線や経胸壁心エコー，BNPやNT-proBNPなどの定期的な検査で相対的変化を評価することも重要である．また，透析患者においては心臓の機能的・形態的変化から拡張不全を生じやすいと考えられている．なるべく早い段階から左室リモデリングの亢進に関与する神経体液因子の活性化を抑制する治療をすすめる必要があるが，まだ十分なエビデンスが確立されておらず，今後の検討が待たれる．

【文献】

1) 日本透析医学会統計調査委員会．わが国の慢性透析療法の現況（2011年12月31日現在）．透析会誌．2013; 46(1): 1-76.
2) Banerjee D, Ma JZ, Collins AJ, et al. Long-term survival of incident hemodialysis patients who are hospitalized for congestive heart failure, pulmonary edema, or fluid overload. Clin J Am Soc Nephrol. 2007; 2: 1186-90.
3) Harnet JD, Foley RN, Harnett JD, et al. Congestive heart failure in dialysis patient : prevalence, incidence, prognosis and risk factors. Kidney Int. 1995; 47: 884-90.
4) Levy D, Kenchaiah S, Larson MG, et al. Long-term trends in the incidence of and survival with heart failure. N Engl J Med. 2002; 347: 1397-402.
5) 日本透析医学会．血液透析患者における心血管合併症の評価と治療に関するガイドライン．透析会誌．2011; 44(5): 337-425.
6) 日本循環器学会．循環器病の診断と治療に関するガイドライン（2009年度合同研究班報告），慢性心不全治療ガイドライン（2010年改訂版）．
http://www.j-circ.or.jp/guideline/pdf/JCS2010_matsuzaki_h.pdf

7) Ohtake T, Kobayashi S, Moriya H, et al. High prevalence of occult coronary artery stenosis in patients with chronic kidney disease at the initiation of renal replacement therapy : an angiographic examination. J Am Soc Nephrol. 2005; 16: 1141-8.
8) Mallamaci F, Zoccali C, Tripepi G, et al. Diagnostic potential of cardiac natriuretic peptides in dialysis patients. Kidney Int. 2001; 59: 1559-66.
9) Zoccali C, Mallamaci F, Benedetto FA, et al. Cariac natriuretic peptides are related to left ventricular mass and function and predict mortality in dialysis patients. J Am Soc Nephrol. 2001; 12: 1508-15.
10) Yamamoto K, Nishimura RA, Chaliki HP, et al. Determination of left ventricular filling pressure by Doppler echocardiography in patients with coronary artery disease: critical role of left ventricular systolic function. J Am Coll Cardiol. 1997; 30: 1819-26.
11) Ommen SR, Nishimura RA, Appleton CP, et al. Clinical utility of Doppler echocardiography and tissue Doppler imaging in the estimation of left ventricular filling pressures: A comparative simultaneous Doppler-catheterization study. Circulation. 2000; 102: 1788-94.
12) Paulus WJ, Tschope C, Sanderson JE, et al. How to diagnose diastolic heart failure: a consensus statement on the diagnosis of heart failure with normal left ventricular ejection fraction by the Heart Failure and Echocardiography Associations of the European Society of Cardiology. Eur Heart J. 2007; 28: 2539-50.
13) Lopes AA, Bragg-Gresham JL, Ramirez SP, et al. Prescription of antihypertensive agents to haemodialysis patients : time trends and association with patient characteristics, country and survival in the DOPPS. Nephrol Dial Transplant. 2009; 24: 2809-16.
14) Cice G, Ferrara L, D'Andrea A, et al. Carvedilol increases two years survival in dialysis patients with dilated cardiomyopathy : prospective, placebo-controlled trial. J Am Coll Cardiol. 2003; 41: 1438-44.
15) Berger AK, Duval S, Krumholz HM. Aspirin, beta-blocker, and angiotensin converting enzyme inhibitor therapy in patients with end-stage renal disease and an acute myocardial infarction. J Am Coll Cardiol. 2003; 42: 201-8.
16) Winkelmayer WC, Charytan DM, Levin R, et al. Poor short-term survival and low use of cardiovascular medications in elderly dialysis patients after acute myocardial infarction. Am J Kidney Dis. 2006; 47: 301-8.
17) Tai DJ, Lim TW, James MT, et al. Cardiovascular effects of angiotensin

converting enzyme inhibition or angiotensin receptor blockade in hemodialysis: A meta-analysis. Clin J Am Soc Nephrol. 2010; 5: 623-30.
18) The digitalis investigation group. The effect of digoxin on mortality and morbidity in patients with heart failure. N Engl J Med. 1997; 336: 525-33.

〈井上秀樹〉

B 心血管病
4 急性脳血管障害

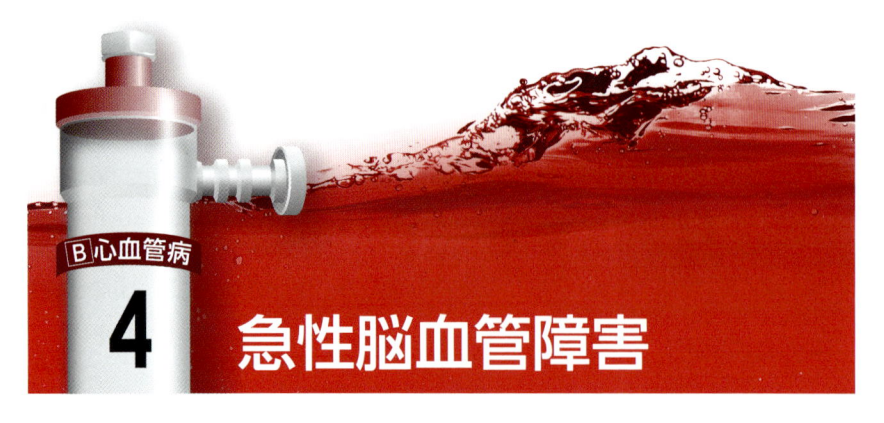

Summary

- ☑ 透析患者の死因の中では依然脳血管障害は多く，従来よりわが国においては脳出血が多かったが近年は脳梗塞も増加している．
- ☑ 迅速な診断により薬物治療を可及的に開始する．その一方，疾患によっては脳神経外科医と連携し外科的治療を考慮することが重要である．
- ☑ 急性脳血管障害発症早期の腎代替療法は頭蓋内圧の変動をきたし，さらには出血性病変の増大などをきたす場合があり避けるべきである．
- ☑ 腎代替療法は，頭蓋内圧亢進を避ける透析方法（持続血液透析濾過法，腹膜透析，血流を低下させた血液透析法など）を選択し，特に出血性病変の際の抗凝固薬は半減期の短いメシル酸ナファモスタットを使用するべきである．

はじめに

　わが国において脳血管障害は 1960 年代まで第 1 位の死因となっていたが，高血圧治療の普及，改善によって 1980 年代には第 3 位に後退した．しかしながら脳血管障害は現在もなお「寝たきり」状態をきたす最大の原因となっており，その社会に対する影響は大きい．一方，2011 年の 1 年間に死亡した本邦透析患者における脳血管障害死は 1995 年以降減少しつつあるものの，心不全（26.6％），感染症（20.3％），悪性腫瘍（9.1％）に引き続く第 4 位（7.7％）である[1]．

　従来より透析患者の脳血管障害発症率は一般住民に比し高いことが知られており，脳出血はわが国における一般住民の約 3〜10 倍多く，しかもその予後は不良であることが知られている．そして脳梗塞も近年増加傾向にある[1-7]．

　本稿では，透析患者における脳血管障害（脳出血，脳梗塞，くも膜下出血）の

特徴，病態，治療などに関し日本透析医学会「血液透析患者における心血管合併症の評価と治療に関するガイドライン」[8] および「KDOQI Clinical Practice Guidelines for Cardiovasucular Disease in Dialysis」[9] をふまえ以下に概説する．

＜透析患者の脳血管障害の病因＞

透析患者においては高血圧，糖尿病および脂質異常症などの心血管病に対するrisk factorを合併していることが多く，それに加えさらに以下に示すような特殊な病態もまた脳血管障害を惹起する要因となっている．

①血液透析中に頻回に起こる血圧低下

高齢者，糖尿病患者では，頭蓋内外の主幹動脈に狭窄，閉塞病変を有することが多く，また透析関連低血圧や起立性低血圧などもきたしやすい．このような例においては血行力学性機序による脳虚血傷害を発症し，虚血性脳血管障害の危険因子となる可能性がある．

②動脈硬化

特に，動脈中膜の石灰化が特徴的で，炎症とともに二次性副甲状腺機能亢進症の関与が指摘され，中膜平滑筋細胞の骨芽細胞様形質変化が主要な要因と考えられている．

③その他

炎症，脂質代謝異常，advanced glycation endoproducts（AGE）-AGE受容体（RAGE）系，酸化ストレス，レニン-アンジオテンシン系の活性化，peroxisome proliferator-activated receptor（PPAR）の低下など多彩な要因がこれらの病態に関与しており，MIA（malnutrition, inflammation and atherosclerosis）症候群としてとらえられる栄養障害との相互関係も動脈硬化発症および進展に強く関連することが知られている．また透析患者に合併する貧血や透析時に使用不可欠な抗凝固薬使用も脳血管障害の発症，進展に影響を及ぼす．

1 脳梗塞

1. 透析患者の脳梗塞の特徴

①大脳基底核とともに陳旧性梗塞巣を複数部位に認めることが多く，無症候性脳梗塞を繰り返している場合も多い．

②近年では脳出血に比し，脳梗塞が増加傾向にある〔新規導入患者の高齢化，糖尿病性腎症からの透析導入の増加，透析機器進歩に伴うヘパリン使用量減少や低分子ヘパリンの開発，ESA（erythropoiesis stimulating agent）による貧血改善などがこの傾向に影響していると考えられている[10]〕．

2. 病態の特徴および影響を与える因子

脳梗塞はその発症機序により血栓症，塞栓症，血行力学性脳梗塞に分類される．また臨床病型としてアテローム血栓性，心原性，ラクナ梗塞に分けられる[11]．透析時に生じやすい急激な血圧低下は，血行力学性の機序によって脳虚血あるいは梗塞を引き起こす．また高齢者や，主幹動脈に閉塞病変を有する例，陳旧性脳血管障害例，特に起立性低血圧が高度な糖尿病例に脳梗塞を生じやすい．

脳梗塞は，血圧低下，透析中の急激な血圧低下や透析後の座位・立位時の起立性低血圧による脳血流量減少により病変部より下流域に低灌流状態を生じやすく，除水による血液濃縮を伴い脳虚血がさらに増悪しやすい．透析終了後早期の発症例のほうが6時間以降の発症例よりも血圧低下の程度が大きいことが報告[12]されているが，透析終了後6時間以内に発症することが多い[2]．

一方，ESA使用により急激な貧血是正を行うと高血圧の増悪や脳血管障害などの重大な副作用を引き起こしやすいことが従来より報告されている．後者の原因としてESAの急激で過度のヘモグロビン濃度是正によって脳への酸素供給量が低下し，さらに透析後の除水によりHb上昇が加味されるため，動脈壁の硬化性病変が高度で閉塞を合併しているハイリスク例においては，血圧低下時や透析後に血行力学性機序による脳血管障害を発症する可能性が高くなる．

また心房細動は脳梗塞の独立した危険因子であり，透析患者の有病率は11〜27％と高く，維持透析患者の年間新規発症率は2〜4％といわれている．さらに心房細動を有すると脳梗塞合併リスクが4〜9倍に増大するのみならず，透析患者では生命予後不良とも関連することが知られている[13]．

3. 治療のポイント（薬剤の使い方，透析液の糖濃度など）
＜急性期＞
①血圧管理

急性期の降圧療法は原則として禁忌である．著しく血圧が高い場合は脳血管障

害急性期であっても降圧療法を行うが，どの血圧レベルから降圧治療を開始するかについては十分な成績がない．JSH2009 では，緊急降圧は，拡張期血圧＞120mmHg または収縮期血圧＞220mmHg の場合のみ考慮するとした．降圧目標は前値の 85〜90％程度として段階的に進め，緩徐な降圧にとどめる．

②脳浮腫管理：グリセロール

心原性脳塞栓症，アテローム血栓性脳塞栓症のような頭蓋内圧亢進を伴う大きな脳梗塞の急性期に推奨される．脳浮腫は発症後 3〜5 日後に最も高度になるので，発症後 1 週間はグリセロール投与を継続すべきである．

③抗血小板療法：アスピリン，オザグレルナトリウム

アスピリンは複数の大規模臨床試験により急性期での有用性が証明されている．またオザグレルナトリウムは未変化体の尿中排泄率が高く，透析患者では減量が必要で，通常量の半量を目安とすべきである[14]．

④抗血栓療法

(1) アルガトロバン：主に胆道系排泄で腎不全患者でも減量が不要とされているが，透析例では約半量で至適 APTT 値に達する例が多く，APTT を頻回に測定しながらの細やかな用量設定が必要である．

(2) ヘパリン

(3) ワルファリン

高度腎機能障害患者におけるワルファリン使用は原則的には禁忌である．透析患者においては血小板機能低下や透析時のヘパリン使用の影響により，その使用は控えるべきとの意見が多い．使用が有益と判断する際は，出血性合併症のリスクを増加させないために，prothrombin time international normalized ratio（PT-INR）を定期的にモニタリングし 2.0 未満に維持することが重要である[15]．

⑤血栓溶解療法：組織プラスミノーゲンアクチベーター（☞ p.114 用語解説）（rt-PA：アルテプラーゼ）

発症 4.5 時間以内の症例に対する血栓溶解療法．発症早期の患者を速やかに専門施設に搬送できるよう体制を整えておく必要がある．ただし，ヘパリン投与後の患者で APTT が延長している患者では禁忌とされており，透析中あるいは透析終了後早期の発症率が高い透析患者では適応となりにくい．

⑥脳保護薬：エダラボン

　脳保護薬として我が国で開発され2001年以降汎用されているが，急性腎不全の合併症を有することから現在は，重篤な腎機能障害患者に対しては使用禁忌である．

血液浄化療法：

　発症当日は頭蓋内圧を亢進させる血液透析は可能な限り避けるべきで，持続的血液透析濾過，腹膜透析，透析効率を低下させた短時間の連日血液透析などに変更する．また施行時にも，除水に伴う血液濃縮が脳血流量を減少させて脳虚血を増悪させたり，透析による溶質除去と除水により頭蓋内圧が亢進するため，急速で大量の除水は禁忌である．抗血栓療法を行う際は，出血性合併症予防のため，透析時のヘパリン減量などの対策をとる．

手術療法：

　脳ヘルニアが切迫している場合には，脳外科医へ連絡し，低体温療法や減圧術などの適応を検討する．

血管内治療：

　頸動脈ステント留置術（carotid artery stenting: CAS）は2008年4月より保険収載された治療である．しかしながら透析患者やCKD患者においては高度動脈硬化によるステント挿入不可能や拡張不良などにより治療成績が不良であることが多く，治療には慎重な検討を要する．また2010年10月よりわが国においても血栓回収用デバイスが使用可能となっているが，これらの適応は発症8時間以内でt-PA静注療法で再開通しなかった例や，t-PA静注療法の適応外例，発症4.5時間以降の症例とされている．

用語解説　遺伝子組換え組織プラスミノーゲンアクチベーター〔recombinant tissue-type plasminogen activator（rt-PA）：アルテプラーゼ〕

1996年にアメリカ食品医薬品局（FDA）が認可以来，同薬剤の使用適応は脳梗塞発症3時間以内であったが，2008年に公表された欧州での臨床試験European Cooperative Acute Stroke Study III（ECASS III）により，4.5時間までの本療法の有効性・安全性が証明された．わが国では2005年10月より厚生労働省より使用が承認されていたが，欧米に呼応し2012年8月より発症4.5時間までの本療法の保険適用が可能となった．

＜慢性期＞

治療開始1カ月以降に降圧療法を開始し，1～3カ月かけて徐々に降圧する．最終降圧目標は140/90mmHg未満が推奨されている．

2 脳出血

1. 透析患者の脳出血の特徴

維持透析患者の発症率は年間0.3～1.0％[2-7]であり，一般住民に比べると3～10倍ときわめて高い．好発部位は，非透析患者と同様に大脳基底核病変の頻度が50～80％と最も高く[10]，皮質下出血も多いとされる[2]．非透析患者と同様，高血圧性脳出血の頻度が高いが，血腫が大きく死亡率も2倍高く予後不良であるのが透析患者の特徴である[16]．

2. 病態の特徴

急性期の病態は，血腫による脳実質破壊である1次損傷と，それに続発する頭蓋内圧亢進，脳循環代謝障害，脳浮腫による2次損傷がある．前者により局所的な神経脱落症状が出現し，出血の持続や再出血により症候は増悪する．後者は脳出血後の血腫周囲の脳虚血により生じる．

3. 診断時における注意点

非透析例に対してガドリニウム造影下にMRI検査が施行されることがあるが，腎不全患者においてガドリニウム造影剤投与による腎性全身性線維症（NSF: nephrogenic systemic fibrosis）が近年問題となっており，eGFR 30mL/min/1.73m^{2}未満の患者では，原則としてガドリニウム造影剤の使用は禁忌となっている[17]．

4. 治療のポイント（薬剤の使い方，透析液の糖濃度など）

①血圧管理

再出血（6～8時間以内，さらには24時間以内が多い．ただし透析患者では24時間を超えても頻度が高い），血腫の拡大，脳浮腫増悪の予防目的に積極的な降圧が必要である．AHA[18]，JSH2009ガイドラインでは，収縮期血圧を180mmHg（平均血圧130mmHg）以下に保つように推奨しており，過度の降圧は脳虚血を

惹起する危険性から前値の80％を目標とする．

　②脳浮腫管理：グリセロール

　頭蓋内圧上昇を伴う大きな脳出血の急性期においてグリセロールの投与が推奨されているが，利尿が望めない透析患者の場合には透析中の投与が望ましい[11]．

血液浄化療法：

　発症24時間以内は再出血および血腫増大のリスクが高いため，透析は回避すべきである．

　発症早期の透析方法としては，持続的血液透析濾過，腹膜透析，透析効率を低下させた短時間の連日血液透析などに変更することにより，透析による溶質除去と除水により頭蓋内圧が亢進を防ぐ透析法を選択する[19-21]．

透析施行中の薬剤：

　抗凝固薬：透析中の出血病変拡大を助長させないよう短時間作用型のメシル酸ナファモスタットを用いる．

　なお本邦の「脳卒中治療ガイドライン2009」では，血液透析中の腎不全患者に起こった脳出血では，中等量までの血腫量では保存的治療を奨めている（グレードC1）．

手術療法（定位的血腫除去術，脳室ドレナージ）：

　重篤な意識障害，血腫推定量が30mLを超え頭蓋内圧亢進を伴う場合，血腫の脳室穿破による水頭症を合併した場合などがその適応となる．しかし一般に透析患者に対する開頭手術の成績は不良である[22]．

3 くも膜下出血

1. 透析患者のくも膜下出血の特徴

　維持透析患者の発症率は年間0.03〜0.08％[2, 4-7]であり，一般住民に比べると3〜8倍と高い．さらに透析患者のくも膜下出血の死亡率はきわめて高いことが知られている．

2. 疾患の特徴

　突然の激しい頭痛が特徴で，頭部CTで脳底槽，シルビウス溝，大脳縦裂などの脳槽や脳溝に高吸収域が認められる．その原因の80〜90％は脳動脈瘤破裂で

あるが，その他頭部外傷，脳腫瘍，脳動静脈奇形，脳動脈解離の破裂などでも起こりうる．経過中，髄液通過障害，吸収障害により水頭症を生じることがある．

> **ワンポイントメモ**
>
> **常染色体優性多発性囊胞腎（autosomal dominant polycystic kidney disease: ADPKD）の合併症としての脳動脈瘤**
>
> 脳動脈瘤の頻度は一般人口では1％であるが，ADPKDでは脳動脈瘤の家族歴がある場合で約16％，家族歴がない場合でも約6％と高頻度である．また，破裂の頻度は約1/2000人/年であり，脳動脈瘤破裂による死亡率はADPKD患者の4〜7％である．くも膜下出血の発症年齢は平均41歳で一般の51歳より優位に若く，性別や透析の有無とは有意な相関はない．家系内集積する傾向があり，54％で腎機能正常時に，26％で血圧が正常範囲であるにもかかわらず破裂しており注意が必要である．致死的合併症のため，ADPKDの初診時にMRAにてスクリーニングをするのがよい．高血圧，喫煙，家族歴などの危険因子をもつ患者は経過観察上要注意である．10mm以下の動脈瘤で家族歴がなくても，0.05％/年の割合で破裂するという報告もあることから，3〜5年の間隔で検査をすることが望ましい．

3. 治療のポイント

24時間以内に再出血が多いため，この間の血液浄化療法は避け，絶対安静，鎮痛，鎮静を行い，血圧は140/90mmHg以下を目標とする．なお血液浄化療法，薬剤使用に関しては脳出血時と同様である．急激に頭蓋内圧上昇がみられた時には脳室ドレナージを要する．

おわりに

透析患者の脳血管障害に対し治療を行う上で，その特殊性から非透析患者で推奨されている治療をそのまま適用できない場合も多く，注意を要する点が多い．今後，透析患者に特化したデータが集積され，さらにエビデンスの高いガイドラインの作成が望まれる．

【文献】

1) 日本透析医学会統計調査委員会　統計解析小委員会．わが国の慢性透析療法の現況（2011年12月31日現在）．透析会誌．2013; 46: 1-76.
2) Onoyama K, Kumagai H, Miishima T, et al. Incidence of strokes and its prognosis in patients on maintenance hemodialysis. Jpn Heart J. 1986; 27: 685-91.
3) Iseki K, Kinjo K, Kimura Y, et al. Evidence for high risk of cerebral hemorrhage in chronic dialysis patients. Kidney Int. 1993; 44: 1086-90.
4) 平方秀樹, 井関邦敏, 井林雪郎, 他．透析患者の脳血管障害に関する研究．平成8年度厚生科学研究費補助金　長期慢性疾患総合研究事業（慢性腎不全）研究報告書，1997. p.49-54.
5) Kawamura M, Fujimoto S, Hisanaga S, et al. Incidence, outcome, and risk factors of cerebrovascular events in patients undergoing maintenance hemodialysis. Am J Kidney Dis. 1998; 31: 991-6.
6) Iseki K, Fukiyama K; Okinawa Dialysis Study (OKIDS) Group. Clinical demographics and long-term prognosis after stroke in patients on chronic hemodialysis. Nephrol Dial Transplant. 2000; 15: 1808-13.
7) 野田恒彦, 鈴木正司, 宮崎　滋, 他．維持透析患者の脳血管障害－臨床病型の特徴を中心として－．透析会誌．2000; 33: 1389-99.
8) 日本透析医学会．血液透析患者における心血管合併症の評価と治療に関するガイドライン．透析会誌．2011; 44: 337-425.
9) National Kidney Foundation. KDOQI clinical practice guidelines for cardiovasucular disease in dialysis. Am J Kidney Dis. 2005, 45: S1-154.
10) Toyoda K, Fujii Fujimi S, et al. Stroke in patients on maintenance hemodialysis: a 22-year single-center study. Am J Kidney Dis. 2005; 45: 1058-66.
11) 脳卒中合同ガイドライン委員会．脳卒中治療ガイドライン2009．東京：協和企画；2009.
12) 南雲清美, 川村　満．慢性透析患者における脳梗塞－発症時間と病態機序．日本神経救急学会雑誌．2005; 18:17-9.
13) Vazquez E, Sanchez-Perales C, Garcia-Garcia F, et al. Atrial fibrillation in incident dialysis patients. Kidney Int. 2009; 76: 324-30.
14) 豊田一則．維持透析患者の脳梗塞急性期治療－抗血栓療法の有効性．血管医学．2004; 5: 293-8.
15) Chan KE, Lazarus JM, Thadhani R, et al. Warfarin use associates with increased risk for stroke in hemodialysis patients with atrial fibrillation. J Am

16) 溝渕佳史, 宇野昌明, 河野 威, 他. 腎透析患者の脳出血の治療と予後の検討. 脳卒中の外科. 2003; 31: 290-4.
17) NSFとガドリニウム造影剤使用に関する合同委員会（日本医学放射線学会・日本腎臓学会）. 腎障害患者におけるガドリニウム造影剤使用に関するガイドライン. 第2版. 2009年9月2日改訂.
18) Broderick J, Connolly S, Feldmann E, et al. Guidelines for the management of spontaneous intracerebral hemorrhage in adults: 2007 update: a guideline from the American Heart Association/American Stroke Association Stroke Council, High Blood Pressure Research Council, and the Quality of Care and Outcomes in Research Interdisciplinary Working Group.Stroke. 2007; 38: 2001-23.
19) Krane NK. Intracranial pressure measurement in a patient undergoing hemodialysis and peritoneal dialysis. Am J Kidney Dis. 1989; 13: 336-9.
20) Murakami M, Hamasaki T, Kimura S, et al. Clinical features and management of intracranial hemorrhage in patients undergoing maintenance dialysis therapy. Neurol Med Chir (Tokyo). 2004: 44: 225-32.
21) 北村伸哉, 平澤博之. 緊急血液浄化法 腎不全を伴う脳神経外科疾患急性期に対する血液浄化法. 救急医学. 1993; 17: 207-9.
22) 権藤学司, 山中祐路, 藤井 聡, 他. 【全身管理を要する脳血管障害の治療】腎不全を合併した脳卒中患者の治療戦略. 脳卒中の外科. 2000; 28: 248-53.

〈甲斐恵子, 宇田 晋〉

C 代謝疾患

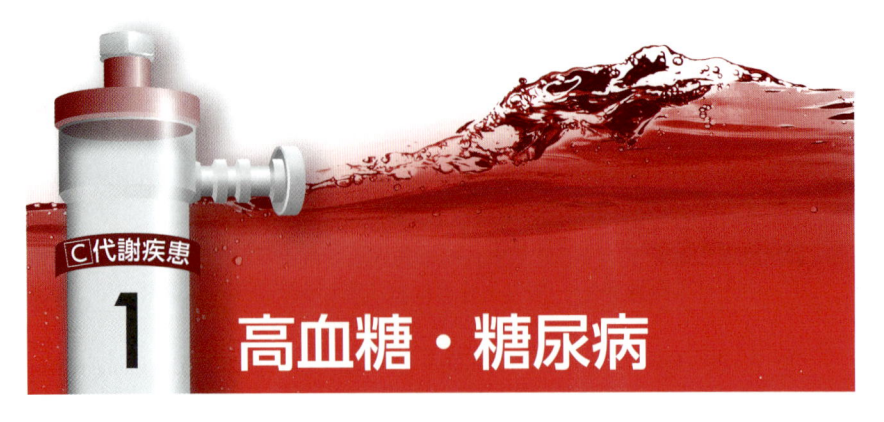

1 高血糖・糖尿病

Summary

- 糖尿病性腎症は，透析患者全体における原疾患として，新規導入数，総患者数いずれもトップとなっている．
- 透析導入後も血糖管理が不良であれば心血管イベントの発症リスクが増大する．
- 血糖管理の指標としては，グリコアルブミン（GA）値を用い，ヘモグロビン A1c（HbA1c）値は貧血や赤血球造血刺激因子製剤の影響を受けるため参考程度とする．
- 糖尿病治療の原則は，非透析患者と同じで食事療法，運動療法が基本であるが，インスリンクリアランスの低下により糖尿病のコントロールが良好となる症例や，血糖降下薬治療中の患者では低血糖を生じやすい場合がある．
- インクレチン関連薬が新たな治療戦略として期待されている．

はじめに

糖尿病患者は現在，国民の4人に1人といわれている．今や代表的な国民病の一つであり，このことは糖尿病の重大な合併症である糖尿病性腎症患者が今後も増大することを意味している．1998年以降，日本における透析導入原疾患としては，糖尿病性腎症が糸球体腎炎を抜いて第1位となっており，その後も上昇し続けている（図1）．以前より腎不全においては，尿毒性物質，腎性貧血，代謝性アシドーシス，二次性副甲状腺機能亢進症などが原因とされるインスリン抵抗性が生じることが知られている[1]．逆に，糖尿病性腎症患者においては，腎不全が進行するとインスリンのクリアランスが低下することにより，糖尿病のコ

1. 高血糖・糖尿病

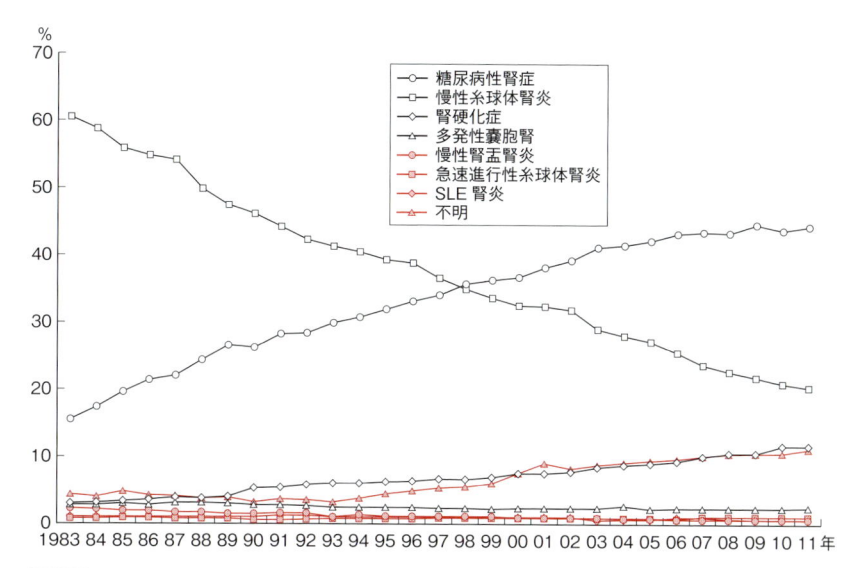

図1 年別透析導入患者の主要原疾患の推移（2011年度末 日本透析医学会調査より）

ントロール不良が原因である腎障害が生じているにもかかわらず，腎不全の進行とともに血糖管理が良好となる症例が存在する．さらにはインスリン作用や薬剤の遷延による低血糖が問題になるなど，多彩な病態を呈する．糖尿病患者においては，糖尿病性腎症による末期腎不全のため透析導入となった後もむろん糖尿病の管理は必要であり，腎症のない糖尿病患者とは透析導入後の管理方法が異なる点が多い．本稿では透析患者での血糖管理を中心に概説する．

1 増え続ける糖尿病と糖尿病性腎症

　平成19（2007）年の国民健康・栄養調査によると，「糖尿病が強く疑われる人」の890万人と「糖尿病の可能性を否定できない人」の1,320万人を合わせると，全国に約2,210万人いると推定されている．さらに平成19年人口動態統計では，糖尿病で亡くなる方は年間で1万4千人程度とされており，社会的にも大きな問題である．加えて根底にある重要な問題として，糖尿病が疑われる人の約4割はほとんど治療を受けたことがないという事実があげられる．すなわち多くの症例で糖尿病が放置されており，それゆえ多くの糖尿病患者において様々

な合併症を引き起こしているものと推測される．日本において，糖尿病を原疾患とした腎機能障害で透析治療が導入される患者数は，現在年間で1万7千人近くとなっている．また糖尿病による視覚障害発生患者数も年間約3,000人といわれている．実際の臨床の場において，糖尿病性腎症を発症した患者の病歴を聴取すると，ほぼ全例において，その病歴の中に『高血糖（または尿糖）を指摘されるも放置』などの記載がみられる．腎症も初期であれば対処可能であるが，顕性蛋白尿が出現し，クレアチニンが上昇しはじめてしまうと末期腎不全への坂道を転がるように落ちて行ってしまう．1998年を境に本邦における透析導入原疾患は糖尿病性腎症となっており，2011年度の日本透析医学会の統計調査では実に44.2％となっている．また年末患者の主要原疾患の割合推移においても36.6％と2011年についに糖尿病性腎症がトップとなった（図2）．すなわち透析になる患者も，現在透析を受けている患者もすべてにおいて糖尿病性腎症が中心となっているのである．それゆえ糖尿病のある透析患者に対する血糖管理の重要性は高まり続けている．

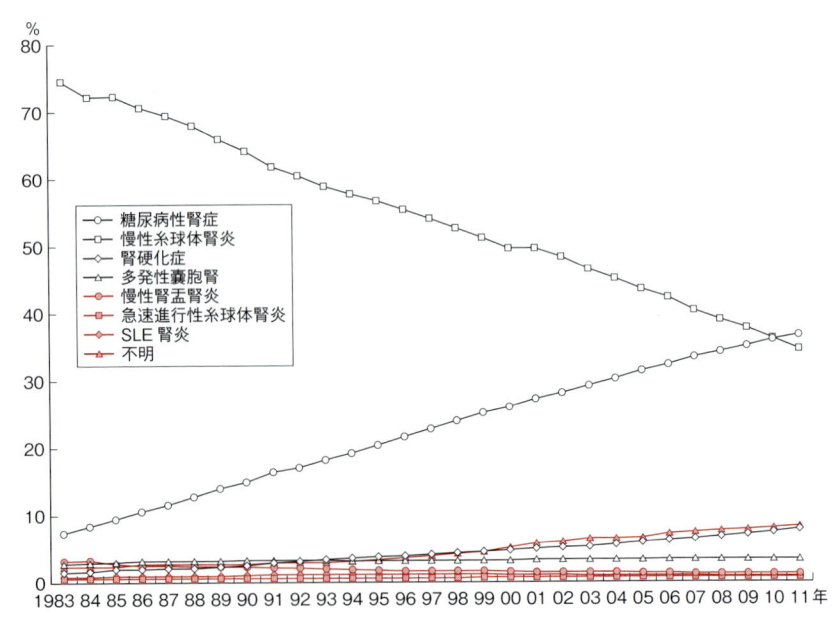

図2 年末患者の主要原疾患の割合推移（2011年度末 日本透析医学会調査より）

2 透析患者における血糖異常（高血糖，低血糖）の特徴

1. 血糖管理と生命予後

　糖尿病透析患者における大きな問題点として透析導入後の予後があげられる．糖尿病透析患者は，慢性糸球体腎炎が原疾患の患者と比べて，その生命予後がきわめて不良であることは以前から知られている．また透析患者自体でも心不全や心筋梗塞などの心血管イベントが死亡原因の第 1 位であるが，全身の血管障害を合併している糖尿病透析患者においては，心血管イベント発症リスクが高くなる可能性が当然高くなる．また図 3[2)] に示すように，血糖管理が不良であれば生存率が低くなることも報告されている．

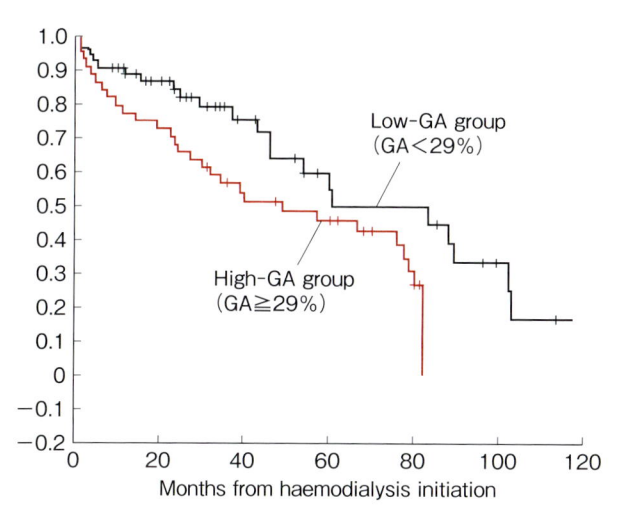

図 3　GA 値による生存率の違い（文献 2 より）

2. 高血糖

　血液透析や腹膜透析治療においては，その治療行為自体が血糖値に影響を与える[3)]．血液透析では，血糖値が高値であった場合，透析膜を介して分子量 180 のブドウ糖が血液中から透析液中へ拡散により移動するため，透析中に血糖値が低下することが多い．逆に透析中の急激な血糖値の低下は，**ソモジー Somogyi 効**

果（☞ p.125 用語解説）によって透析後の血糖値の反動的な上昇を起こすとされている[4]．このため通常は透析中の低血糖を予防するうえで，透析液の糖濃度を 100～150mg/dL とするのが一般的である．腹膜透析治療では，腹膜を介して除水を行うために，高濃度のブドウ糖が透析液中の浸透圧物質として用いられている．このため腹膜透析液から血中にブドウ糖の移動が生じ，これにより血糖値が上昇しやすくなる．近年では，ブドウ糖に代わる浸透圧物質としてグルコースポリマー（イコデキストリン）が使用可能となっており，糖尿病のある腹膜透析患者ではイコデキストリンの糖および脂質代謝異常の改善効果も報告されている．

3. 透析中の血糖変動

血液透析施行中は，濃度勾配によりブドウ糖が透析膜を容易に通過できる．このため透析前の血糖値が 400～500mg/dL 以上の高血糖状態の場合，ブドウ糖を添加された透析液を使用したとしても，透析中の急激な血糖低下が生じる．この現象は通常，インスリン使用中の患者に多くみられ，著しい低血糖も生じうるため注意が必要である．この血糖低下は血糖管理が不良の患者においてより顕著であり，また透析日と非透析日での変動幅も大きく異なる（図4）[4,5]．また透析膜によってインスリン濃度に差が出ることも報告されている[6]．

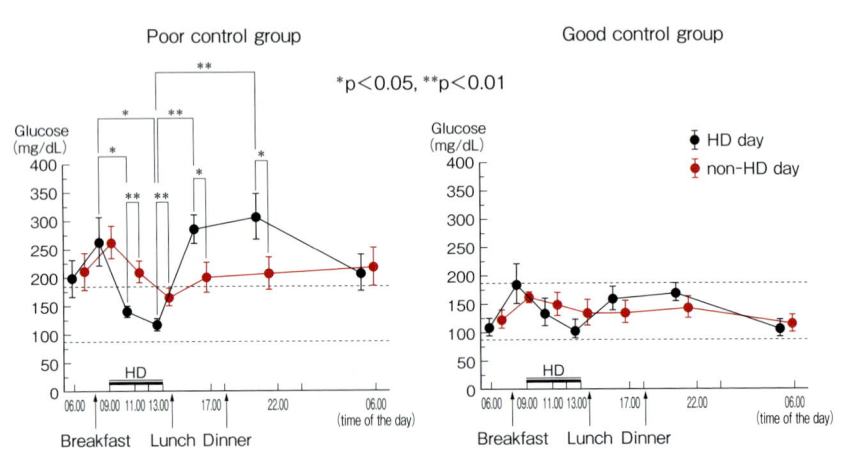

図4 透析日と非透析日での血糖値変動（文献4より一部改変）

4. 低血糖

　ADAとKDOQIのガイドラインでは，低血糖を避けたうえで可能な限り正常に近い血糖コントロール（HbA1c 7.0％未満：国際標準値）を推奨している．しかしながらこの目標値を達成する時に最も重大なリスクとなるのが低血糖であるという矛盾をはらんでいる．腎臓は肝臓とともに糖新生を担う重要な臓器であるため，腎不全が進行すると腎臓での糖新生が障害されることにより低血糖を生じやすくなる．また腎機能障害の進行に伴ってインスリンの代謝や排泄が遷延する．これによりインスリンのクリアランスが低下することも低血糖の原因となる．腎臓における糖新生は腎重量の低下とともに進行するとされており，経口血糖降下薬やインスリン使用中に低血糖症が起きた場合，糖新生で対処しきれず低血糖が遷延しやすい（遷延性低血糖）．さらに，現在使用されている経口血糖効果薬の多くは腎排泄であるため，血糖降下作用が増強もしくは遷延する危険性がある．経口血糖降下薬の中でも，特にSU剤を使用する場合，発症した低血糖発作が遷延する傾向にあるため，ほとんどのSU剤が禁忌となっている．一方，SU剤と同様に膵臓のβ細胞からのインスリン分泌を促進する速攻型インスリン分泌薬は作用時間が約3時間程度と短く投与可能なものもある．また血液透析患者においては，透析膜を介して分子量180のブドウ糖は血液中から透析液へ拡散するため透析中に低血糖が生じやすい．透析患者中の透析前の血糖値が高いほど透析中の血糖低下を生じやすいという特徴もある．低血糖を起こさないようにしながら血糖コントロールを目標値に到達，維持するためには，血糖値の測定を頻回に行い，経口血糖降下薬やインスリン量を調整するしかない．

用語解説

ソモジー効果

ソモジー効果とは，インスリン治療などを受けている患者において，低血糖が起こった際に，体内で血糖を上昇させようと，グルカゴンやアドレナリンなどのホルモンが分泌され，それによって肝臓での糖の産生が増加，末梢組織では糖利用が低下することにより血糖値が上昇する現象である．発見者Somogyiの名前にちなんでつけられた現象である．一度この機序により惹起された糖産生はすぐには止まらず，必要量を超えて血糖値が上昇を続けることになる．一方，主に1型糖尿病の患者において，夜間の成長ホルモン（インスリンの働きを阻害する）の分泌の影響によると考えられている，早朝や起床前にみられる高血糖を「暁現象」とよぶ．

❸ 診断における注意点（HbA1cとGA）

1. HbA1c

　血糖値は常に変動しており，また食事の影響を強く受けるため，現時点での血糖値を知ることはできても，平均的な血糖状態の評価には向いていない．HbA1cとは赤血球のヘモグロビン蛋白にグルコースが結合した糖化蛋白であり，ヘモグロビンの半減期が約60日であることから，過去1～2カ月間の平均血糖値の指標として，糖尿病の日常診療に欠かすことのできない検査である．またHbA1cについては近年大きな変化があった．従来日本で使用されていたHbA1c値であるJDS値「HbA1c（JDS）」は，世界の大部分の国で使用されているNGSP値「HbA1c（NGSP）」に比べ約0.4％低値となっていたため，2010年よりHbA1cの国際標準化が進み，2012年4月1日からは，日常臨床などにおいてNGSP値「HbA1c（NGSP）」の使用が開始された．しばらくはJDS値とNGSP値の併記による運用であったが，日本糖尿病学会は平成25（2013）年4月1日をもって，日常臨床・健診など全ての分野で，NGSP値の使用がなされることから，NGSP値単独表記・使用を推進し，平成26（2014）年4月1日以降，わが国において使用されるHbA1cの表記はすべてNGSP値のみとするとした．つまりこれまで慣れ親しんできたHbA1c値と比較するには0.4％を引いて比較する必要がある（表1）．

　しかしながら，透析患者では尿毒素の影響などから赤血球寿命は短縮しており，さらに透析療法自体による残血（失血）や出血があること，さらにほとんどの透析患者で腎性貧血治療として赤血球造血刺激因子製剤（ESA）投与が行われることにより，HbA1c値の低い幼若赤血球の割合が増えることがわかっている．そのため，透析患者においては，そもそもHbA1c値が見かけ上低値となるため，HbA1c値だけを血糖コントロールの指標にすると，血糖コントロールを過大評価する可能性がある[7]．Inabaらの2型糖尿病透析患者538名と非糖尿病透析患者828名，2型糖尿病非透析患者165名のHbA1cとGAおよび過去2カ月平均の随時血糖を比較した検討がある[8]．この研究によるとGAとHbA1cはともに随時血糖と各々正相関するものの，図5に示されているように，糖尿病では透析患者と非透析患者の回帰直線の傾きが異なっている．これらのことか

1. 高血糖・糖尿病

表1 日常臨床および特定健診・保健指導における HbA1c 国際標準化の基本方針

2012年4月1日より HbA1c の値は NGSP 値を用い，当面の間，JDS 値も併記する．
なお，NGSP 値と JDS 値は，以下の式で相互に正式な換算が可能である．

NGSP 値(%) = 1.02 × JDS 値(%) + 0.25% ……………………………………①
JDS 値(%) = 0.980 × NGSP 値(%) − 0.245% ………………………………②
(式①は，2011年10月1日付で JDS 値と NGSP 値との間の正式な換算式として確定したものであり，式②は式①から求められる)
あるいは，この換算式①を実際に計算すれば（小数点以下第三位まで計算し第二位を四捨五入），

JDS 値で 4.9%以下：　　 NGSP 値(%) = JDS 値(%) + 0.3%
JDS 値で 5.0～9.9%：　　 NGSP 値(%) = JDS 値(%) + 0.4%
JDS 値で 10.0～14.9%： NGSP 値(%) = JDS 値(%) + 0.5%
となる．式②では，

NGSP 値で 5.2%以下：　　 JDS 値(%) = NGSP 値(%) − 0.3%
NGSP 値で 5.3～10.2%：　 JDS 値(%) = NGSP 値(%) − 0.4%
NGSP 値で 10.3～15.2%： JDS 値(%) = NGSP 値(%) − 0.5%
となる．

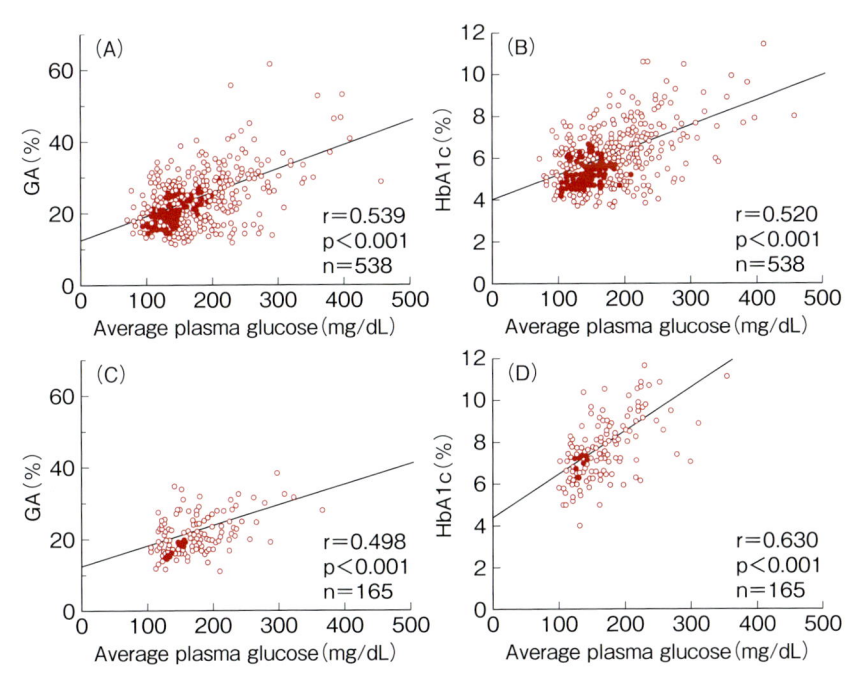

図5 HbA1c と GA および随時血糖の比較 (文献8より)

ら，糖尿病透析患者においては，HbA1c 値を用いて血糖コントロールの評価を行うことは推奨できず，参考程度にとどめるべきである．最近，日本透析医学会から発表された「血液透析患者の糖尿病治療ガイド 2012」[9] の中でも，ステートメントとして，『ヘモグロビン A1c（HbA1c）値は貧血や赤血球造血刺激因子製剤の影響により低下し，透析患者の血糖コントロール状態を正しく反映しないため参考程度に用いる』と記載されている．

> **ワンポイントメモ**
>
> **高齢者の血糖コントロール目標**
>
> 高齢者糖尿病管理の目的は，急性代謝失調の回避と慢性の血管合併症の発症予防とされる．「老年者の糖尿病治療ガイドライン」では，高齢者の血糖コントロール目標としては，空腹時 140mg/dL 未満，食後 250mg/dL 未満，HbA1c 7.0％未満とされている．透析患者ではすでに腎不全は合併しているものの，心血管系の合併症や網膜症など種々の病態を予防するためにも血糖管理は重要である．予想される余命や合併疾患を含めた全身状態，また家族などのサポート体制なども考慮に入れる必要があるが，急性代謝失調を防ぐためにも，空腹時 160mg/dL 未満，食後 280mg/dL 未満，HbA1c 8.0％未満程度には管理されるべきとされている．ただし治療を行う上で低血糖には注意が必要で，特に高齢者の低血糖は交感神経症状が現れにくいとされ，認知症やせん妄などの中枢神経症状で発症することがあるため，血糖降下薬の使用時には十分注意が必要である．

2. グリコアルブミン（GA）

透析患者においては，HbA1c 値では平均的な血糖状態を正確に把握できないことから，他の中〜長期的な血糖コントロール指標が必要である．アルブミンの糖化産物であるグリコアルブミン（GA）は，血中半減期が約 17 日と短いため，短期的な血糖指標として利用されている．通常 GA は過去 2 週間の血糖コントロール状態を反映するとされている．GA は赤血球寿命短縮などの影響を受けないことから，透析患者の血糖コントロールの指標として HbA1c 値よりも優れており，HbA1c 値に代わるコントロール指標となりうるとされている[10]．実際，随時血糖と GA の回帰直線は 2 型糖尿病患者では透析の有無でその差がないことが Inaba らにより報告された．先述した血液透析患者の糖尿病治療ガイド 2012 でも，『透析開始前の随時血糖値（透析前血糖値）およびグリコアルブミン（glycated albumin; GA）値を血糖コントロール指標として推奨する』とされてい

る．よって今後はGAを用いて血糖コントロール評価をする必要がある．しかしながら，GAの認知度はいまだ低いのが現状である．長く慣れ親しんだHbA1c値での評価が担当医だけでなく患者自身の希望となる場合もある．さらに，現在の保険診療では特殊な場合を除き，HbA1cとGAを同時に測定することはできないという問題もある．そのような場合は，GAを3で割るとHbA1cに近似することが有効となる．一方で，GAにも弱点はあり，GAは1日の血糖変動が大きいと，高値となる傾向があることもわかっており[11]，また低アルブミン血症では低値となる．耐糖能正常者のGAの基準値は11～16％であるが，透析患者における管理基準や目標値といったものがいまだ明確に設定されていないため，今後の検討課題である．ガイドラインでは，『GA値20.0％未満，また，心血管イベントの既往歴を有し，低血糖傾向のある対象者にはGA値24.0％未満』を血糖コントロールの暫定的目標値として提案している．

4 治療のポイント（薬剤の使い方，透析液の糖濃度）

1. 食事療法

糖尿病治療の原則は，非透析患者と同じで食事療法，運動療法が基本で，管理不十分な場合に薬物治療を行うことになる．文頭で述べたように，糖尿病性腎症の患者においては，透析導入時に比較的血糖コントロールが良好になっている場合が認められるが，コントロールが不十分な場合にはやはり経口血糖降下薬あるいはインスリンなどの薬物療法を追加することになる．糖尿病患者での大きな問題点として，透析導入時にほぼすべての患者に糖尿病網膜症が存在していることや，さらに高血圧や起立性低血圧なども合併しているため，十分な運動療法ができない場合もある．食事療法でも蛋白質を制限したうえで十分なエネルギー摂取をする必要があるため，必ずしも糖尿病に適した食事療法が行えないことが多い．このため通常は食事療法や運動療法のみでは良好な血糖コントロールが行えないことがほとんどである．糖尿病透析患者の食事療法については，血液透析患者では日本腎臓病学会のCKDガイド2012[12]が，また腹膜透析患者においては日本透析医学会からの腹膜透析ガイド[13]が参考となる．またNKF-DOQIからもガイドラインが出ているが[14]，残念なことに各ガイドラインでは糖尿病と非糖尿病での食事推奨量は区別していない．エネルギー所要量は性別，年齢，生活強

度により異なるため,よってこれらガイドラインを参考に各症例で適切な食事内容を決める必要がある.

2. 経口血糖降下薬

網膜症による視力障害がある場合や,高齢者の患者などをはじめ,医学的見地だけでなく,社会的な状況によりインスリン療法が困難であれば,経口血糖降下薬を中心に治療戦略を組む.現在本邦において使用可能な経口血糖降下薬を表2に示す.経口血糖降下薬は,その作用機序により,①膵臓β細胞に作用してインスリンの分泌を促進するスルホニル尿素(SU)薬および速効型インスリン分泌薬,②小腸からのブドウ糖吸収を遅延させるαグルコシダーゼ阻害薬(α-GI),③筋肉,脂肪,肝臓におけるインスリンの作用不全(インスリン抵抗性)を改善するビグアナイド薬およびチアゾリジン薬,④血糖依存性のインスリン分泌促進とグルカゴン分泌を抑制するDPP-4(dipeptidyl peptidase-IV)阻害薬の4つに大きく分類される.

これらの経口血糖降下薬を通常は単独で使用を開始する.その上で血糖コントロールが不良であれば,次は異なる作用機序をもつ薬物を併用する.注意しなければならないのは,前述したようにインスリンが腎臓で分解されるため,透析患者においてインスリンの排泄・代謝の遅延,さらに薬剤の排泄・代謝が遅延する

表2 経口血糖降下薬

分類	薬剤	作用
インスリン抵抗性改善	ビグアナイド薬	肝臓での糖新生抑制
	チアゾリジン薬	骨格筋・肝臓でのインスリン感受性改善
インスリン分泌促進	DPP-4阻害薬	血糖依存性のインスリン分泌とグルカゴン分泌抑制
	スルホニル尿素薬	インスリン分泌の促進
食後高血糖改善	速効型インスリン分泌薬	より速やかなインスリン分泌の促進・食後高血糖の改善
	α-グルコシダーゼ阻害薬	炭水化物の吸収遅延・食後高血糖の改善

ことによる低血糖である．特に SU 薬の場合，一度低血糖が生じると遷延する傾向があることから（遷延性低血糖），SU 薬のほとんどが使用禁忌となっている．一方で，速効型インスリン分泌促進薬は SU 薬と同じように膵臓 β 細胞に直接作用してインスリン分泌を促進するが，血糖低下作用の持続時間が約 3 時間程度と短いため，低血糖の副作用は SU 薬に比較して少ない．そのため，速効型インスリン分泌促進薬のミチグリニド（グルファスト®）とレパグリニド（シュアポスト®）が透析患者で使用可能となっている．しかし，いずれも重度腎機能障害では慎重投与となっており，少量から使用する必要がある．

α グルコシダーゼ阻害薬（α-GI）は，二糖類が α グルコシダーゼによってブドウ糖などの単糖類に分解され，小腸粘膜より吸収されるステップを阻害することにより，ブドウ糖吸収を遅延させる薬剤である．効果としては食後の急激な血糖上昇を抑制することが期待でき，また α-GI は血中に吸収されないため，透析患者でも通常量使用可能となっている．食事直前の服用が必要であり，また副作用として，放屁，腹部膨満感，下痢などの消化器症状がある．通常は継続して服用することでこれらの症状は緩和することがある．もう一つ重要な点として，低血糖が生じた場合には砂糖でなくブドウ糖を摂取することをきちんと患者に教育する必要がある．

インスリン抵抗性の改善が期待できるビグアナイド薬は，透析患者では重篤な副作用である乳酸アシドーシスの危険性があるため，投与禁忌となっている．一方で，インスリン抵抗性改善薬であるピオグリタゾン（アクトス®）については，海外では常用量使用可能であるが，本邦では禁忌となっている．表 3 に透析患者への経口血糖降下薬の適応を示す．

（DPP-4 阻害薬について）

経口栄養摂取に伴い小腸粘膜細胞から分泌され，膵 β 細胞からのインスリン分泌を促進する消化管ホルモンをインクレチンと総称する．インクレチンには glucagon-like peptide 1（GLP-1）および glucose-dependent insulinotropic polypeptide（GIP）があり，グルコース代謝の恒常性維持に重要な働きをしている．通常 GLP-1 と GIP は分泌後，DPP-4 により速やかに分解・不活化される．DPP-4 阻害薬は，DPP-4 を選択的に阻害し，活性型 GLP-1 を増加させることによりインスリン分泌を促進し，グルカゴン分泌を抑制する作用をもつ．活性型インクレチン濃度

表3 経口血糖降下薬の透析患者への適応（文献7より）

経口血糖降下薬(商品名)	主要消失経路	透析患者への投与
1. スルホニル尿素(SU)系		
グリベンクラミド(オイグルコン®, ダオニール®)	肝	禁忌
グリクラジド(グリミクロン®)	肝	禁忌
グリメピリド(アマリール®)	肝	禁忌
2. 速効型インスリン分泌促進薬		
ナテグリニド(スターシス®, ファスティック®)	肝(腎5〜16%)	禁忌
ミチグリニド(グルファスト®)	肝	慎重投与
レパグリニド(シュアポスト®)	肝	慎重投与
3. αグルコシダーゼ阻害薬		
ボグリボース(ベイスン®)	糞便	慎重投与
アカルボース(グルコバイ®)	糞便	慎重投与
ミグリトール(セイブル®)	糞便(腎30%)*	慎重投与
4. ビグアナイド系		
メトホルミン(メルビン®)	腎(80〜100%)	禁忌
5. インスリン抵抗性改善薬, チアゾリジン誘導体		
ピオグリタゾン(アクトス®)	肝	禁忌
6. DPP-4阻害薬		
シタグリプチン(ジャヌビア®, グラクティブ®)	腎(79〜88%)	禁忌
ビルダグリプチン(エクア®)	肝(腎33%)	慎重投与
アログリプチン(ネシーナ®)	腎	慎重投与

を上昇させることで，血糖値依存的にインスリン分泌促進作用およびグルカゴン濃度低下作用を増強し，糖尿病患者における血糖コントロールを改善する（図6）[15-19]．DPP-4阻害薬の歴史はまだ新しく，透析患者におけるデータの蓄積もまださほど多くはない．また他の糖尿病薬との併用については，各DPP-4阻害薬ごとに併用可能な薬剤が異なっており，しかも少しずつ適応が拡大を続けているため，併用薬を検討する毎に添付文書等での確認が必要である．現在一般に使用できるDPP-4阻害薬と他剤との併用薬などを表4に示す．

表4に示されているように，現時点でシタグリプチン（ジャヌビア®，グラクティブ®）は透析患者には使用できないが，アログリプチン（ネシーナ®）は減量投与，ビルダグリプチン（エクア®）は少量からの使用が可能である．国内初のDPP-4阻害薬であるテネグリプチン（テネリア®）は，基本的に腎機能障害患者に対する用量調節は不要であるが，患者の状態をよく観察して投与する必要

1. 高血糖・糖尿病

表4 DPP-4阻害薬と併用薬 (各社インタビューフォームより作成)

一般名	製品名	剤型・含有量	用法・用量		食事療法・運動療法のみ	スルホニルウレア剤	チアゾリジン系	ビグアナイド系	α-グルコシダーゼ阻害剤	グリニド系	インスリン
シタグリプチン	ジャヌビア・グラクティブ®	錠 25, 50, 100mg	50mgを1日1回 100mgまで増量可		●	●	●	●	●		●
ビルダグリプチン	エクア®	錠 50mg	50mgを1日2回朝夕 患者の状態により50mgを1日1回朝		●	●	●	●	●	●	●
アログリプチン	ネシーナ®	錠 6.25, 12.5, 25mg	25mgを1日1回	2型糖尿病ただし、右の治療で十分な効果が得られない場合に限る	●	●	●	●	●		
リナグリプチン	トラゼンタ®	錠 5mg	5mgを1日1回		●	●	●	●	●		●
テネリグリプチン	テネリア®	錠 20mg	20mgを1日1回 40mgまで増量可		●	●					
アナグリプチン	スイニー®	錠 100mg	100mgを1日2回朝夕 1回量を200mgまで増量可		●	●	●	●	●		

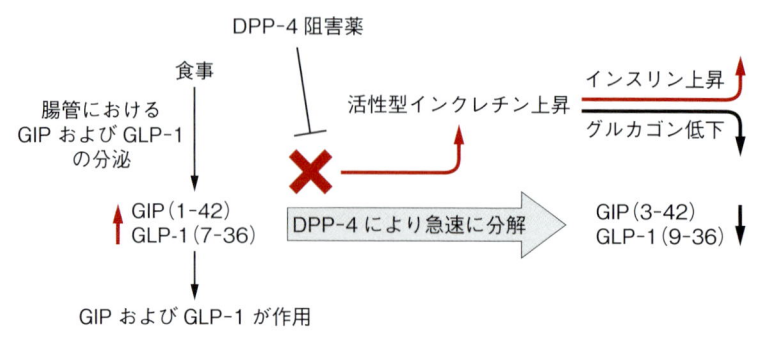

```
                    DPP-4 阻害薬
                        ┬
      食事              │         活性型インクレチン上昇 ──→ インスリン上昇 ↑
   腸管における          ┴                  ↑              グルカゴン低下  ↓
   GIP および GLP-1                          │
     の分泌                                  │
        ↓          ┌──────────────────┐
     ↑ GIP（1-42）  │  ✕                │    GIP（3-42）   ↓
       GLP-1（7-36）│  DPP-4 により急速に分解 │→  GLP-1（9-36）
                   └──────────────────┘
        ↓
   GIP および GLP-1 が作用
```

図6 DPP-4 阻害薬の作用機序（文献 14～18 より改変）

表5 GLP-1 受容体作動薬

一般名（製品名）	1 日使用量	透析患者への投与
リラグルチド（ビクトーザ®）	1 日 1 回, 1 回 0.3～0.9 mg	可能
エキセナチド（バイエッタ®）	1 日 2 回, 1 回 5～10 μg	禁忌

※ GLP-1 受容体作動薬はインスリンの代替薬ではないので，1 型糖尿病へは使用しない．

があり，また 40 mg への増量に際しては，腎機能障害者での使用経験は限られているため，可否を慎重に判断する．また，注射薬の GLP-1 受容体作動薬も使用可能である．これは GLP-1 のアナログ製剤であり，DPP-4 による分解や不活性化を受けにくく（表 5），透析患者ではリラグルチド（ビクトーザ®）が使用可能である．しかしエキセナチド（バイエッタ®）は禁忌となっている．今後も透析患者に対する有効性と安全性に関する臨床データの蓄積により，多くの使用可能薬剤および併用パターンが得られることに期待したい．

3. インスリン療法

これまでの内服治療薬に対する記載とやや反する面があるが，透析患者の血糖コントロールの原則はインスリンである．糖尿病性腎症を呈する患者においては，もともと糖尿病の管理が不良であることが前提にあるため，インスリン治療を受けてきた症例が多いのは当然であるが，これまで述べてきたように，腎機能の低下とともにインスリンの必要量が減少し，内服薬でコントロールできるよう

になる症例や，場合によっては投薬自体が不要となる場合もある．これは決して糖尿病が改善したわけではなく，腎不全の進行によるインスリンの分解・排泄の遅延と腎臓における糖新生の低下がもたらす現象である．

　しかしながら1型糖尿病では内因性インスリン分泌能が枯渇するため，インスリン療法の絶対的適応である．また日本人の糖尿病で最も多い2型糖尿病患者においても食事療法および運動療法に加え，経口血糖降下薬の投与でも血糖コントロールができない場合はインスリン投与が必要となる．これにはインスリンの血糖低下作用だけでなく，蛋白や脂質代謝に関するインスリンの作用不足を補う上でも重要である．

　また，上述したように本邦で使用できる経口血糖降下薬が限定されているため，食事療法，運動療法および経口血糖降下薬で血糖コントロールが不十分な場合は，インスリン療法を行う．具体的なインスリン療法に導入する方法の治療イメージを図7に示す．経口血糖降下薬にインスリンを追加して導入する方法がインスリン療法の入り口としての Basal-supported Oral Terapy（BOT）とよばれるものである．BOTを導入した後は，図8に示すようなステップで強化インスリン療法へ移行を検討する[20]．インスリン使用量は，個々の患者によりインスリン分泌能，体重，食事量などによって異なるため，実際の1日の血糖値の推移に合わせて決めていく．1型糖尿病では，毎食前の速効型インスリンに加え，就寝前に中間型や持続性インスリンを使用する方法が原則となる．具体的な投与

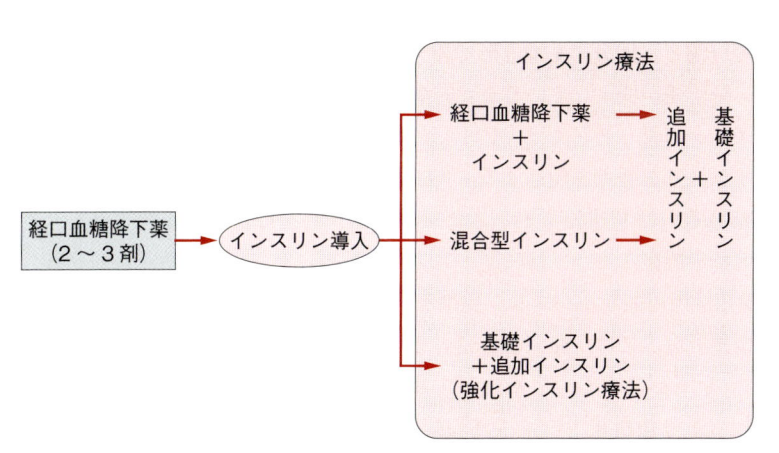

図7　インスリン療法に導入する方法

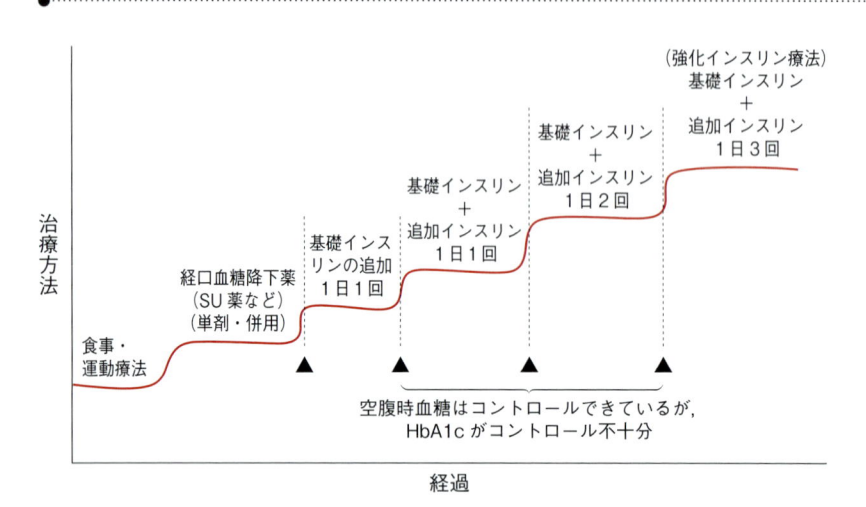

図8 BOT 導入後のステップ（文献 19 より改変）
速効型インスリンを段階的に追加しながら進める．

　方法としては，作用時間の短い超速効型あるいは速効型インスリンの食前3回注射と就寝前の中間型あるいは持続型インスリン注射の組み合わせで行うことが生理的であり，有効と考えられる．外因性インスリンは主として腎臓で分解されるため，腎機能障害においては注意が必要となる．腎不全の進行によりインスリンのクリアランスが低下することによる低血糖をきたしやすくなるため，インスリンは基礎分泌と追加分泌を補う形で投与する．2型糖尿病患者では，内因性のインスリン分泌能が低下しているが，完全に消失していない場合が多い．このため，インスリンの投与としては，1日1回または2回の中間型，あるいは持続型や混合型インスリン製剤を使用する．1日3回または4回の強化療法を行う場合は，速効型あるいは超速効型インスリンのいずれかを毎食前の3回注射し，さらに就寝前に中間型あるいは持続型インスリン製剤のどちらかを組み合わせる．図9[7]に現在使用可能なインスリン製剤とその特徴を示す．
　もう一つ重要なことは，血液透析患者では透析日と非透析日での血糖値の日内変動が異なることである．血液透析の場合，透析液のブドウ糖濃度は100〜150mg/dLであり透析後半には濃度勾配に伴う拡散によって血糖は低下してくるため，透析日のインスリン量の調節が必要な場合が多い．このためインスリン

1. 高血糖・糖尿病

療法中の糖尿病透析患者では，自己血糖測定（self-monitoring of blood glucose: SMBG）を可能な限り行ってもらい，それをもとにインスリン投与量を決定する．高齢者などで SMBG が困難であれば，透析直前の食事の時間と透析開始時の血糖値を測定し，インスリン投与量の調節を行う．

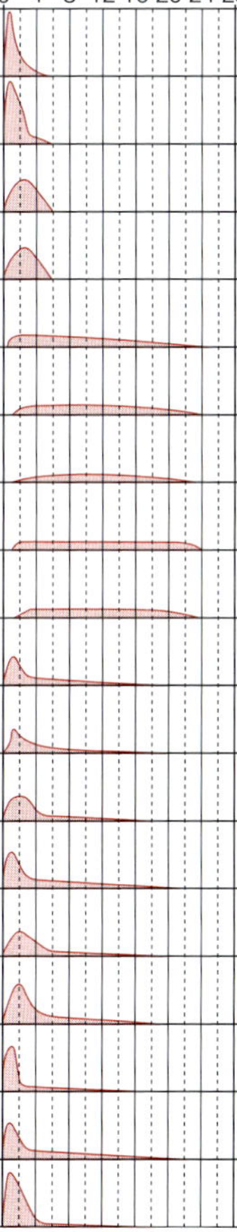

分類	商品名	作用動態 (0 4 8 12 16 20 24 28)	作用発現時間	最大作用発現時間	作用持続時間	役割
超速効型	ヒューマログ注 アピドラ注		15 分以内	0.5～1.5 時間	3～5 時間	追加分泌を代替する
	ノボラピッド注		10～20 時間	1～3 時間	3～5 時間	
速効型	ヒューマリンR注		0.5～1 時間	1～3 時間	5～7 時間	
	ノボリンR注		約 30 分	1～3 時間	約 8 時間	
中間型	ヒューマログN注		0.5～1 時間	2～6 時間	18～24 時間	基礎分泌を代替する
	ノボリンN注		約 1.5 時間	4～12 時間	18～24 時間	
	ヒューマリンN注		1～3 時間	8～10 時間	18～24 時間	
持効型	ランタス注		1～2 時間	ピークなし	約 24 時間	
	レベミル注		約 1 時間	3～14 時間	約 24 時間	
混合型	ヒューマログミックス25注		15 分以内	0.5～6 時間	18～24 時間	追加基礎両者を代替する
	ヒューマリン3/7注		0.5～1 時間	2～12 時間	18～24 時間	
	ノボリン30R		0.5 時間	2～8 時間	約 24 時間	
	ノボラピッド30ミックス注		10～20 分	1～4 時間	約 24 時間	
	ノボリン40R		0.5 時間	2～8 時間	約 24 時間	
	ノボリン50R		0.5 時間	2～8 時間	約 24 時間	
	ヒューマログミックス50注		15 分以内	0.5～4 時間	18～24 時間	
	ノボラピッド50ミックス注		10～20 分	1～4 時間	約 24 時間	
	ノボラピッド70ミックス注		10～20 分	1～4 時間	約 24 時間	

図9 インスリン製剤（文献7より）

4. 持続血糖モニタリング

　SMBGでは，血糖変動を時間ごとのポイント（点）でとらえることが可能であるが，連続的な変化の評価は困難である．一方，持続血糖モニタリング（continuous glucose monitoring: CGM）では，24時間連続的に血糖値を測定することができ，連続的な血糖値の変化を評価することができる．CGMはセンサーを皮下脂肪組織中に留置し，組織間液中のブドウ糖濃度を測定し，これを血糖値に換算して表示する．メドトロニック社のCGMS（continuous glucose monitoring system）は，5分ごとに24時間で288回の血糖値を表示することが可能で，1つのセンサーで最大3日間計測ができる．CGMを用いることにより，食後の血糖変動（血糖変動幅）や，夜間・深夜帯の血糖値を評価することが可能となり，特に無自覚性低血糖などの発見にきわめて有用である．血液透析患者における透析日と非透析日での血糖変動パターンを評価するうえでも非常に有効である．特にインスリン療法中の患者でのインスリン投与量の調節に役立つものと考えられる．

5. 低血糖への対応

　経口血糖降下薬やインスリン治療中の患者において，透析中に低血糖発作が起こった場合は，非透析患者と同様に経口摂取やブドウ糖の静注などで対応する．症状が比較的軽度であれば経口で糖質を摂取させる．症状が重篤であったり，また経口摂取でも血糖値の改善が得られない場合は透析回路（静脈側）から高濃度ブドウ糖（50％ブドウ糖液20mLまたは20％ブドウ糖液20mL）の静注を行う[21]．透析患者ではシャント血管からの注入経路となるため高濃度のブドウ糖注入でも問題とならない．その後症状が改善したら経口摂取での対応とする[16]．

　また透析中に低血糖症状を呈する症例においては，インスリン投与中の患者では朝のインスリン投与量の減量を行うが，透析液のブドウ糖濃度を100mg/dLから150mg/dLのものへの変更も有効である．経口血糖降下薬でSU薬内服中の場合には，それを中止し，他剤への変更あるいはインスリン治療への変更を考慮する．透析中の低血糖が，インスリン量や食事調整でも管理できない症例においては，50％のブドウ糖持続注入も検討する．血液濾過（HF）や血液濾過透析（HDF）で使用する置換液にも，通常はブドウ糖が含まれているが，ブドウ糖非含有の透析液や置換液も存在することも知っておく必要がある．

　糖尿病治療中の患者においては，低血糖について家族にも緊急時の対応につい

て具体的に指導しておく必要がある．

⑤ 専門医に紹介するタイミング

　血糖コントロールが著しく困難な場合には糖尿病専門医にコンサルトする．糖尿病に関連する全身合併症は多岐にわたる．合併症を認める例では各分野の専門医に紹介する．透析導入後も糖尿病網膜症は進行しうるため，定期的な眼科受診が必要である．

　また現在日本透析医学会より透析患者の糖尿病治療ガイド 2012 が作成中であり，近々発表されるものと思われる．透析患者の血糖管理は，基本的にこれらのガイドラインに則り，各透析施設で管理を行い，それでもうまくコントロールできない場合に専門医に紹介するのが望ましい．

【文献】

1) DeFronzo RA, Alvestrand A, Smith D, et al. Insulin resistance in uremia. J Clin Invest. 1981; 67(2): 563-8.
2) Fukuoka K, Nakao K, Morimoto H, et al. Glycated albumin levels predict long-term survival in diabetic patients undergoing haemodialysis. Nephrology. 2008; 13(4): 278-83.
3) 馬場園哲也, 麦島通乃, 東谷紀和子. 特集 透析医療に必要な薬の使い方, 血糖異常（高血糖および低血糖）. 腎と透析. 2011; 70(4): 577-80.
4) Abe M, Kaizu K, Matsumoto K. Evaluation of the hemodialysis-induced changes in plasma glucose and insulin concentrations in diabetic patients: comparison between the hemodialysis and non-hemodialysis days. Ther Apher Dial. 2007; 11(4): 288-95.
5) 海津嘉臓, 阿部雅紀. 合併症と管理基準, 管理法 23 血糖管理. 腎と透析. 増刊号: 2011; 337-41.
6) Abe M, Kikuchi F, Kaizu K, et al. The influence of hemodialysis membranes on the plasma insulin level of diabetic patients on maintenance hemodialysis. Clin Nephrol. 2008; 69(5): 354-60.
7) 阿部雅紀, 加藤明彦, 編. 血糖管理はどう考える？II 透析治療について, これだけは知っておこう. In: 若手医師のための透析診療のコツ. 東京: 文光堂; 2011. p.40-9.
8) Inaba M, Okuno S, Kumeda Y, et al; Osaka CKD Expert Research Group. Glycated albumin is a better glycemic indicator than glycated hemoglobin

values in hemodialysis patients with diabetes: effect of anemia and erythropoietin injection. J Am Soc Nephrol. 2007; 18(3): 896-903.
9) 日本透析医学会．血液透析患者の糖尿病治療ガイド 2012．透析会誌 2013; 46(3): 311-57.
10) Takahashi S, Uchino H, Shimizu T, et al. Comparison of glycated albumin (GA) and glycated hemoglobin (HbA1c) in type 2 diabetic patients: usefulness of GA for evaluation of short-term changes in glycemic control.Endocr J. 2007; 54(1): 139-44.
11) Yoshiuchi K, Matsuhisa M, Katakami N, et al. Glycated albumin is a better indicator for glucose excursion than glycated hemoglobin in type 1 and type 2 diabetes. Endocr J. 2008; 55(3): 503-7.
12) 日本腎臓病学会の CKD ガイド 2012（http://www.jsn.or.jp/guideline/ckd 2012.php）
13) 日本透析医学会腹膜透析ガイド（http://www.jsdt.or.jp/jsdt/19.html）
14) NKF-DOQI ガイドライン（http://www.kidney.org/professionals/kdoqi/guidelines_updates/doqi_nut.html）
15) Deacon CF, Nauck MA, Toft-Nielsen M, et al. Both subcutaneously and intravenously administered glucagon-like peptide I are rapidly degraded from the NH_2-terminus in type II diabetic patients and in healthy subjects. Diabetes. 1995; 44(9): 1126-31.
16) Kieffer TJ, McIntosh CH, Pederson RA. Degradation of glucose-dependent insulinotropic polypeptide and truncated glucagon-like peptide 1 in vitro and in vivo by dipeptidyl peptidase IV. Endocrinology. 1995; 136(8): 3585-96.
17) Ahrén B. Gut peptides and type 2 diabetes mellitus treatment. Curr Diab Rep. 2003; 3(5): 365-72.
18) Deacon CF, Johnsen AH, Holst JJ. Degradation of glucagon-like peptide-1 by human plasma in vitro yields an N-terminally truncated peptide that is a major endogenous metabolite in vivo. J Clin Endocrinol Metab. 1995; 80(3): 952-7.
19) Weber AE. Dipeptidyl peptidase IV inhibitors for the treatment of diabetes. J Med Chem. 2004; 47(17): 4135-41.
20) Raccah D, Bretzel RG, Owens D, et al. When basal insulin therapy in type 2 diabetes mellitus is not enough--what next? Diabetes Metab Res Rev. 2007; 23(4): 257-64.
21) 馬場園哲也，麦島通乃，東谷紀和子．特集　透析医療に必要な薬の使い方，血糖異常（高血糖および低血糖）．腎と透析．2011; 70(4): 577-80.

〈中山裕史〉

2 脂質異常症

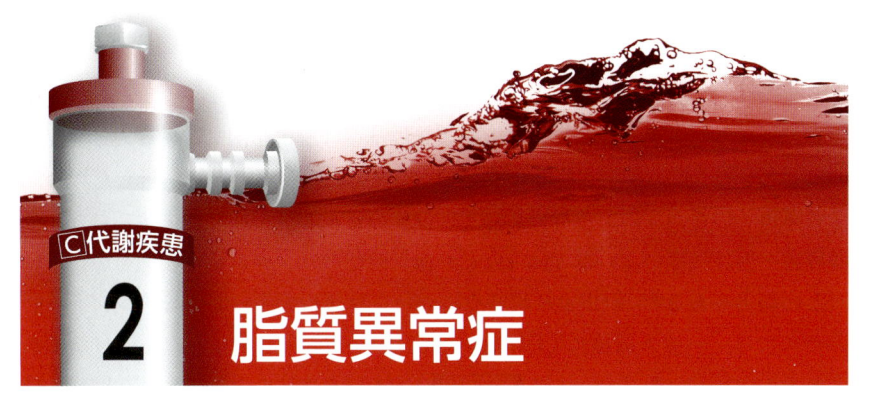

Summary

- 透析患者においても，脂質異常症は心血管合併症，特に心筋梗塞発症の独立した危険因子である．
- 血液透析患者の脂質の特徴は「高TG血症」，「低HDL-C血症」である．
- 定期評価には透析前のLDL-C，non-HDL-C，HDL-C，TGを用いる．
- 管理目標は虚血性心疾患の一次予防では，LDL-C 120mg/dL未満，あるいはnon-HDL-C 150mg/dL未満，二次予防ではLDL-C 100mg/dL未満，あるいはnon-HDL-C 130mg/dL未満とする．

はじめに

2012年に改訂されたわが国の「動脈硬化性疾患予防ガイドライン」[1]では冠動脈疾患の一次予防において慢性腎臓病が糖尿病，非心原性脳梗塞，末梢動脈性疾患（PAD）と同等以上のリスクがあることから，新たにLDLコレステロール（LDL-C）の管理区分は高リスク群にあたる「カテゴリーIII」に位置づけられた．一方，透析患者の心血管系死亡の危険率は，1998年のアメリカからの報告によれば腎機能障害のない一般人に比べてそのリスクは10～30倍高まることが知られている．また本邦においても虚血性心疾患死では6.0～17.1倍高まり，さらに脳血管障害やうっ血性心疾患による死亡はそれ以上とされる[2, 3]．透析患者においても脂質異常症は動脈硬化と密接に関連し，心血管疾患発症の予測因子となる．特に脂質異常症は脳血管障害よりも冠動脈疾患との関連がより強いことが知られている[4-6]．一方で，透析患者における観察コホート研究では，総コレステロール（TC）が低いほど，総死亡あるいは心血管死亡のリスクが高く，一般人の疫学データと反対の結果が得られている．これはいわゆるreverse epidemiology

として認識され，透析患者における脂質管理基準の設定を困難にする大きな要因となっている[7, 8]．透析患者を栄養障害・慢性炎症の有無で層別解析した場合，栄養障害・慢性炎症のある群においてのみこのような逆転現象が生じており，栄養障害・慢性炎症のない群ではTCと心血管死亡のリスクに正の相関を示していたとの報告がある[9]．以上より現時点においては透析患者の心血管イベント予防のためには，一般人同様にLDL-C, non-HDL-Cを低下させることは有効であると考えられている（☞ p.143 用語解説 ）．本稿では日本透析医学会による2011年の「血液透析患者における心血管合併症の評価と治療に関するガイドライン」[10]に基づき，透析患者の脂質異常症について概説する．

1 透析患者における脂質異常症の特徴

脂質はエネルギー代謝や生体膜構造などにおいて重要な役割をはたしており，中性脂肪（TG）やコレステロールなどの脂質はそれ自体では水に溶けにくいため，「アポ蛋白」と結合することにより「リポ蛋白」として血漿中に存在する．「リポ蛋白」はその重さから超低比重リポ蛋白（VLDL），中間低比重リポ蛋白（IDL），低比重リポ蛋白（LDL），高低比重リポ蛋白（HDL）に分類される．

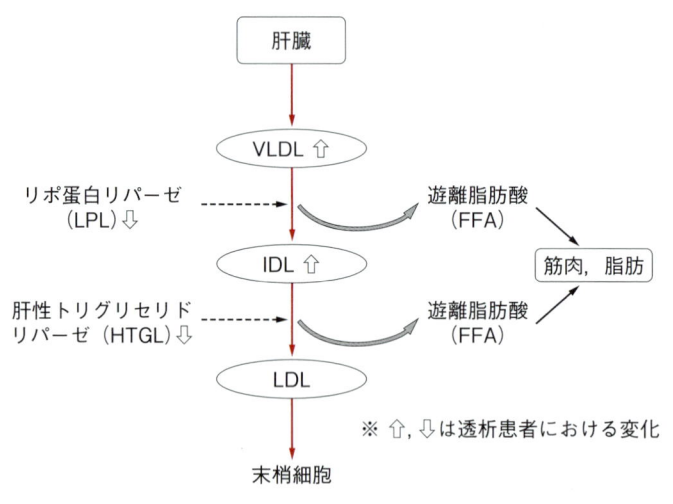

図1 リポ蛋白代謝（内因性経路）

2. 脂質異常症

　一方，リポ蛋白の代謝は，①内因性経路，②外因性経路，③コレステロール逆転送系の3種類よりなることが知られている．①「内因性経路」はTGを多く含むVLDL粒子が肝臓において合成，分泌され，これらがTGを失いつつIDL，LDLへと代謝され末梢細胞に脂肪酸とコレステロールを分配する経路であり（図1），②「外因性経路」は腸管において吸収されたカイロミクロンが各臓器に分配されていく経路，そして③「コレステロール逆転送系」は，肝臓や腸管から分泌されたHDL前駆体が末梢細胞から遊離コレステロールを受け取り，レシチン・コレステロール・アシル転移酵素（LCAT）による修飾を受けつつコレステロールが肝臓に取り込まれていく経路である．

　血液透析患者の脂質profileの特徴は「高TG血症」，「低HDL-C血症」である．リポ蛋白の①リポ蛋白リパーゼ（LPL）作用の低下（アポC-IIIの増加）

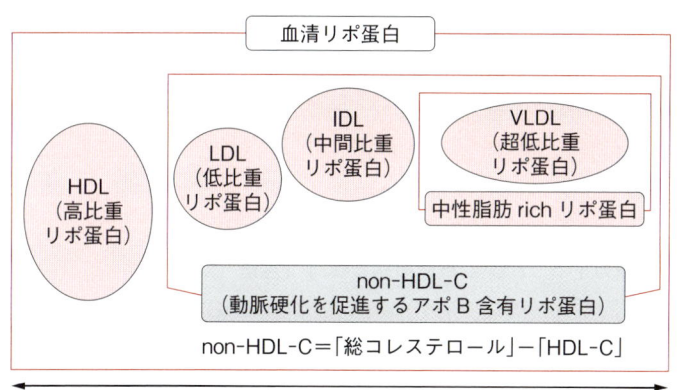

図2 non-HDL-Cの概念

用語解説

①LDL-Cは，空腹時TC，TGおよびHDL-Cを測定し，Friedewaldの式
「LDL-C＝TC−HDL-C−TG/5」
より算出する．

②non-HDL-Cは「総コレステロール」−「HDL-C」で計算される（図2）．
non-HDL-Cはレムナントリポ蛋白などの動脈硬化惹起性のリポ蛋白を多く含むためLDL-Cより動脈硬化性疾患の予測に優れているとされる．また非絶食時でも評価可能でありLDL-Cよりも透析医療に適した指標であると考えられる．

がVLDLやカイロミクロンレムナントの増加を，②肝性リパーゼレベルの低下がIDLの増加をきたし，これらTGを多く含むリポ蛋白の増加により「高TG血症」をきたす（図1）．一方，血清TGの上昇，LCAT活性低下により「低HDL-C血症」をきたしやすい．腹膜透析患者では蛋白の喪失や腹膜透析液中のブドウ糖の吸収が関与するため，総コレステロール，IDL-C，LDL-Cは血液透析患者と比べて上昇し，アポBが上昇しVLDLクリアランスが低下することによりsmall dense LDLが上昇する．

2 指針・エビデンス

透析患者における脂質管理に関するガイドラインとして，本邦においては2011年に日本透析医学会によって作成された「血液透析患者における心血管合併症の評価と治療に関するガイドライン」[10]，そして2003年に発行された米国腎臓財団（National Kidney Foundation）によるK/DOQI clinical practice guidelines[11]がある．またCKD患者一般に対する基準も含め表1に示す．

透析患者の脂質管理目標に関しては今なお混沌としている．

透析患者のみを対象とした脂質異常症に関するRCTとして4D Study[12]と

表1 海外・国内の診療ガイドラインにおける脂質管理目標値（文献10より改変）

診療ガイドライン	対象	脂質指標と管理目標値（単位はmg/dL）
K/DOQI診療ガイドライン (2003)[11]	CKD stage 5	TG ≧ 500ならばTG < 500 LDL ≧ 100ならばLDL < 100 TG ≧ 200の場合LDL < 100であっても non-HDL ≧ 130であればnon-HDL < 130
日本腎臓学会 「CKD診療ガイドライン2009」	CKD	LDL-C ≦ 120（可能なら ≦ 100）
日本透析医学会 「血液透析患者における心血管合併症の評価と治療に関するガイドライン」[10]	成人 血液透析患者	LDL-<120（二次予防で<100） またはnon-HDL-C < 150 （二次予防で<130）
CKD診療ガイド2012	CKD	LDL-C < 120（可能なら< 100）
動脈硬化性疾患予防ガイドライン2012年版[1]	CKD	LDL-C < 120

AURORA Study[13] がある．どちらの研究でも脂質低下薬介入により心不全や脳出血などを含む広義の心血管イベントの低下は有意には認められなかった．しかしながら，糖尿病群における動脈硬化性心疾患のみをエンドポイントとした解析[12, 14]や介入前の LDL-C 高値群（> 145mg/dL）に対する解析[15]では有意なリスク低下が認められている．一方その後に発表された SHARP Study[16] では 5％の透析患者を含む CKD 患者を対象にスタチンおよびエゼチミブ併用療法を行ったところ心血管リスクは有意に 17％低下した．また近々 KDIGO よりガイドラインが発表される予定であるが KDIGO の要請によって行われたメタ解析[17]と同一誌に同時に発表されたメタ解析[18]では両者ともに脂質低下療法による心血管イベントの有意な減少は認められていない．

以上より現時点においては，一部の例を除いて少なくとも新たにスタチン投与などの脂質低下療法を開始しても心血管疾患全般のリスク低下は期待できないと考えざるを得ない．一方，透析導入期あるいは維持透析期にスタチン投与を受けている患者は，そうでない群に比較して死亡率が低いとの観察研究があり[19, 20]，「血液透析患者における心血管合併症の評価と治療に関するガイドライン」では，すでに投与中のスタチンを敢えて中止する医学的根拠には乏しいとしている[10]．

一方，低 LDL 血症を呈する場合は，栄養状態などの評価と対策を考慮することが望ましい．

3 診断とその注意点

日本動脈硬化学会の「動脈硬化性疾患予防ガイドライン 2012 年版」によると，高 LDL 血症を LDL-C 140mg/dL 以上，低 HDL-C 血症を HDL-C 40mg/dL 未満，高 TG 血症を TG 150mg/dL 以上と定義している[1]．

評価は透析前の随時採血で行う．脂質を厳密に評価するためには空腹時採血が望ましいが，実臨床的には食後採血になる場合が多いことから随時採血による評価も可能である[10]．また血液透析患者ではヘパリンにより血清脂質値が修飾されるため透析後の採血による評価は好ましくない．

わが国において，LDL-C を直接法で測定するとキット間でのばらつきがあり十分な標準化が現時点ではなされていないため，TC, HDL-C, TG より Friedewald

式を用い LDL-C を算出することが奨められている[1]．一方，食後の高 TG 血症合併時，特に TG 400mg/dL 以上の時には Friedewald 式を用いることができず，また LDL-C 直接測定法もその精度やキット間のばらつきが存在するため non-HDL-C を用いることが奨められている[1]．なお non-HDL-C を指標とすることで TG と関連する心血管リスクは総合的に評価できることから「血液透析患者における心血管合併症の評価と治療に関するガイドライン」では TG の管理目標値は設定されていない．

> **ワンポイントメモ**
>
> **non-HDL-C について**
>
> 2012 年版の動脈硬化性疾患予防ガイドラインでも取り上げられた non-HDL-C はレムナントリポ蛋白などの動脈硬化惹起性リポ蛋白をすべて含むため，LDL-C よりも動脈硬化性疾患の発症予測能が優れている可能性がある．評価を行う上で空腹時である必要性がなく，また高 TG 血症合併の可能性を考慮しなくてよいため，維持血液透析患者の脂質異常評価には適していると思われ，今後 non-HDL-C による国内外からの疫学調査の結果が期待される．なお同ガイドラインでは non-HDL-C は LDL-C の管理目標値の +30mg/dL 未満を目標とすることを推奨している．

4 治療

　脂質低下療法が心血管イベント発症リスクを有意に低下させるか否かに関し，透析患者における RCT によるエビデンスは不十分であるが，「血液透析患者における心血管合併症の評価と治療に関するガイドライン」に基づき，虚血性心疾患の一次予防では，LDL-C 120mg/dL 未満，あるいは non-HDL-C 150mg/dL 未満，二次予防では LDL-C 100mg/dL 未満，あるいは non-HDL-C 130mg/dL 未満を治療目標とする．数カ月の食事・運動療法から始め，それでも管理目標値に達しない場合に薬物療法を考慮する．ただし，冠動脈疾患を有する場合には早期の薬物療法を考慮すべきである．薬物療法の場合，第一選択薬はスタチンである．胆汁酸結合レジン，EPA 製剤，小腸コレステロールトランスポーター阻害薬（エゼチミブ）は透析患者でも使用可能である．一方わが国で使用できるフィブラート薬は腎不全患者では横紋筋融解症をきたしやすく，原則禁忌である．安全な治療のため，投与開始後も自覚症状，CK，AST，ALT などを監視するこ

とが肝要である.

【文献】

1） 日本動脈硬化学会. 動脈硬化性疾患予防ガイドライン 2012 年版. 東京. 2012.
2） Foley RN, Parfrey PS, Sarnak MJ. Clinical epidemiology of cardiovascular disease in chronic renal disease. Am J Kidney Dis. 1998; 32 (5 Suppl 3): S112-9.
3） Shoji T, Ane T, Matsuo H, et al. Chronic kidney disease, dyslipidemia, and atherosclerosis. J Atheroscler Thromb. 2012; 19: 299-315.
4） 日本透析医学会. In: 図説わが国の慢性透析療法の現況（2004 年 12 月 31 日現在）. 東京：日本透析医学会；2005. p.50-5.
5） Shoji T, Emoto M, Shinohara K, et al. Diabetes mellitus, aortic stiffness, and cardiovascular mortality in end-stage renal disease. J Am Soc Nephrol. 2001; 12: 2117-24.
6） Shoji T, Emoto M, Tabata T, et al. Advanced atherosclerosis in predialysis patients with chronic renal failure. Kidney Int. 2002; 61:2187-92.
7） Iseki K, Yamazato M, Tozawa M, et al. Hypocholesterolemia is a significant predictor of death in a cohort of chronic hemodialysis patients. Kidney Int. 2002; 61: 1887-93.
8） Degoulet P, Legrain M, Reach I, et al. Mortality risk factors in patients treated by chronic hemodialysis. Report of the Diaphane collaborative study. Nephron. 1982; 31: 103-10.
9） Liu Y, Coresh J, Eustace JA, et al. Association between cholesterol level and mortality in dialysis patients: role of inflammation and malnutrition. JAMA. 2004; 291: 451-9.
10） 日本透析医学会. 血液透析患者における心血管合併症の評価と治療に関するガイドライン. 透析会誌. 2011; 44: 337-425.
11） K/DOQI clinical practice guidelines for management of dyslipidemias in patients with kidney disease. Am J Kidney Dis. 2003; 41: I-IV, S1-91.
12） Wanner C, Krane V, Marz W, et al. Atorvastatin in patients with type 2 diabetes mellitus undergoing hemodialysis. N Engl J Med. 2005; 353: 238-48.
13） Fellstrom BC, Jardine AG, Schmieder RE, et al. Rosuvastatin and cardiovascular events in patients undergoing hemodialysis. N Engl J Med. 2009; 360: 1395-407.

14) Holdaas H, Holme I, Schmiedr RE, et al. Rosuvastatin in diabetic hemodialysis patients. J Am Soc Nephrol. 2011; 22: 1335-41.
15) März W, Genser B, Drechsler C, et al. Atorvastatin and low-density lipoprotein cholesterol in type 2 diabetes mellitus patients on hemodialysis. Clin J Am Soc Nephrol. 2011; 6: 1316-25.
16) Baigent C, Landray MJ, Reith C, et al. The effects of lowering LDL cholesterol with simvastatin plus ezetimibe in patients with chronic kidney disease (Study of Heart and Renal Protection): a randomised placebo-controlled trial. Lancet. 2011; 377: 2181-92.
17) Upadhyay A, Earley A, Lamont JL, et al. Lipid-lowering therapy in persons with chronic kidney disease: a systematic review and meta-analysis. Ann Intern Med. 2012; 157: 251-62.
18) Palmer SC, Craig JC, Navaneethan SD, et al. Benefits and harms of statin therapy for persons with chronic kidney disease: a systematic review and meta-analysis. Ann Intern Med. 2012; 157: 263-75.
19) Seliger SL, Weiss NS, Gillen DL, et al. HMG-CoA reductase inhibitors are associated with reduced mortality in ESRD patients. Kidney Int. 2002; 61: 297-304.
20) Mason NA, Bailie GR, Satayathum S, et al. HMG-coenzyme a reductase inhibitor use is associated with mortality reduction in hemodialysis patients. Am J Kidney Dis. 2005; 45: 119-26.

〈井上　隆, 宇田　晋〉

C 代謝疾患

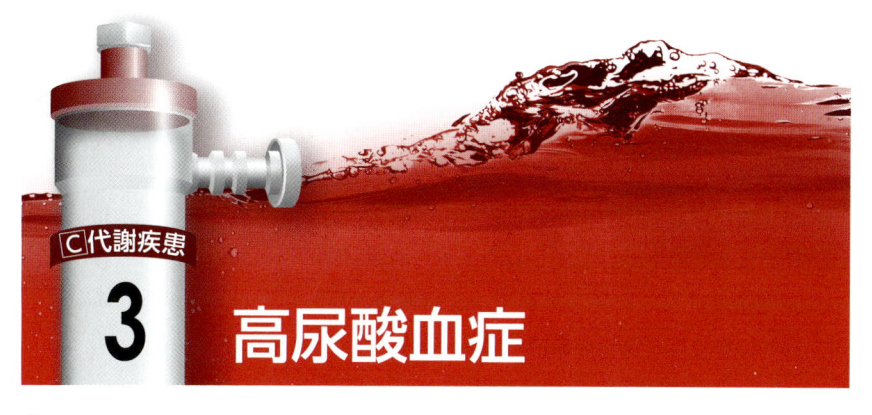

3 高尿酸血症

Summary

- ☑ 透析患者の多くは高尿酸血症を有する.
- ☑ 透析患者の高尿酸血症は栄養状態を反映している可能性がある.
- ☑ 透析患者での低尿酸血症は心血管死のリスクとなる.
- ☑ 透析患者では痛風発作は少ない.

はじめに

　高尿酸血症は，痛風の原因となる他，高血圧，冠動脈疾患，慢性腎臓病の独立危険因子であり[1-3]，メタボリックシンドロームとの関連も報告されている[4]．さらに，透析を要さない慢性腎臓病患者では高尿酸血症と心血管死との関連が報告されている[5]．

　透析患者における高尿酸血症に対する報告は近年少しずつ知見が蓄積してきているが，その意義に対する見解が定まっている段階ではない．本稿では現時点での透析患者における高尿酸血症の意義に関してまとめる．

1 透析患者における高尿酸血症の疫学

1. 透析患者のおよそ60％は高尿酸血症である

　日本透析医学会による調査では，透析前尿酸値は7〜8mg/dLをピークに正規分布に類似する分布を呈し（図1A），透析前尿酸値7mg/dL以上は57.9％を占めた[6]．

2. 透析患者の高尿酸血症は性差や透析歴での差は明らかでなく，若年者ほど高値である[6]

　一般に血清尿酸値は男性のほうが高値であることが知られている．透析患者では，性差は明らかでない（図1B）．また，透析歴別では，著変はみられないものの，長期透析になるに従ってわずかな漸増傾向がみられた（図1C）．年齢別では，高齢になるほど透析前血清尿酸値は低値であった（図1B）．

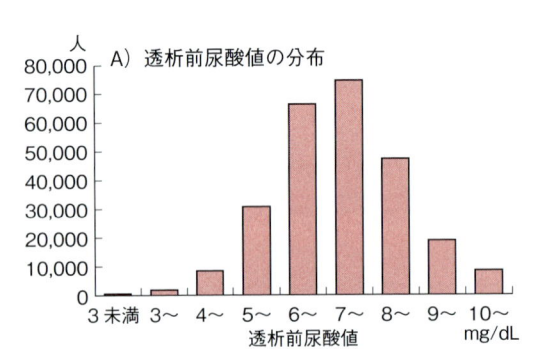

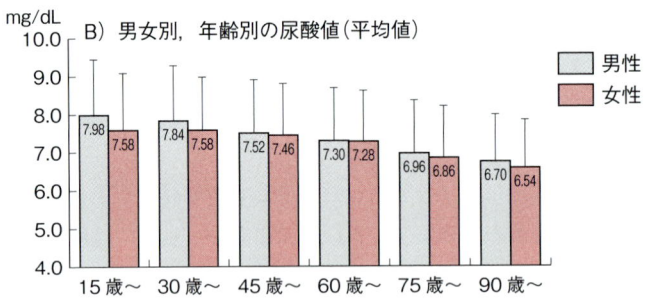

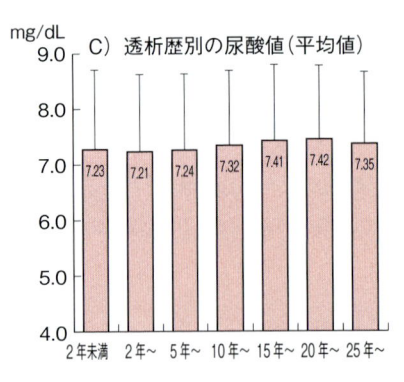

図1　わが国の透析患者の尿酸値
（文献6より）

❷ 透析患者における高尿酸血症の臨床的な意義

1. 高尿酸血症を有する透析患者は，高尿酸血症を有さない透析患者と比べて心血管死および総死亡が少ない

　透析患者における血清尿酸値と心血管死もしくは総死亡との関連を示す報告を表1にまとめる．単施設でのコホートでは，血清尿酸値と死亡率はJカーブを示すことが報告されていた[7-9]．血液透析患者を対象とした国際的なコホート研究であるInternational Dialysis Outcomes and Practice Patterns Study（DOPPS）で血清尿酸値のデータがある症例を対象にサブ解析を行ったところ，血清尿酸値1mg/dL低下するごとに心血管死リスクが有意に8％低下し，さらには血清尿酸値を8.2mg/dL以下とそれ以上に2群に分けると低尿酸値群は高尿酸値群と比較して1.5倍心血管死リスクが高かった[10]．以上より，透析患者において，高尿酸血症は心血管死のリスクがむしろ低いことを示唆する所見と考えられる．非透析患者とは異なるこのようなパラドキシカルな結果（ワンポイントメモ）は，透析患者においては以下に示すように血清尿酸値は栄養状態を反映していることによる影響ではないかと推測されている．

> **ワンポイントメモ**
> 尿酸はヒトにおいてプリン代謝系の最終産物であり，抗酸化作用を有することが知られている．しかしながら，血漿中に過剰に尿酸が存在すると，血管内皮，血管平滑筋細胞，脂肪細胞などに存在する尿酸トランスポーター1（URAT 1）を介して細胞内に取り込まれ，酸化促進作用を有することが明らかとなってきて，臓器障害との関連が注目されている．

表1 透析患者における高尿酸血症と心血管死や総死亡との報告

	年	研究デザイン	症例数	施設数	コメント
Suliman ME	2006	コホート	294	単	Jカーブ：血清尿酸値5.3-8.9mg/dL群に対して，血清尿酸値の低下および上昇で死亡率上昇
Lee SM	2009	コホート	168	単	血清尿酸値5.3-8.7mg/dL群で最も死亡率低く，特に血漿尿酸値5.2mg/dL以下群で2.2倍死亡リスク高い
Hsu SP	2004	コホート	146	単	Jカーブ：血清尿酸値7.3-7.8mg/dL群に対して，血清尿酸値の低下および上昇にて死亡率が上昇
Latif W	2011	コホート	4637	多	逆相関：尿酸値1mg/dL低下に伴って心血管死リスクも低下．尿酸値8.2mg/dL以下で1.5倍の心血管死のリスクあり

2. 高尿酸血症を有する透析患者は，高尿酸血症を有さない透析患者と比べて脳血管イベントが少ない傾向がある

　216名の血液透析患者を18カ月追跡した調査[11]では，血清尿酸値が高いほど脳血管イベントのリスクが有意に低い結果であった．しかしながら，年齢，性差，脈圧，高感度CRPおよびプレアルブミン値で補正すると有意差は消失した．血清尿酸値と脳血管イベントの関連性をいうには，さらなる大規模な研究を要する状態である．

3. 透析患者の高尿酸血症は栄養状態を反映している

　透析歴2年以上の日本におけるおよそ20万人の調査では，血清尿酸値が高い程，血清アルブミン値，肥満度，標準化蛋白異化率も高値を認める傾向にあった[6]（図2）．透析患者において，血清尿酸値は栄養状態を反映している可能性があり，さらなる検討が待たれる．

3. 高尿酸血症

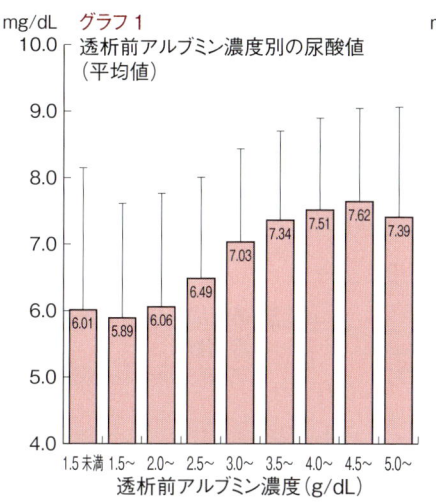

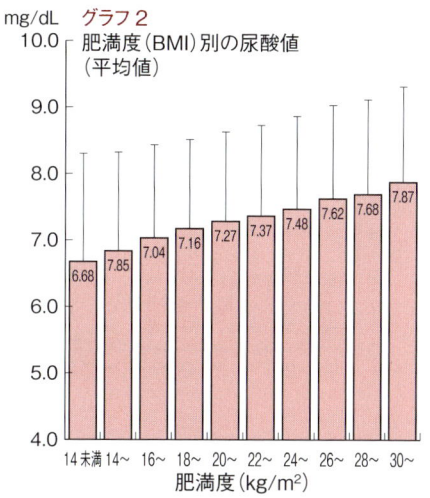

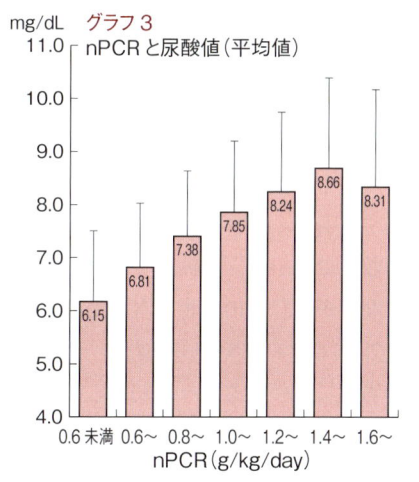

グラフ1 透析前アルブミン濃度別の尿酸値（平均値）

透析前アルブミン濃度 (g/dL)	尿酸値 (mg/dL)
1.5未満	6.01
1.5〜	5.89
2.0〜	6.06
2.5〜	6.49
3.0〜	7.03
3.5〜	7.34
4.0〜	7.51
4.5〜	7.62
5.0〜	7.39

グラフ2 肥満度（BMI）別の尿酸値（平均値）

肥満度 (kg/m^2)	尿酸値 (mg/dL)
14未満	6.68
14〜	6.85
16〜	7.04
18〜	7.16
20〜	7.27
22〜	7.37
24〜	7.48
26〜	7.62
28〜	7.68
30〜	7.87

グラフ3 nPCRと尿酸値（平均値）

nPCR (g/kg/day)	尿酸値 (mg/dL)
0.6未満	6.15
0.6〜	6.81
0.8〜	7.38
1.0〜	7.85
1.2〜	8.24
1.4〜	8.66
1.6〜	8.31

図2 透析患者における血清尿酸値と栄養指標との関係（文献6から）

4. 透析患者では痛風発作は少ない

腎不全患者は透析導入後に痛風発作が減少し，透析導入2年後にはほとんど発作はみられなくなると報告されている[12]（図3）．

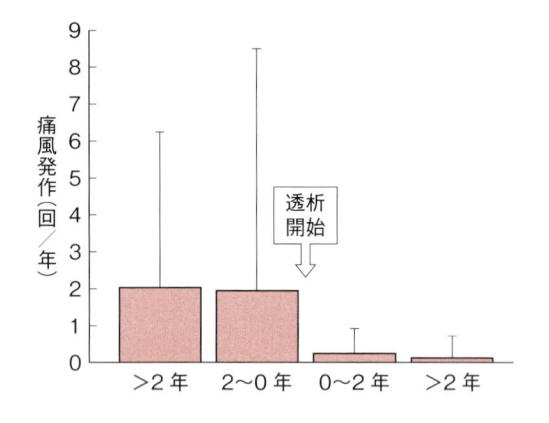

図3 透析導入前後の痛風発作の回数
（文献12より一部改変）

3 透析患者における高尿酸血症の診断・治療の考え方

　高尿酸血症は高尿酸血症・痛風の治療ガイドライン第2版によると，7.0mg/dL以上とされ，合併症を有する場合8.0mg/dL以上で薬物治療を行うとされている．透析患者の4人に1人は8.0mg/dL以上であるが，このガイドライン通りに当てはめて行うべきかは議論のあるところである．透析患者では，痛風発作が減少すること，高尿酸血症が必ずしも心血管・脳血管イベントに直結していないこと，薬剤の安全性が十分確立されていないことから，薬物投与は慎重に検討するべきである．薬物投与基準も明確ではないが，日本の透析患者の集計では約17％に治療薬は使用されていて，多くはアロプリノールであった[6]．近年，**フェブキソスタット**（☞ **用語解説**）が透析患者においても徐々に使用されるようになってきているが，その安全に関する知見の蓄積は少なく，慎重投与となっ

用語解説　フェブキソスタット
新規尿酸降下薬で，キサンチンオキシダーゼ阻害薬である．以前からあるキサンチンオキシダーゼ阻害薬のアロプリノールはプリン骨格をもつのに対して，非プリン骨格を有するため，種々のプリン・ピリミジン代謝酵素を阻害する可能性が少なく，副作用も少ないと考えられている．副作用のためアロプリノールを使用できない症例に対してもフェブキソスタットは使用可能と考えられている．透析患者に対して徐々に使用されるようになってきているが，まだその安全性に関しては確立されていない．

ている．また，リン吸着薬として使用されている塩酸セベラマーは，高尿酸血症を伴う透析患者の血清尿酸値をおよそ 0.5 mg/dL 低下させると報告されている[13, 14]．

【文献】

1) Johnson RJ, Kang DH, Feig D, et al. Is there a pathogenetic role for uric acid in hypertension and cardiovascular and renal disease? Hypertension. 2003; 41: 1183-90.
2) Jonasson T, Ohlin AK, Gottsater A, et al. Plasma homocysteine and markers for oxidative stress and inflammation in patients with coronary artery disease--a prospective randomized study of vitamin supplementation. Clin Chem Lab Med. 2005; 43: 628-34.
3) Laitinen T, Niskanen L, Geelen G, et al. Age dependency of cardiovascular autonomic responses to head-up tilt in healthy subjects. J Appl Physiol. 2004; 96: 2333-40.
4) Ford ES, Li C, Cook S, et al. Serum concentrations of uric acid and the metabolic syndrome among US children and adolescents. Circulation. 2007; 115: 2526-32.
5) Caravaca F, Martin MV, Barroso S, et al.［Serum uric acid and C-reactive protein levels in patients with chronic kidney disease］. Nefrologia. 2005; 25: 645-54.
6) 日本透析医学会透析調査委員会．わが国の慢性透析療法の現況（2011 年 12 月 31 日現在）．2011．
7) Lee SM, Lee AL, Winters TJ, et al. Low serum uric acid level is a risk factor for death in incident hemodialysis patients. Am J Nephrol. 2009; 29: 79-85.
8) Hsu SP, Pai MF, Peng YS, et al. Serum uric acid levels show a 'J-shaped' association with all-cause mortality in haemodialysis patients. Nephrol Dial Transplant. 2004; 19: 457-62.
9) Suliman ME, Johnson RJ, Garcia-Lopez E, et al. J-shaped mortality relationship for uric acid in CKD. Am J Kidney Dis. 2006; 48: 761-71.
10) Latif W, Karaboyas A, Tong L, et al. Uric acid levels and all-cause and cardiovascular mortality in the hemodialysis population. Clin J Am Soc Nephrol. 2011; 6: 2470-7.
11) Chen Y, Ding X, Teng J, et al. Serum uric acid is inversely related to acute ischemic stroke morbidity in hemodialysis patients. Am J Nephrol. 2011; 33:

97-104.

12) Ohno I, Ichida K, Okabe H, et al. Frequency of gouty arthritis in patients with end-stage renal disease in Japan. Intern Med. 2005; 44: 706-9.

13) Ohno I, Yamaguchi Y, Saikawa H, et al. Sevelamer decreases serum uric acid concentration through adsorption of uric acid in maintenance hemodialysis patients. Intern Med. 2009; 48: 415-20.

14) Garg JP, Chasan-Taber S, Blair A, et al. Effects of sevelamer and calcium-based phosphate binders on uric acid concentrations in patients undergoing hemodialysis: a randomized clinical trial. Arthritis Rheum. 2005; 52: 290-5.

〈安田日出夫〉

C 代謝疾患

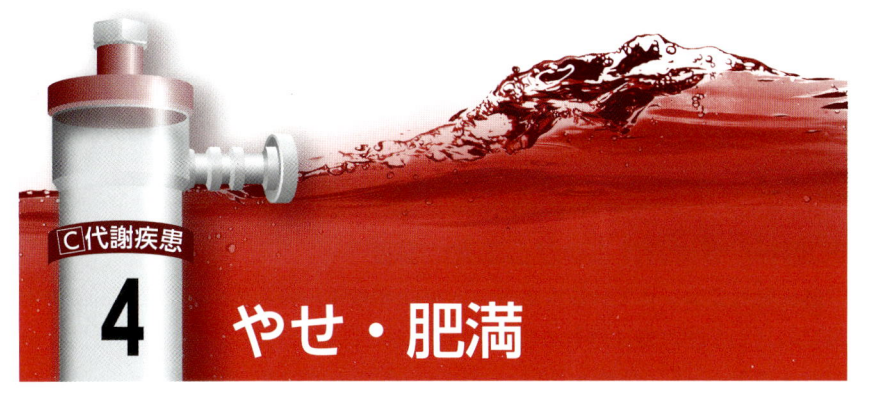

4 やせ・肥満

Summary

- ☑ 一般人口と比べ，透析患者では筋肉を中心としてやせている．
- ☑ 透析患者では内臓脂肪が蓄積しやすい．
- ☑ "かくれ栄養障害"のスクリーニングにGNRIが有用な可能性がある．
- ☑ 血清アルブミンだけで栄養状態を評価しない．
- ☑ 栄養障害のリスクがある場合は，"食べない"または"食べられない"のかを調べ，原因を評価する．

はじめに

　透析患者を診察する場合，食事制限が守られずに体重増加を繰り返す患者に，どうしても目が向きやすい．一方で，体重の増えが少なく透析中の血圧も安定している患者は，つい問題がないと思いがちである．しかし，日常診療で気をつけることは，一見すると問題のないように映る患者，特に高齢者や糖尿病患者において，しばしば"かくれ栄養障害"が潜んでいることである．

　本稿では，透析患者におけるやせ・肥満の疫学的な特徴を示すとともに，"かくれ栄養障害"を見つけるための栄養スクリーニングおよび予防法について概説する．

1 透析患者におけるやせと肥満の特徴

　一般に，"やせ"および"肥満"は体格指数（body mass index: BMI）〔体重 kg ÷（身長 m）^{2}〕から評価する．BMIが 18.5 kg/m^2 未満の場合には"やせ（低体重）"，BMIが 25.0 kg/m^2 以上の場合に」は"肥満"と診断する．肥満度は，

BMIによって4段階に分類され，25以上30未満は1度，30以上35未満は2度，35以上40未満が3度，40以上が4度になる．

1. 透析患者におけるやせと肥満の頻度

透析患者ではやせている人が多い．2011年度末の日本透析医学会統計調査委員会の「わが国の慢性透析の現況」[1]によると，透析患者の平均BMIは男性が21.7 ± 3.9kg/m^2，女性が20.8 ± 4.4kg/m^{2}であり，男性の32.9％，女性の47.5％はBMIが20kg/m^{2}未満である．

2008年度末の日本透析医学会統計調査委員会の「わが国の慢性透析の現況」[2]と2008年11月に厚生労働省が調査した「国民健康・栄養調査の概要」[3]のデータを用いて，一般人口と透析患者におけるやせと肥満の割合を比較した図を示す（図1, 2）．透析患者では，やせの頻度は男女とも全世代で3～4倍高く，特に高齢者で顕著であった．一方，肥満者の割合は30代までは健常人と変わらず，女性ではむしろ一般人より高い頻度であった．これは，若い世代は糖尿病や肥満症など生活習慣病を原因とした腎不全による透析導入が増えていることを反映したためと思われる．

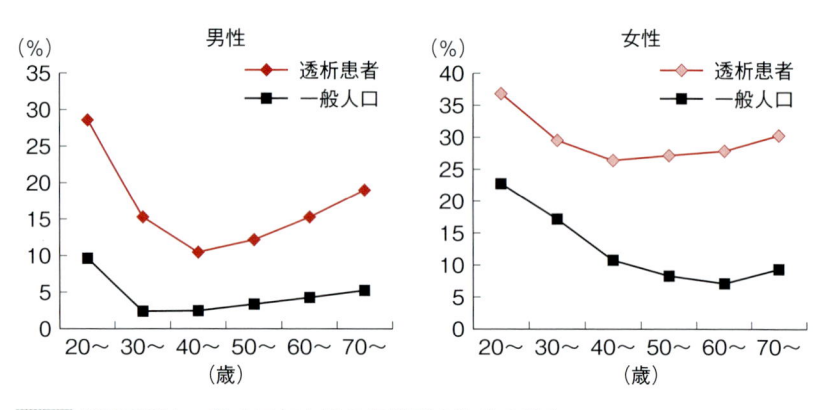

図1 透析患者と一般人口における年代別のやせの割合

2008年度末の「わが国の慢性透析の現況」（日本透析医学会）と「国民健康・栄養調査の概要」（厚生労働省）のBMI（18.5kg/m^{2}未満）を比較した．

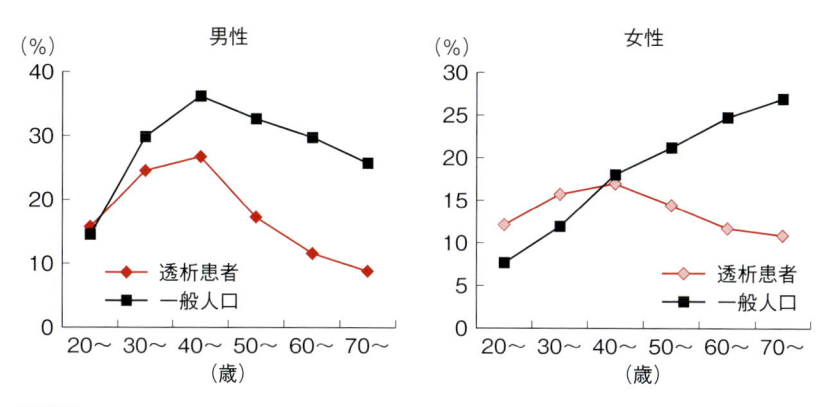

図2 透析患者と一般人口における年代別の肥満の割合

2008年度末の「わが国の慢性透析の現況」（日本透析医学会）と「国民健康・栄養調査の概要」（厚生労働省）のBMI（18.5 kg/m² 未満）を比較した．

2. やせは短期的な生命予後に影響する

やせは予後に悪影響する．特に，筋肉がやせている状態は"**サルコペニア**"（☞ 用語解説）とよばれ，生命予後や合併症に関連する．40〜79歳の日本人一般住民を対象としたコホート研究[4]では，20歳時の体重に比べて10 kg以上の体重減少があった場合，平均13.3年間の観察期間に心血管死するリスクは男性で1.5倍，女性で1.6倍高い．同様に，40〜79歳の一般住民において，BMIが18 kg/m² 未満の場合には肺炎で死亡するリスクが2.1倍高いことも報告されている[5]．

用語解説　サルコペニア

サルコペニアとは，ギリシャ語由来の"sarco"（肉・肉づき）とラテン語の"penia"（減少）を組み合わせた造語であり，1988年にRosenberg医師によって命名された．サルコペニアは，もともとは高齢者の筋肉量低下を意味する用語であったが，最近では疾患や食事量の低下に伴う筋肉減少などにも使われている．サルコペニアは，「筋肉の量的低下」に加え，「機能的（筋力または身体能力）低下」の両者が存在する場合に診断される．

最近の研究では，日本人の一般高齢者の約半数で筋肉量が減っており，約10％にサルコペニアを認めることが報告されている．透析患者におけるサルコペニアの正確な頻度はわかっていないが，高齢者が多い本邦では透析患者の半数以上に存在すると思われる．

透析患者においても，健常者と同様，やせは生命予後に関連し，BMIが低いほど不良である．海外の報告[6]では，BMIが21kg/m²未満から予後が悪くなるが，国内の検討では17kg/m²未満から長期的な予後が悪い[7]．また，日本人透析患者では，糖尿病患者ではBMIが18kg/m²未満，非糖尿病患者ではBMIが低いほど心筋梗塞または心不全による死亡リスクが高いことも報告されている[8]．

3. 肥満は透析患者の生命予後に対する長期的な危険因子である

一般に，肥満症は心血管病やがんに対する危険因子である．しかし，透析患者では肥満者の予後がむしろ良い．この一般人と逆の現象は，"reverse epidemiology"とよばれる．

しかし，一般人口を対象とした研究では，少なくとも10年以上の追跡を行った上で生命予後との関連を評価している．一方，透析患者を対象とした研究では，ほとんどの観察期間は5年未満と短く，肥満による長期的な影響については評価できていない．実際，一般人口と年齢および観察期間を同じにすると，透析患者でも"reverse epidemiology"は存在せず，BMIと予後の関連は一般人口と同じUカーブであることが報告されている[9]．

透析患者では，BMIに比して内臓脂肪が多い特徴がある[10]．最近の研究では，透析患者でもウエスト周囲長が大きいと生命予後が悪い[11]．また，内臓肥満面積と動脈硬化性病変が関連することも報告されている[12]．

② 透析患者の"かくれ栄養障害"を見抜く

透析患者では，栄養障害を見つけることは意外と難しい．というのも，体重（ドライウエイト）は月1回の胸部X線の心胸比から決めるため，その間に起きた体重減少は見逃されてしまうからである．特に，透析間の体重増加が少ない患者は，実際の体重は減っていて体液は過剰状態にあるかかわらず，むしろ透析中の血圧は安定するため，数カ月してから初めて体重減少に気づくことがある．

さらに，透析患者では血清アルブミンを単独で栄養指標に用いることも問題がある．血清アルブミンは，①半減期が約20日と長い，②炎症の存在によって低下する，③透析間の体重増加に影響される，④測定法によって値が異なる，⑤ダイアライザから透析液中に喪失する，など，食事以外の様々な要因によって影響

される．現在，血清アルブミンは栄養指標というよりも，生命予後や合併症のリスク因子として捉えられている．

したがって，透析患者の"かくれ栄養障害"を見つけるには，食事摂取量，身体計測，生化学的検査，病歴などの複数の項目を組み合わせ，総合的に評価することが重要となる．現在，最もよく用いられている評価法として，包括的主観的栄養評価法（Subjective Global Assessment: SGA）（表1）とGNRI（Geriatric Nutritional Risk Index）がある（表2）．

1. SGA

SGAは，主観的な観点からみた問診と身体計測・病歴を組み合わせた栄養スクリーニング法である[13]．簡便であり，誰にでも比較的容易に再現性のあるスクリーニングが行えることから，日常診療で最も使われている．一方で，1）問診に時間と手間がかかる，2）慣れないと判断に迷いやすい，3）正確な評価のためには生化学的検査などの客観的な評価も加える必要がある，4）透析治療に特化した評価法でない，などの問題がある．

現在，透析患者に特化させた評価法として，SGAに透析年数，合併症，BMI，血清アルブミン，総鉄結合能（total iron binding capacity: TIBC）またはトランスフェリンを加えたMIS（malnutrition-inflammation score）が考案されている[14]．しかし，MISでは定期的なTIBC（またはトランスフェリン）の測定が必要であり，評価自体にも時間を要することより，日常診療では普及していないのが現状である．

2. GNRI（Geriatric Nutritional Risk Index）

GNRIは高齢者の栄養状態を評価するために，2005年にフランスで考案された指標であり，血液透析患者では91未満の場合に「栄養リスクあり」と評価される[15]（表2）．本指標は血清アルブミンと理想体重から算出できる簡便さより，透析患者の栄養スクリーニングに有用な可能性がある．しかし，高齢者以外での有用性はまだ不明であり，日本人のデータも限られる．また，腹膜透析患者では栄養スクリーニング法として有用でないとの報告[16]もあり，さらなる検証が必要である．

表1 主観的包括的評価法（Subjective Global Assessment: SGA）

点数 1-7

病歴
1　体重変化
　　　6カ月前のドライウエイト： _____ kg
　　　現在のドライウエイト　　： _____ kg
　　　過去6カ月の体重減少量　： _____ kg　減少率 _____ %
　　　過去2週間の体重変化　　：□変化なし　□増加　□減少
2　食事摂取状況　□変化なし（適切）　□変化なし（不足）
　　　変化：□食事摂取減少 _____ kcal　たんぱく質 _____ g　期間： _____ 週
　　　　　　□流動食　□水分補給+α程度の流動食　□絶食
3　消化器症状
　　　症　状：　　　　　頻　度：　　　　　持続期間：
　　　□なし　　　　　_____　　_____
　　　□悪心　　　　　_____　　_____
　　　□嘔吐　　　　　_____　　_____
　　　□下痢　　　　　_____　　_____
　　　□食欲不振　　　_____　　_____
　　　　　　なし，毎日，2-3回/週，1-2回/週　＞2週間，＜2週間
4　身体機能
　　　状　態：□障害なし　□障害あり
　　　　□歩行可能　□日常活動可能　□軽い活動可能
　　　　□ベッド・椅子上での生活　□寝たきり
5　疾患および栄養必要量との関係
　　　初期診断： _____　合併症： _____
　　　栄養必要量　　：□標準　□増加　□減少
　　　急性代謝ストレス：□なし　□軽度　□中等度　□重度
身体所見
　　　皮下脂肪の減少（下眼瞼・三頭筋・二頭筋・胸部）：□複数箇所　□全箇所
　　　筋肉量の減少（こめかみ・鎖骨・肩甲骨・肋骨・
　　　　大腿四頭筋・ふくらはぎ・膝・骨間）　　：□複数箇所　□全箇所
　　　低栄養に関連した浮腫/体重変化時に診る　　：□なし　　□あり
SGA　栄養状態評価
　　　□　軽度栄養障害リスク〜栄養状態良好：6-7点が最も多い，改善傾向
　　　□　中等度栄養障害：3-5点が最も多い，良好とも重度栄養障害[4]ともいえない
　　　□　重度栄養障害：1-2点が最も多い，明らかな栄養障害

表2 Geriatric Nutritional Risk Index（GNRI）

GNRI ＝ ［1.489×血清アルブミン（g/L）］＋［41.7×（現体重/理想体重）］

理想体重は Lorentz equations（WLo）の式（下記）もしくは BMI ＝ 22kg/m² となる体重とする

男性：理想体重＝身長－100－［（身長－150）/4］

女性：理想体重＝身長－100－［（身長－150）/2.5］

身長がわからない場合は下記で計算する

男性：身長（cm）＝［2.02×膝高（cm）］－［0.04×年齢（歳）］＋64.19

女性：身長（cm）＝［1.83×膝高（cm）］－［0.24×年齢（歳）］＋84.88

ただし，現体重が理想体重より多いときは，現体重/理想体重は1とする

原法の評価法

GNRI	評価
82未満	重度栄養リスク
82〜91	中等度栄養リスク
92〜98	軽度栄養リスク
99以上	リスクなし

熊谷らの評価法[15]

GNRI	評価
91未満	栄養障害リスク
91以上	リスクなし

3 栄養障害の予防法

　もし，SGA や GNRI で「栄養障害のリスクあり」と判断された場合には，ただちに食事摂取の状況をチェックする必要がある．透析患者で食事量が減る原因には，食べられるけど"食べない"場合と，食べたいけれど"食べられない"場合の2つに大別される．それぞれの理由と具体的な対策例を表3に示す．

表3 透析患者で食事量が減少する理由と対応策

| "食べられない" ||| "食べない" ||
理由	対応策	理由	対応策
尿毒素の蓄積	十分な透析量の確保（時間延長，ダイアライザ変更，血流量増加）	体重が増える	食事指導（特に減塩）透析時間の延長 飲酒を止める
食欲抑制物質の蓄積	オンラインHDFへの変更 V型ダイアライザへの変更	血清リンが高い	加工食品を止める リン吸着薬の変更 透析時間の延長 血流量の増加
炎症の存在	透析液の清浄化 合併症の評価 定期的な運動	カリウムが高い	カリウムの多い食品の見直し 薬剤の投与
虫歯・歯槽膿漏	歯科医による口腔ケア	血糖が高い	薬剤の投与・変更 定期的な運動
心不全	理想体重の見直し		
抑うつ症状	精神科へコンサルト		

おわりに

　高齢化の進んでいる日本の透析患者においては，栄養管理は重要な治療戦略の一つである．特に，やせ（サルコペニア）は透析患者の身体活動度や生命予後に影響するため，早期にやせを見つけて介入することが重要となる．しかし，ドライウエイトや血清アルブミンのみで栄養状態を評価すると，早期の栄養障害は見逃される可能性がある．したがって，SGAやGNRIなどの栄養ツールを活用することが望ましい．

　もし栄養障害のリスクがあると判断した場合には，どうして患者が"食べられない"のか，あるいは"食べない"のかを調べる．その上で，食事摂取量が減少した理由に対して介入することが，透析患者の栄養障害を予防する上で重要な戦略となる．

【文献】

1) 日本透析医学会．わが国の慢性透析療法の現況．2011年12月31日現在．
2) 日本透析医学会．わが国の慢性透析療法の現況．2008年12月31日現在．
3) 厚生労働省．平成20年国民健康・栄養調査の概要について．
   URL: http://www.mhlw.go.jp/houdou/2009/11/h1109-1.html
4) Chou WT, Kakizaki M, Tomata Y, et al. Impact of weight change since age 20 and cardiovascular disease mortality risk –The Ohsaki Cohort Study–. Circ J 2012, published online.
5) Inoue Y, Koizumi A, Wada Y, et al. Risk and protective factors related to mortality from pneumonia among middle-aged and elderly community residents: The JACC Study. J Epidemiol. 2007; 17: 194-202.
6) Kalantar-Zadeh K, Abbott KC, Salahudeen AK, et al. Survival advantages of obesity in dialysis patients. Am J Clin Nutr. 2005; 81: 543-54.
7) Kaizu Y, Tsunega Y, Yoneyama T, et al. Overweight as another nutritional risk factor for the long-term survival of non-diabetic hemodialysis patients. Clin Nephrol. 1998; 50: 44-50.
8) 辻　孝之，加藤明彦．栄養不良と心血管疾患．透析ケア．2013; 19: 17-8.
9) de Mutsert R, Snijder MB, van der Sman-de Beer F, et al. Association between body mass index and mortality os si, ilar in the hemodialysis population and the general population at high age and equal duration of follow-up. J Am Soc Nephrol. 2007; 18: 967-74.
10) Odamaki M, Furuya R, Ohkawa S, et al. Altered abdominal fat distribution and its association with the serum lipid profile in non-diabetic haemodialysis patients. Nephrol Dial Transplant. 1999; 14: 2427-32.
11) Postorino M, Marino C, Tripepi G, et al. Abdominal obesity modifies the risk of hyperglyceridemia for all-cause and cardiovascular mortality in hemodialysis patients. Kidney Int. 2011; 79: 765-72.
12) Kato A, Ishida J, Endo Y, et al. Association of abdominal visceral adiposity and thigh sarcopenia with changes of arteriosclerosis in haemodialysis patients. Nephrol Dial Transplant. 2011; 26: 1967-76.
13) Detsky AS, McLaughlin JR, Baker JP, et al. What is subjective global assessment of nutritional status? JPEN J Parenter Enteral Nutr. 1997; 11: 8-13.
14) Kalantar-Zadeh K, Kopple JD, Block G, et al. A malnutrition-inflammation score is correlated with morbidity and mortality in maintenance hemodialysis patients. Am J Kidney Dis. 2001; 38: 1251-63.

15) Kumagai H, Yamaguchi Y, Ohkawa S, et al. The use of the geriatric nutritional risk index（GNRI）as simplified nutritional screening tool. Am J Clin Nutr. 2008; 87: 1967.
16) Szero CC, Kwan BC, Chow KM, et al. Geriatric nutritional risk index as a screening tool for malnutrition in patients on chronic peritoneal dialysis. J Ren Nutr. 2010; 20: 29-37.

> **ワンポイントメモ　透析患者の栄養評価に有用な生化学検査**
> 古くは「プレアルブミン」とよばれていたトランスサイレチンは，半減期が約2日間と短いため，急激な栄養状態の悪化や改善を評価するのに最も有用な生化学的検査である．トランスサイレチンは，透析患者において血中濃度が低下しやすい必須アミノ酸であるトリプトファンを多く含むため，透析患者の栄養状態の変化を鋭敏に反映する．
> トランスサイレチンの基準値は22～40mg/dLであるが，透析患者では30mg/dL未満から低栄養のリスクがあると考える．しかし，トランスサイレチンはアルブミンと同様，炎症によって血中濃度が低下するため，単独で栄養状態を評価するには限界がある．2012年度の診療報酬では，トランスサイレチンの測定には115点が認められている．

〈加藤明彦〉

D その他
1 かゆみ

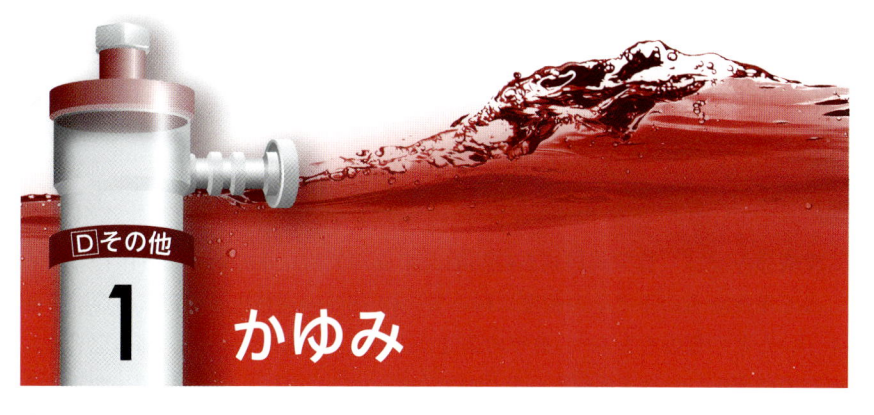

Summary

- 皮膚瘙痒症は透析患者の皮膚合併症のうち最も頻度の多い合併症である．
- 皮膚瘙痒症はかゆみによる不快感だけではなく，不安やうつ状態，そして睡眠障害などを引き起こし，生活の質に影響を及ぼす．さらに，生命予後にも影響を及ぼす可能性が示されている．
- 透析患者の皮膚瘙痒症の原因には，尿毒症や非尿毒症性因子など多くの因子が関与しており，その病態生理は複雑で原因は同定されていない．近年，免疫仮説とオピオイド仮説とが注目されており，オピオイド受容体のアンタゴニストであるナルフラフィンの有効性が報告されている．

はじめに

　透析患者の皮膚合併症のうち皮膚瘙痒症は最も頻度の高い合併症である．近年，透析療法の進歩によって皮膚瘙痒症の頻度は減少している[1]が，Dialysis Outcomes and Practice Patterns Study（DOPPS）によれば，未だに慢性腎臓病患者の 42〜52％に皮膚瘙痒症が存在している[2]．皮膚搔痒症は，"かゆみ"による不快感，不安，に加え，うつ傾向，睡眠障害を誘発する可能性があり，生活の質を著しく低下させる．結果として心身の健康状態に対して負の影響を及ぼす．また，瘙痒による皮膚の搔破は皮膚の脆弱性をもたらし二次的な感染症の温床となる可能性もある．そして，これらの結果，生命予後にも影響を与えると考えられている．本稿では，透析患者の皮膚瘙痒症について，その特徴や治療方法について述べる．

1 透析患者の皮膚瘙痒症の特徴

　皮膚瘙痒症は，数分間持続し自然消退する間欠的なものから1日中持続するような重度なものまでその程度は様々で，約75％の透析患者が毎日瘙痒感を訴えていたとの報告もある[3]．瘙痒の強度については変動があり，一部の患者では周期的に変化し，皮膚瘙痒症の発症時間については，日中よりも夜間に悪化する傾向にある．瘙痒の部位については，背中，四肢，胸部，頭部など非連続性で皮節分布に従わないことが多く，20〜50％の患者では全身の瘙痒感を自覚している．気温の上昇や発汗，そしてストレスなどが皮膚瘙痒症を悪化させ，冷却やシャワーを浴びることによって症状が軽減することがある[2,4]．

　皮膚瘙痒症では，皮膚の瘙破により物理的に障害をもたらし，感染，痒疹，皮膚の苔癬化を起こす．

　透析療法そのものの皮膚瘙痒症に対する影響に関しては，議論のあるところである．ある研究では透析療法中にかゆみは増悪し，他の報告では皮膚瘙痒症に対して高性能膜を使用した透析療法が有効であることが示されている[2,5]．

　皮膚瘙痒症は重篤な不快感，不安，うつ状態，そして睡眠障害を引き起こし，生活の質に大きな影響を及ぼす．睡眠障害は慢性疲労を引き起こし，昼夜のリズム障害に関連し，精神や身体能力に負の影響をもたらす[1]．最近，2つの研究で皮膚瘙痒症と死亡リスクの増加との関連が示された[2,6]．DOPPSにおいて，中等度以上の瘙痒を有する群では死亡のリスクが17％にまで増加することが報告されている．この結果は，睡眠の質に関する調査結果を用いて調整を行うとこの関連性が消失し，有意差がみられなくなった．皮膚瘙痒症は死亡率とは直接的には関連していないかもしれないが，中等度以上の瘙痒症を有する群で死亡率が高い一因に睡眠障害の関与が強いことを示している．Naritaら[6]は，**視覚的評価スケール（VAS）**（☞ p.169 用語解説）を用いて皮膚瘙痒症の程度を評価し，生命予後との関連を検討している．高度の皮膚瘙痒症を呈する患者では生命予後が不良で（図1），糖尿病，年齢，アルブミンなどで補正しても皮膚瘙痒症は独立した死亡のリスクであった．彼らの報告では，統計科学的有意ではなかったが，高度の皮膚瘙痒症を呈している患者群では感染症による死亡が他の群に比して多い傾向にあった．

1. かゆみ

このように皮膚瘙痒症は透析患者の生活の質だけではなく生命予後にも影響を及ぼす可能性があるのにもかかわらず，正当に評価されない合併症のままである．

用語解説

Visual analogue scale（VAS）

痛みやかゆみのような患者の主観的な訴えを客観的に評価し，分析したうえで治療を行うことが重要である．Visual analogue scale（VAS）は，主観的な感覚を客観的に表現する評価方法のひとつである（参考文献）．目盛りを刻んでない100mmの水平な直線に，痛みやかゆみの強さに応じて患者自身が印をつけ定量化する方法である（図）．当初は痛みの客観的評価に用いられていたが，近年かゆみなど他の主観的感覚の評価に用いられるようになった．

VASの測定は簡便であり，感度の高い評価方法で，繰り返し測定することによって治療前後など経時的変化を評価することが可能である．しかし，感覚を線上で表現することが理解できない患者（高齢者や小児など）や視力低下の患者などでは利用できない．また，2回目以降の測定で症状が増悪した場合にスケールアウトする問題がある．VASは1人の患者を経時的に評価する場合には有効であるが，患者間での比較という点においては信頼性が低い．

主観的な訴えに対する他の評価方法としては，numerical rating scale（NRS），verbal rating scale（VRS），face scaleなどがある（図）．

Visual Analogue Scale（VAS）　なし ─────────── 耐えられない

Numerical Rating Scale（NRS）　0　1　2　3　4　5　6　7　8　9　10

Verbal Rating Scale（VRS）　なし　軽い　かなりある　強い　耐えられない

Face Scale　0　1　2　3　4　5

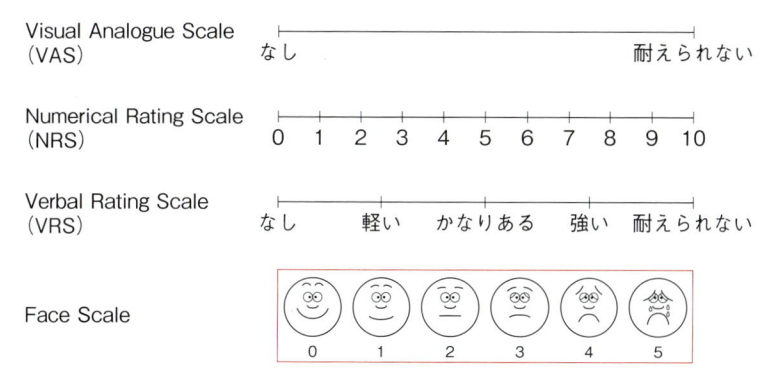

図　主観的な訴えに対する主な評価方法

参考文献

Keele KD. The pain chart. Lancet. 1948; 2(6514): 6-8.

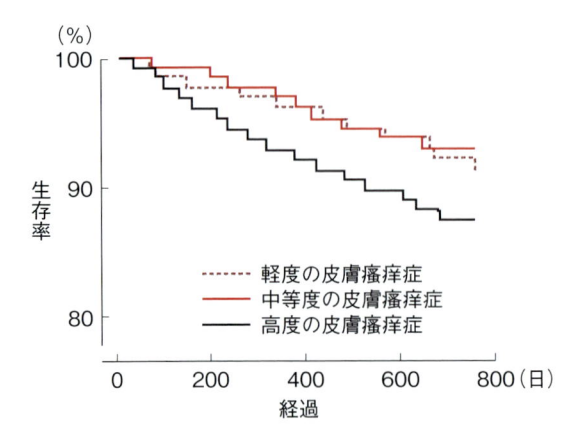

図1 皮膚瘙痒症と生命予後（文献3より一部改変）

2 透析患者の皮膚瘙痒症の病態

　透析患者の皮膚瘙痒症の病態生理は複雑で，尿毒症や非尿毒症性因子など多くの因子が関与していると考えられている．皮膚瘙痒症の病態生理の機序として様々な仮説が提唱されている（表1）．近年，免疫仮説とオピオイド仮説と2つの仮説が注目されている．

表1 皮膚瘙痒症の原因

起因部位		機序
皮膚におけるかゆみ	慢性腎不全に由来する内因性かゆみ物質の蓄積	●中分子量物質の蓄積 ●ヒスタミン遊離促進物質の産生 ●Ca，Piの蓄積 ●副甲状腺ホルモンの産生
	かゆみメディエータの過剰産生	●ヒスタミン ●サブスタンスP ●サイトカイン，IL-10
	外因刺激に対するかゆみ感受性の亢進	●乾燥（角質水分量の低下，発汗低下） ●痒覚神経の伸長とかゆみ閾値低下 ●二次的な湿疹化
中枢神経におけるかゆみ	脳内のかゆみ制御メカニズム	●オピオイドペプチド

1. 免疫仮説

　免疫仮説では，皮膚瘙痒症を全身の炎症性疾患ととらえている．この仮説は，紫外線B（UVB）が皮膚瘙痒症に対して有効であることを示した研究や，カルシニューリン阻害薬の投与によって皮膚瘙痒症が改善したことを示した研究によって支持されている[1, 5]．

2. オピオイド仮説

　オピオイド仮説では，透析患者の皮膚瘙痒症が，真皮細胞やリンパ球のオピオイド受容体の過剰発現といった，内因性のオピオイド系の異常によって引き起こされるとの仮説に基づいている．オピオイド受容体は主としてμ，δおよびκ受容体の3つのタイプに分類される（表2）．CKD患者ではダイノルフィンAに対する血清β-エンドルフィンの比が増加しており，これが瘙痒を誘発するオピオイドμ受容体の活動性の増加に関与している可能性があり，透析患者の皮膚瘙痒症を引き起こしているのかもしれない[7]．

表2　オピオイド受容体のサブタイプとその薬理作用
（日本透析医学会雑誌 2009; 24: 387 より一部改変）

	μ	κ	δ
内因性リガンド（アゴニスト）	β-エンドルフィン	ダイノルフィンA	Leu-エンケファリン
作動薬（アンタゴニスト）	モルヒネ フェンタニル ブプレノルフィン	ナルフラフィン （レミニッチ®）	DPDPE デルトルフィン
拮抗薬（アンタゴニスト）	ナロキソン ナルトレキソン	nor-BNI	NTI
主な薬理作用	鎮痛 鎮静 依存性 呼吸抑制 胃腸管運動抑制 かゆみ誘発	鎮痛 鎮静 利尿 依存性なし かゆみ抑制	鎮痛 呼吸抑制

3. その他

　副甲状腺ホルモン（PTH）や Ca，Pi が皮膚瘙痒症の病態生理に関係していると考えられている．重症の二次性副甲状腺機能亢進症の患者や高 Ca 血症，高 Pi 血症の患者ではしばしば皮膚瘙痒症がみられ，副甲状腺摘出術後に瘙痒症が消失する症例を経験する[8]．大森らのアンケート調査によると，Ca 9.7mg/dL 以上，Pi 5.6mg/dL 以上，PTH 360pg/mL の症例で皮膚瘙痒症を有する危険率が有意に高かった[3]（図2）．一方で，Momose らは，皮膚瘙痒症のある患者とない患者とでは Ca，Pi，PTH 値に差はなく，皮膚の基底細胞や有棘細胞の Ca イオンの沈着が皮膚瘙痒症のある患者群で有意に高いと報告している[9]．血清の Ca，Pi，PTH 値と皮膚瘙痒症との程度との間に一貫した関連がないことは，他の因子が透析患者の皮膚瘙痒症ではより重要であることを示唆している（図2）．

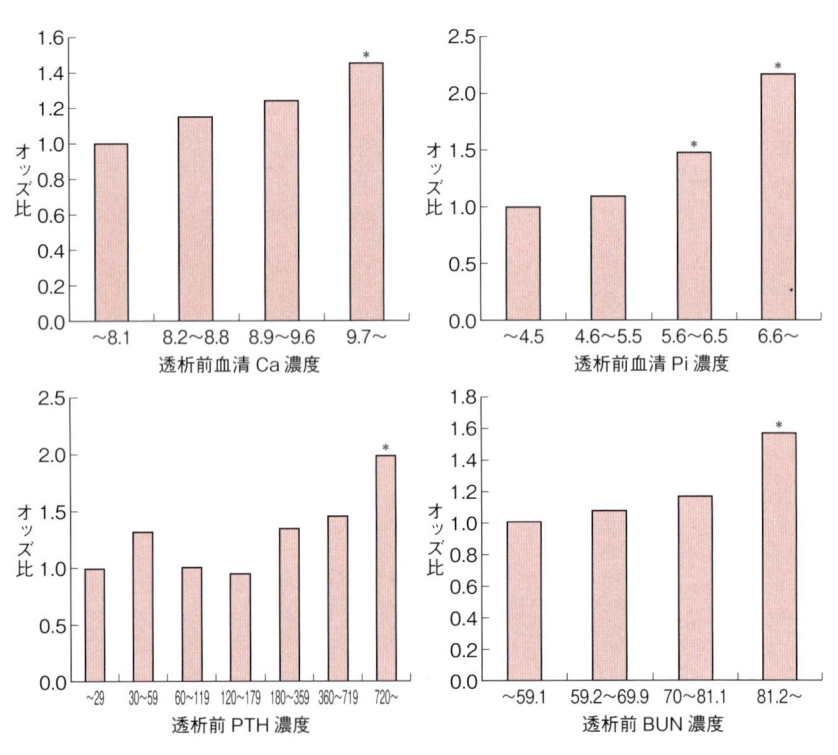

図2　瘙痒症と透析関連データ（文献3より一部改変）

1. かゆみ

皮膚の肥満細胞数が慢性腎臓病患者で増加しており，重症の皮膚瘙痒症の患者で血漿トリプターゼやヒスタミンの値が上昇していることが報告されており，サブスタンスPに反応して肥満細胞から放出されるヒスタミンも皮膚瘙痒症に関連している[10]．

透析患者の皮膚は高度の乾燥状態にある．乾燥皮膚が慢性腎臓病患者の皮膚瘙痒症を増悪させる可能性がある．乾燥皮膚では角層のバリア機能が破綻し，知覚神経（無髄C線維）が皮膚表面まで延長し露出している．そのためかゆみに敏感となっている．

3 皮膚瘙痒症の治療

皮膚瘙痒症に対して利用できる治療のオプションには，局所の治療と全身的な治療とがある．

1. 局所治療

局所の治療には，皮膚の保湿剤，外用抗ヒスタミン薬，カプサイシンクリーム，そして，タクロリムスがある．透析患者の皮膚は汗腺の萎縮から乾燥しやすい傾向（皮脂欠乏症）にある．そのため，皮膚瘙痒症の初期療法としての皮膚の適切な保湿は，重要な治療戦略となる．外用抗ヒスタミン薬も処方されるが止痒効果は弱い．湿疹，皮膚炎（テープかぶれなど）を伴う場合にはステロイド外用薬が第一選択となる．保湿のための乳液やクリームなどを外用する場合やステロイド外用薬を使用する場合には，皮膚科専門医と相談の上それぞれの皮膚に適した外用薬を選択する必要がある．

唐辛子に含まれる天然アルカロイドであるカプサイシンは，皮膚の感覚神経末端でサブスタンスPのレベルを減少させ，痛み刺激の伝達を抑制することが知られている．0.025％のカプサイシンを含有するクリームを用いたTarngらの報告では，中等度から重症の痒みのある透析患者19名で副作用なしに皮膚瘙痒症を有意に軽減させたことが示されている[11]．

タクロリムスはTh1型のリンパ球の分化を阻害し，その結果IL-2の産生を抑制する．慢性維持透析患者25名を対象としたKuypersらの研究では，6週間のタクロリムス軟膏は重篤な副作用を発症することなく，皮膚瘙痒症の程度を有意

に軽減したことが示されている[12]．

2. 全身治療

皮膚瘙痒症に対する全身治療には，抗ヒスタミン薬・抗アレルギー薬，オピオイド受容体アゴニスト，などがある．

a) 抗ヒスタミン薬・抗アレルギー薬

皮膚瘙痒症に対する古典的な抗ヒスタミン薬の有効性は眠気という副作用のため限られており，その効果に関しては一定の成績が得られておらず，抗ヒスタミン薬が尿毒症による皮膚瘙痒症に有効か否かについては結論は得られていない[13]．最近の傾向として，H_1 受容体拮抗作用とメディエーター遊離抑制作用を併せもつ抗アレルギー薬がよく処方される傾向にある．一部の抗アレルギー薬は透析患者への安全性が確立していないので，その投与にあたっては少量から投与を開始するなど注意が必要である．

b) ナルフラフィン

Kumagai らは，選択的 κ 受容体作動性であるナルフラフィン（レミッチ®）の有効性を確認するため，皮膚瘙痒症を有する血液透析患者を対象に無作為化二重盲検比較試験を実施した[14]．112 例にナルフラフィン塩酸塩 2.5 μg を 111 例にプラセボを，1 日 1 回 14 日間経口投与し，VAS によって瘙痒の評価を行った．その結果，2.5 μg のナルフラフィンを投与された群では，プラセボ群と比較して皮膚瘙痒症の有意な改善を認めた．

ナルフラフィンの長期投与による有効性と安全性については，52 週間の長期投与試験が実施された[15]．VAS で評価した皮膚瘙痒症の程度は，投与後 12 週でほぼ半減し，投与 52 週目でも瘙痒症の改善を認めていた（図 3）．副作用については，最も発現頻度が高かったのは不眠であった．

c) その他

紫外線，特に 280〜315nm の波長のブロードバンド UVB が，一部の日焼けの症例を除けば忍容性も高く，皮膚瘙痒症の治療に有効である[16]．週 3 回，全身の UVB 治療（8〜10 セッション）の止痒性効果の期間は様々であるが数カ月間続くことがある．しかし，紫外線による潜在的な発癌の危険性については，十分に配慮する必要がある．

抗けいれん薬として使用されるガバペンチンを透析後に 100〜300mg 投与する

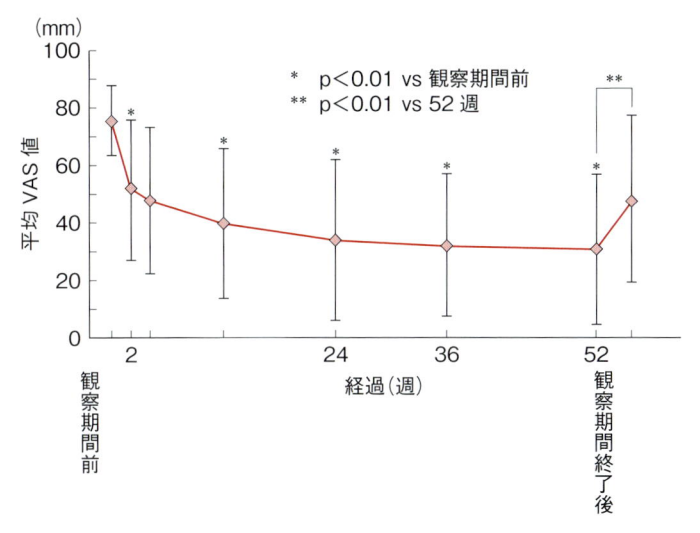

図3 ナルフラフィン長期投与の効果（文献15より一部改変）

と慢性腎臓病による皮膚瘙痒症の程度が有意に減少したとの報告がある[17]．腎排泄性のガバペンチンの使用に際しては，めまい，眠気，昏睡といった神経毒性副作用に注意を払う必要があり，初期投与量は100mgと低用量での治療開始が推奨されている．

3. 至適透析

　透析量の最適化や栄養状態を改善することによって皮膚瘙痒症が改善することが知られている[18]．Hiroshigeらは59人の透析患者を対象に血液検査結果と皮膚瘙痒症との関係を解析した．Kt/VやnPCRの高い16人の患者（Kt/V: 1.28やnPCR: 1.22）では皮膚瘙痒症の程度が改善し，Kt/VやnPCRの低い22人の患者（Kt/V: 1.09やnPCR: 1.01）では高度の皮膚瘙痒症が認められた．22人の患者のうち9人の患者で透析膜面積を大きくし透析量を増やすことによって7人の患者で瘙痒スコアの改善が認められ，栄養状態を良好にし透析量を増やすことによって皮膚瘙痒症が改善することを示した．

　生体適合性のよい高性能膜を使用することによって皮膚瘙痒症が改善することが報告されている[19,20]．Katoらは生体適合性がよいとされるPMMA（polymethyl methacrylate）膜を使用した透析を施行することによって瘙痒症の程度が軽減することを報告している．瘙痒症軽減の機序を検討するため，血清 TNF-α や IL-1β，IL-6，IL-18 など炎症性サイトカインの測定を行っているが，これらの関与は同定されなかった．

おわりに

皮膚合併症は透析患者においては common な問題で，患者の生活の質，精神や身体健康に影響し，生命予後にも影響する．ナルフラフィンの登場によって皮膚瘙痒症の治療は大きく変わったが，皮膚瘙痒症の発症のメカニズム，その原因物質は未だに同定されていない．腎移植を受けると皮膚瘙痒症が改善することから，透析では除去が困難な中〜大分子の尿毒性物質がその原因物質である可能性がある．皮膚瘙痒症の臨床的な管理はまだ満足できるものではなく，複雑なその発症メカニズムの解明が必要である．皮膚瘙痒症の病態生理解明のために研究が進むことを期待するとともに，日頃の透析診療においては，瘙痒症をきたす危険因子の除去，十分な透析（高性能膜の使用，長時間透析など）を行うことが必要と考える．

【文献】

1) Patel TS, Freedman BI, Yosipovitch G. An update on pruritus associated with CKD. Am J Kidney Dis. 2007; 50(1): 11-20.
2) Pisoni RL, Wikström B, Elder SJ, et al. Pruritus in haemodialysis patients: International results from the Dialysis Outcomes and Practice Patterns Study (DOPPS). Nephrol Dial Transplant. 2006; 21(12): 3495-505.
3) 大森健太郎, 成田一衛, 下条文武. 透析皮膚瘙よう症の実態 -新潟県内 41 施設 2474 名の調査報告-. 日本透析医学会雑誌. 2001; 34(12): 1469-77.
4) Mathur VS, Lindberg J, Germain M, et al. ITCH National Registry Investigators. A longitudinal study of uremic pruritus in hemodialysis patients. Clin J Am Soc Nephrol. 2010; 5(8): 1410-9.
5) Keithi-Reddy SR, Patel TV, Armstrong AW, et al. Uremic pruritus. Kidney Int. 2007; 72(3): 373-7.
6) Narita I, Alchi B, Omori K, et al. Etiology and prognostic significance of severe uremic pruritus in chronic hemodialysis patients. Kidney Int. 2006; 69(9): 1626-32.

7) Kumagai H, Matsukawa S, Saruta T, et al. Prospects for a novel κ-opioid receptor agonist, TRK-820, in uremic pruritus. In: Yosipovitch G, editor. Itch. Basic Mechanisms and Therapy. New York, USA: Marcel Dekker; 2004. p.279-86.

8) Chou FF, Ho JC, Huang SC, et al. A study on pruritus after parathyroidectomy for secondary hyperparathyroidism. J Am Coll Surg. 2000; 190(1): 65-70.

9) Momose A, Kudo S, Sato M, et al. Calcium ions are abnormally distributed in the skin of haemodialysis patients with uraemic pruritus. Nephrol Dial Transplant. 2004; 19(8): 2061-6.

10) Dugas-Breit S, Schöpf P, Dugas M, et al. Baseline serum levels of mast cell tryptase are raised in hemodialysis patients and associated with severity of pruritus. J Dtsch Dermatol Ges. 2005; 3(5): 343-7.

11) Tarng DC, Cho YL, Liu HN, et al. Hemodialysis-related pruritus: a double-blind, placebo-controlled, crossover study of capsaicin 0.025% cream. Nephron. 1996; 72(4): 617-22.

12) Kuypers DR, Claes K, Evenepoel P, et al. A prospective proof of concept study of the efficacy of tacrolimus ointment on uraemic pruritus (UP) in patients on chronic dialysis therapy. Nephrol Dial Transplant. 2004; 19(7): 1895-901.

13) Imaizumi A, Kawakami T, Murakami F, et al. Effective treatment of pruritus in atopic dermatitis using H1 antihistamines (second-generation antihistamines): changes in blood histamine and tryptase levels. J Dermatol Sci. 2003; 33(1): 23-9.

14) Kumagai H, Ebata T, Takamori K, et al. Effect of a novel kappa-receptor agonist, nalfurafine hydrochloride, on severe itch in 337 haemodialysis patients: a Phase III, randomized, double-blind, placebo-controlled study. Nephrol Dial Transplant. 2010; 25(4): 1251-7.

15) Kumagai H, Ebata T, Takamori K, et al. Efficacy and safety of a novel κ-agonist for managing intractable pruritus in dialysis patients. Am J Nephrol. 2012; 36(2): 175-83.

16) Gilchrest BA, Rowe JW, Brown RS, et al. Ultraviolet phototherapy of uremic pruritus. Long-term results and possible mechanism of action. Ann Intern Med. 1979; 91(1): 17-21.

17) Gunal AI, Ozalp G, Yoldas TK, et al. Gabapentin therapy for pruritus in haemodialysis patients: a randomized, placebo-controlled, double-blind trial. Nephrol Dial Transplant. 2004; 19(12): 3137-9.

18) Hiroshige K, Kabashima N, Takasugi M, et al. Optimal dialysis improves

uremic pruritus. Am J Kidney Dis. 1995; 25(3): 413-9.
19) Lin HH, Liu YL, Liu JH, et al. Uremic pruritus, cytokines, and polymethyl-methacrylate artificial kidney. Artif Organs. 2008; 32(6): 468-72.
20) Kato A, Takita T, Furuhashi M, et al. Polymethylmethacrylate efficacy in reduction of renal itching in hemodialysis patients: crossover study and role of tumor necrosis factor-alpha. Artif Organs. 2001; 25(6): 441-7.

〈宮地武彦〉

D その他

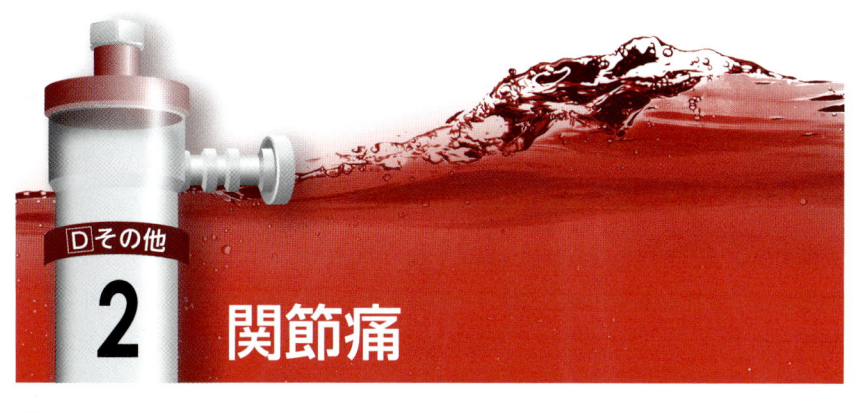

2 関節痛

Summary

- ☑ 透析患者では，変形性関節症のような加齢に伴う関節痛に加えて，慢性腎臓病に伴う骨ミネラル代謝異常，透析アミロイドーシスなどによる関節痛がみられる．
- ☑ 関節痛に対する薬物療法（非ステロイド性消炎鎮痛剤，ステロイドなど）を行う際には，消化管出血や易感染性などの副作用に注意する必要がある．また，腎排泄型薬物の使用の際にはその投与量の調整が必要である．
- ☑ 透析患者では compromised host であることに加え，透析毎にシャント血管への穿刺があるため菌血症となる機会が多く，化膿性脊椎炎などの罹患率が高率である可能性がある．

はじめに

　関節痛は透析患者に多くみられ，痛みによって生活の質（QOL）が損なわれ，日々の活動（ADL）も障害される主要な問題である．近年，透析患者の導入時年齢の高齢化や透析期間の延長によって，透析導入時や導入後に関節痛を呈する合併症の頻度が多くなっている．それにもかかわらず関節痛による QOL や ADL，そして予後に対する影響は，しばしば過小評価されている．本稿では，透析患者の関節痛について，病態の特徴，原因疾患の鑑別，薬物療法，透析治療，整形外科医に照会するタイミングについて述べる．

1 関節痛の診断

　関節痛をきたす疾患は，整形外科的疾患，内科的疾患を含めて多岐にわたる．関節痛は単発性か多発性か，炎症性か非炎症性か，によって分類し，鑑別すると理解しやすい（表1）．さらに，関節痛の部位，経過（急性発症か緩徐な発症か，一過性か持続性か），対称性か非対称性か，などを確認する必要がある．一般に，炎症性の場合，熱感，発赤，腫脹を伴うことが多く，自発痛があり運動で増強する．非炎症性の場合には通常自発痛はなく，労作によって痛みが増強する．古典的には動き始めに痛く，安静で軽減することが多い．運動以外にも，天候（寒冷や湿度）による増悪もみられる．そのほか，発熱や体重減少などの関節外の症状の有無，皮膚所見の変化，血液検査での炎症反応の有無，各種自己抗体など免疫学的検査，そして，X線写真，MRIなどの画像検査によって診断をすすめる必要がある．化膿性関節炎，痛風，偽痛風などの鑑別のため関節穿刺液の検査を必要とする場合もある．

表1　関節痛の分類

	単発性	多発性
非炎症性	変形性関節症 骨壊死 骨腫瘍 外傷	変形性関節症 代謝性疾患 内分泌性疾患 白血病 血友病 アミロイドーシス
炎症性	痛風，偽痛風 化膿性関節炎 ライム病 反応性関節炎 関節リウマチ	関節リウマチ 膠原病 リウマチ熱 化膿性関節炎 反応性関節炎 血清反応陰性関節炎 痛風，偽痛風

2 透析患者の関節痛の病態の特徴

　透析患者では，変形性関節症のような加齢に伴う退行性疾患のように一般的によくみられる関節痛以外に，慢性腎臓病に伴う**骨ミネラル代謝異常（CKD-MBD）**（☞ p.181 用語解説）による異所性石灰化や線維性骨炎，骨軟化症が関節痛の原因となる．また，透析アミロイドーシスによるアミロイド関節症や手根管症候群が関節痛や関節周囲炎による疼痛の原因となる．

2. 関節痛

用語解説 慢性腎臓病に伴う骨・ミネラル代謝異常
（CKD-mineral and bone disorder: CKD-MBD）

腎臓は，生体のミネラル調節システムの中で重要な役割をはたしている．その機能が低下する慢性腎臓病（CKD）で生じるミネラル代謝異常は，骨や副甲状腺の機能異常だけではなく，血管の石灰化などを介して心血管イベントを引き起こし，そしてこれらの結果によって生命予後に大きな影響を与えることが認識され，CKD-mineral and bone disorder（CKD-MBD）という新しい概念が提唱された．

この概念に基づいて，疫学研究の結果死亡リスクが一番低い範囲に各検査値の目標値が設定され，2012 年に慢性腎臓病に伴う骨・ミネラル代謝異常の診療ガイドラインが作成された（参考文献）．しかし，目標範囲から外れた患者に対して治療介入し，目標範囲内にすることで本当に生命予後が改善するのか，ということに関しては必ずしも明らかになっていない．

血清 P, Ca 濃度を適正に保つための治療法として提示された「9 分割図」（図）を用いた 3 年予後の検討では，正 P 正 Ca 群および正 P 低 Ca 群で，死亡リスクの低下が認められた．また，2006〜2008 年末の血清 P, Ca 濃度の達成回数と予後の関係についての検討では，達成回数が多いほど死亡リスクが低かった．そのため，血清 P, Ca 濃度を管理目標値内に保つことが生命予後の改善につながると考えられている．

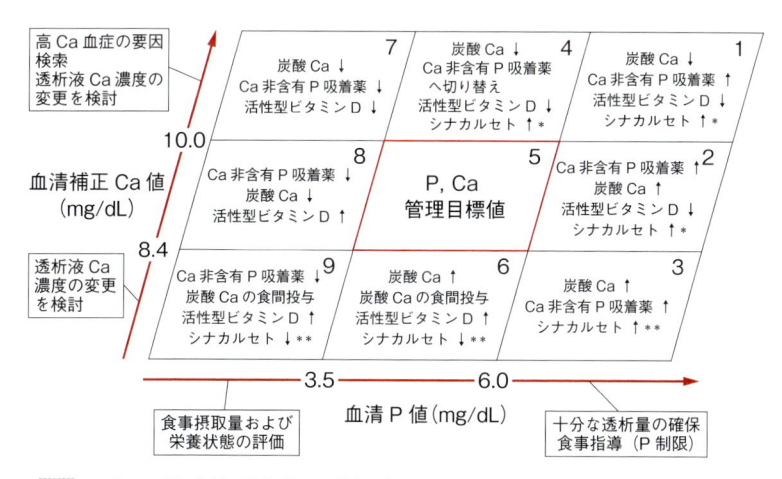

図 P, Ca の治療管理法「9 分割図」（慢性腎臓病に伴う骨・ミネラル代謝異常の診療ガイドラインより）

＊血清 PTH 濃度が高値，＊＊もしくは低値の場合に検討する．

参考文献 日本透析医学会. 慢性腎臓病に伴う骨・ミネラル代謝異常の診療ガイドライン. 日本透析医学会雑誌. 2012; 45(4): 301-56.

1. CKD-MBD

　二次性副甲状腺機能亢進症などを主因とするCKD-MBDで高度の高カルシウム（Ca）血症や高リン（Pi）血症が持続すると肩，肘，手，股関節，膝などの関節や関節周囲に異所性石灰化が生じ，腫瘤を形成したり，沈着した部位によっては関節痛が引き起こされる．一方で，高度の二次性副甲状腺機能亢進症による線維性骨炎や骨軟化症では骨痛を生じる場合もある．

　CKD-MBDでは，骨関節合併症のみならず，血管壁石灰化からの心・血管系死亡のリスクを高める．そのため，血清Pi，Ca，副甲状腺ホルモン（PTH）値が設定目標値に入るよう細かなコントロールが必要である．2012年に日本透析医学会から慢性腎臓病に伴う骨・ミネラル代謝異常の診療ガイドラインが提示された[1]．血清P濃度の目標値は3.5～6.0mg/dL，血清補正Ca濃度の目標値は8.4～10.0mg/dL，PTHはintact PTHで60～240pg/mLの範囲に管理することが望ましいと設定されている．この目標値を達成するために，至適透析条件の設定（透析時間，透析液Ca濃度），食事療法，薬物療法（Pi吸着剤，活性型ビタミンD製剤，シナカルセト）の選択など注意深い管理が必要である．

2. 透析アミロイドーシス

　透析アミロイドーシスはβ_2ミクログロブリン（B2MG）を前駆蛋白とするアミロイドが沈着することによって発症する全身のアミロイドーシスで[2]，血中B2MG濃度の上昇とともに骨関節部にB2MGが沈着し様々な修飾を受けて発症する．透析アミロイドーシスの初期は炎症反応による疼痛や腫脹が主症状であるが，進行すると軟骨や骨破壊が引き起こされ，関節可動域制限や拘縮が生じる．アミロイドの沈着する骨関節部位によって，アミロイド関節症，手根管症候群，あるいは透析脊椎症など多彩な骨関節障害が生じる．

　血液生化学的手法で透析アミロイドーシスを評価したり進展を予測したりすることは困難である．骨・関節症状が透析アミロイドーシスに関連するものであるかどうかを厳密に確定診断するためには，組織学検査によって病変局所にB2MGの沈着を証明する必要がある．

a）アミロイド関節症

　B2MG由来のアミロイドが大関節に沈着した結果，骨囊胞，関節周囲の骨破壊，靱帯の肥厚が生じ，関節痛，関節可動域制限，関節拘縮をきたす．

アミロイド骨関節症による関節痛はどの関節にも出現しうるが，肩関節によくみられる．肩関節痛は仰臥位で増強し臥位や立位で軽減することが多く，透析中や夜間に疼痛の訴えが聞かれることが多い[3]．また，肩が冷えると痛みが増強することが多い．

透析液の清浄化，高性能膜の使用，血液濾過透析への変更，B2MG吸着カラムの併用など，血液浄化療法の工夫により，アミロイド骨・関節症に関連する肩関節痛や関節可動域の低下などの自他覚症状が軽減することが報告されている[4, 5]（図1）．また，B2MG濃度を可能なかぎり低値に維持することによってアミロイド関節症の進展予防が可能であると考えられている．

薬物療法としては，非ステロイド性消炎鎮痛薬（NSAIDs）による対症療法が最初に試みられることが多い．しかし，NSAIDsの効果は一時的で，長期的効果は期待できないことが多い．NSAIDs服用の際には，胃潰瘍などの副作用に対する対策を行うとともに，便潜血反応の定期的なチェックや内視鏡検査などを行う必要がある．

強い疼痛の訴えに対して，副腎皮質ステロイド薬を毎日あるいは隔日で少量投与することがある．副腎皮質ステロイド薬の長期連用は骨破壊を促進させる可能性がある．他にも易感染性，糖尿病の悪化など副作用の問題もあり，その適応については慎重に判断する必要がある．

アミロイド肩関節症の主因は，肩峰下滑液包と腱板へのアミロイド沈着による肩峰下腔の内圧増加である．名越ら[3]は，肩峰下腔の減圧を目的に内視鏡下烏口

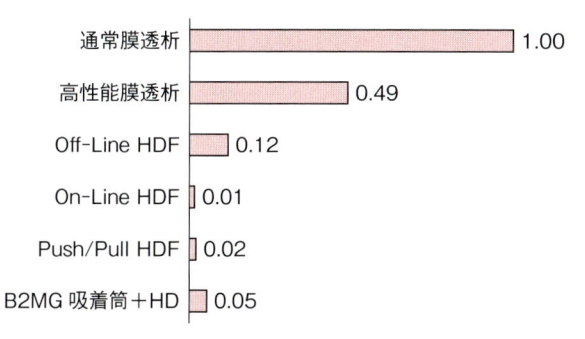

療法	値
通常膜透析	1.00
高性能膜透析	0.49
Off-Line HDF	0.12
On-Line HDF	0.01
Push/Pull HDF	0.02
B2MG吸着筒＋HD	0.05

図1 透析アミロイドーシス発症のリスクに対する血液浄化療法別の効果（文献4より一部改変）

肩峰靱帯解離術を施行し 92％の症例で肩関節痛の軽快をみたと報告している．

b) 手根管症候群

透析患者の手根管症候群は手根管部の横手根靱帯や腱鞘滑膜にアミロイドが沈着し腱鞘滑膜炎が起こり，手根管内容物の増加をきたす．その結果，正中神経が圧迫されて同神経の支配領域である第 1〜4 指の知覚異常，疼痛，母指球筋の麻痺と萎縮，筋力低下が出現する．手指の疼痛は透析中や夜間に増強する傾向にあり，母指球筋の麻痺は母指対立運動障害の原因となる．また，弾発指の合併も多くみられる．

手根管症候群の診断にあたっては，独特の症状を確認するとともに，Tinel 徴候の有無を調べ，Phalen テストを行う．手関節部のハンマーによる叩打で手掌から手指にかけて放散痛が生じれば，Tinel 徴候陽性と判断する．また，手関節部を強く掌屈位に保持すると 1 分以内に疼痛や痺れが出現したり増強した場合，Phalen テスト陽性と判断する．電気生理学的検査による正中神経伝導速度の測定は手術適応を決定する際に有用である．

手根管症候群はその成因から病状は進行性で，保存的治療で治癒することはない．手根管症候群に特徴的な正中神経の支配領域の手指の明らかな疼痛やしびれが認められるときには，内視鏡下あるいは直視下における手根管開放術の適応となる．手根管開放，屈筋腱周囲の増殖した滑膜の除去，正中神経剝離により，手指の疼痛やしびれ感は手術の当日から軽減ないしは消失する．しかし，手術の時期が著しく遅れた場合には，正中神経の圧迫も高度となり，手術を行っても症状の著明な改善は得られなくなる

c) 透析脊椎症（表 2）

透析アミロイドーシスを主因として発症する脊椎病変は透析脊椎症とよばれ，主に二つのタイプがある．一つは，Kuntz ら[6]が報告した破壊性脊椎関節症（DSA）とよばれるもので，アミロイド沈着によって椎間板や椎体が徐々に破壊され，頸部痛などの局所症状をきたす疾患である．もう一つは，後縦靱帯や黄色靱帯などへのアミロイド沈着に伴って，靱帯が肥厚し脊柱管狭窄症をきたし，脊髄圧迫症状，神経根症状を呈する疾患である．好発部位は頸椎に多く，ついで腰椎に多くみられる．透析脊椎症では，このような透析アミロイド症に加えて，脊椎の加齢変化や二次性副甲状腺機能亢進症のような CKD-MBD が様々な程度に関与して発症する．

症状は一般の脊柱管狭窄症とほぼ同様で，局所痛，神経根症状を認め，脊髄病変が進行すると脊髄症状が出現し，上肢運動障害，巧緻運動障害，歩行障害などが出現する．いったん脊髄症状が出現すると比較的急速に進行する傾向がある．

表2 透析脊椎症

1) 破壊性脊椎関節症，DSA
　・DSA 単独
　・DSA に伴う脊椎すべり症，脊椎変形
2) 脊椎アミロイド沈着
　・後縦靱帯内アミロイド沈着，靱帯肥厚
　・黄色靱帯内アミロイド沈着，靱帯肥厚
　・椎間板内アミロイド沈着，椎間板膨隆
　・椎弓，椎体内の骨囊腫

治療としては，軽度の痛みやしびれなどの場合，保存的に経過をみることが多く，ソフトカラーなど装具の装着，枕の指導，姿勢指導，ストレッチングなど生活指導が行われる．疼痛に対しては，NSAIDs，鎮痛補助薬やオピオイドなどによる薬物療法や，必要に応じて神経ブロックなどが行われる．上肢運動障害，巧緻運動障害，筋力低下，歩行障害，そして膀胱直腸障害など脊髄症状がみられるようになった場合には，手術療法が必要となるため，整形外科医に早急に紹介する必要がある．

d) 化膿性脊椎炎

化膿性脊椎炎は血行性感染，あるいは隣接臓器からの感染の波及により発症する脊椎の感染症である．化膿性脊椎炎では，腰痛などの脊椎局所の疼痛や発熱がみられることが多いが，発症形式は一様ではない．病巣が体幹深部に存在するため発赤，腫脹，熱感などの炎症所見をとらえることが困難で，診断が遅れることが多い．

透析患者では，シャント感染などに続いて血行性に化膿性脊椎炎が発症することが多い．透析患者と一般集団とで化膿性脊椎炎の罹患率を比較した研究はないが，森ら[7]は，一般人に比して透析患者の罹患率がきわめて高率である可能性を指摘している．化膿性脊椎炎は，椎体周辺組織の解剖学的特徴から椎体終板が初発感染巣となることが多いが，長期透析患者では椎体変形によって椎体終板が変形していることが多いため易感染状態となっている．透析患者ではこのような解剖学的な理由に加えて，compromised host であることや透析毎にシャント血管に穿刺を繰り返すため菌血症の機会が多いことなどが，その罹患率の高さと関連していると考えられている．

診断は，急性発症の場合には比較的容易にできるが，潜行型や亜急性型の場合

には本疾患を念頭に疑わなければ診断できない．診断に際して画像検査は重要であるが，X線写真で初期の変化を確認することは困難である．発症初期より異常所見を示すMRIは診断上重要画像検査である．その感度は96%，特異度92%との報告もある[8]．

起炎菌の同定のため血液培養は必ず行う必要がある．また，ドレナージ効果を目的に傍脊椎膿瘍の穿刺検査を行うべきである．しかし，起炎菌の同定率は50%にとどまる[9]．透析患者では多剤耐性菌などの頻度が高いといわれている．

治療としては，抗菌薬の長期投与，安静臥床などの保存的治療が原則となる．また，経皮的ドレナージによって感染の沈静化をはかる．可能な限り抗菌薬は起炎菌に対する感受性に基づいて投与するべきである．抗菌薬の投与期間は少なくとも6〜8週を要する．再燃することが少なくないためCRPの陰性化後も抗菌薬の経口投与を行うべきとの報告もある[8]．

e) 痛風

痛風関節炎は尿酸が関節内に析出した尿酸結晶を原因として生じる関節炎である．一般の集団では，高尿酸血症が痛風と関連することは明らかである．腎機能が低下すると高尿酸血症が認められるようになり，腎機能が廃絶している透析患者ではそのほとんどで高尿酸血症がみられる．しかし，腎機能低下と痛風との間には，必ずしも相関はない．Ohnoら[10]の報告では，透析患者の痛風発作の頻度は透析導入2年前までは腎機能正常者とほぼ同様であったが，それ以降は減少し，透析導入後には著明に激減していた（図2）．痛風発作の頻度が透析導入後

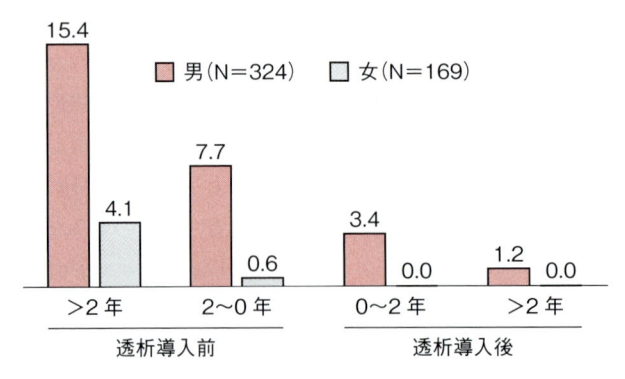

図2 末期腎不全患者における痛風発作の頻度（%）（文献10より一部改変）

に減少する理由は，末期腎不全患者における炎症性サイトカイン産生能の低下や体内尿酸プールの減少などがその要因として考えられている．

　痛風発作の既往がある患者や遺伝的素因をもつ患者以外で痛風発作を認めることは稀である．そのため，透析患者に認められる高尿酸血症を薬物で是正すべきか否かに関しては一定の見解は得られていない．繰り返す痛風発作の既往のある透析患者の治療として，アロプリノールを投与する場合がある．アロプリノールを使用する際には，腎より排泄される活性代謝産物であるオキシプリノールの血中濃度の上昇が副作用発現に関係しているため，投与量に十分気をつけなければならない．痛風発作を伴う透析患者の目標血清尿酸値は明らかではない．詳細については，「C-3. 高尿酸血症」の章を参照いただきたい．

おわりに

　関節痛をきたす疾患は専門医と連携のうえ診断および治療をすることが重要である．慢性関節痛はQOLやADLを損なうものであるが，長期的な治療，経過観察を必要とする場合もあり，患者への十分な説明が必要である．透析患者の関節痛には慢性腎臓病や透析療法の継続によって引き起こされる病態もあるため，適切な治療や透析管理が関節痛の発症を予防する可能性がある．

【文献】

1) 日本透析医学会．慢性腎臓病に伴う骨・ミネラル代謝異常の診療ガイドライン　2012年．日本透析医学会雑誌．2012; 45(4): 301-92.
2) Gejyo F, Yamada T, Odani S, et al. A new form of amyloid protein associated with chronic hemodialysis was identified as beta 2-microglobulin. Biochem Biophys Res Commun. 1985; 129(3): 701-6.
3) 橋詰博行，佐藤亮三，原田和博，他．維持透析患者の整形外科的疾患－手術の適応と非適応［各論］透析肩．日本臨牀．2010; 26(6): 653-60.
4) Nakai S, Iseki K, Tabei K, et al. Outcomes of hemodiafiltration based on Japanese dialysis patient registry. Am J Kidney Dis. 2001; 38(4 Suppl 1): S212-6.
5) Baz M, Durand C, Ragon A, et al. Using ultrapure water in hemodialysis delays carpal tunnel syndrome. Int J Artif Organs. 1991; 14(11): 681-5.
6) Kuntz D, Naveau B, Bardin T, et al. Destructive spondylarthropathy in hemo-

dialyzed patients. A new syndrome. Arthritis Rheum. 1984; 27(4): 369-75.
7) 森　崇寧, 吉田和香子, 坂本麻実, 他. 化膿性脊椎炎における透析患者の検討. 透析会誌. 2011; 44(9): 945-50.
8) Modic MT, Feiglin DH, Piraino DW, et al. Vertebral osteomyelitis: assessment using MR. Radiology. 1985; 157(1): 157-66.
9) Cervan AM, Colmenero Jde D, Del Arco A, et al. Spondylodiscitis in patients under haemodyalisis. Int Orthop. 2012; 36(2): 421-6.
10) Ohno I, Ichida K, Okabe H, et al. Frequency of gouty arthritis in patients with end-stage renal disease in Japan. Intern Med. 2005; 44(7): 706-9.

ワンポイントメモ：透析患者における高尿酸血症

腎不全患者の高尿酸血症は腎臓からの排泄低下によるため，透析患者では血中尿酸濃度が著しく上昇する．血液透析患者でも痛風発作がみられる場合には，高尿酸血症に対する治療が必要である．が，無症状の高尿酸血症の透析患者に，薬物療法を行うべきかは一定の見解が得られていない．

6カ国，5,827人の透析患者を対象にしたDOPPS研究では，透析前尿酸値が8.2mg/dLより高い患者群では，それ以下に比べて全死亡率が低く（HR 0.95），心血管死亡率も低い（HR 0.92）ことが報告され，腎機能正常者を対象にした観察研究とは異なる現象がみられた（"reverse epidemiology"）．これは高尿酸血症が栄養状態が良好なことを反映しているためと説明されている．そのため，透析患者において，心血管障害の予防の観点から高尿酸血症に対して治療介入が必要か否かについては，介入試験などにより解決しなくてはならない問題である．

透析患者の高尿酸血症に対する治療としては，十分な透析により体内尿酸プールを減少させ，必要に応じて尿酸降下薬を用いる薬物療法を行うことになる．

腎不全では，アロプリノールの重篤な副作用〔骨髄抑制（血球減少症，再生不良性貧血），皮膚過敏反応，肝障害など〕の頻度が高いことが報告されている．その原因としてアロプリノールの活性代謝産物である血中オキシプリノール濃度の上昇が考えられている．そのため，腎機能低下例にアロプリノールを使用する際には，腎機能に応じて用量を減量する必要がある（表）．2011年に非プリン系キサンチンオキシゲナーゼ阻害薬であるフェブキソスタットが上市された．フェブキソスタットは肝臓で代謝され，代謝物は糞中と尿中に排泄される．そのため軽度から中等度の腎機能低下患者でも投与量を減らさずに治療できることがわかっている．Horikoshiらは，5人の無症候性高尿酸血症を有する血液透析患者に10～20mg/日のフェブキソスタットを投与したところ，特に副作用を認めることなく有意に尿酸値を低下させることができた（投与前: 10.1 ± 0.9, 投与後: 6.2 ± 0.9mg/dL, p = 0.0014）と報告している（参考文献）．

表 腎機能に応じたアロプリノールの投与量

腎機能	アロプリノール投与量
CCr > 50mL/分	100〜300mg/日
30mL/分 < CCr ≦ 50mL/分	100mg/日
CCr ≦ 30mL/分	50mg/日
透析患者	50mg/日 または，透析終了時 100mg/日

参考文献
Horikoshi R, Akimoto T, Inoue M, et al. Febuxostat for hyperuricemia: experience with patients on chronic hemodialysis treatment. Clin Exp Nephrol. 2013; 17: 149-50.

〈宮地武彦〉

3 認知機能の低下

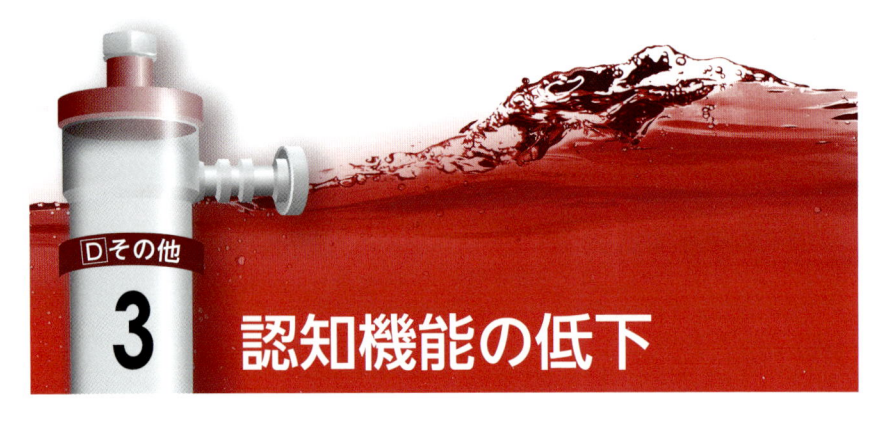

D その他

Summary

- ☑ 透析導入年齢の高齢化により認知症を有する透析患者数は増加している．
- ☑ 末期腎不全患者では認知症の有病率が高く，若年から中年の腎不全患者でも認知障害がみられる．また，軽度から中等度の腎機能障害を有する患者でも認知障害を合併するリスクが高い．
- ☑ 認知障害が末期腎不全患者の薬物療法や血液浄化療法のアドヒアランスを妨げ，薬物療法の副作用のリスクを増加させたり，治療方法の選択や終末期の医療計画などの意思決定を損なう可能性がある．
- ☑ アルツハイマー型認知症には抗コリンエステラーゼ阻害薬やNMDA受容体拮抗薬などの薬物療法が認知症の進行を改善させる可能性がある．認知症の予防に関しては，十分なエビデンスはない．

はじめに

厚生労働省の統計では，2015年には全国民のうち250万人が「認知症」になる可能性がある[1]とされている．そのため，医療現場では認知症への対応が必要とされる場面がこれまで以上に増えることが予想されている．末期腎不全患者では，動脈硬化の合併率が高く，糖尿病性腎症の増加，尿毒素の蓄積，電解質異常，内分泌異常，血圧の変動，薬剤の蓄積傾向などがあるために，健常者より認知障害となるリスクが高い．実際に，透析患者の高齢化や生命予後の長期化により，認知症を有する透析患者への対応は透析診療において日常のこととなっている．

本稿では透析患者の認知症に関して，その病態の特徴，認知機能低下がもたらす臨床的な意義，そして，薬物療法などについて述べる．

1 認知症とは

認知症とは，慢性あるいは進行性の脳疾患によって生じる記憶，思考，見当識，理解，計算，学習，言語，判断など多彩な高次脳機能の障害を呈する症候群で，日常生活や社会生活の障害を引き起こす[2]．

認知症の診断基準として代表的なものに，世界保健機関によるICD-10（国際疾病分類　第10版）や米国精神学会によるDSM-IV（精神疾患の分類と診断の手引き　第4版）がある（表1）．

認知症の症状には，中核症状と周辺症状がある．中核症状には記憶障害，記憶以外の失語，失行，失認，遂行機能障害といった認知機能障害が含まれ，認知症に伴う行動異常および心理症状のことを周辺症状（BPSD: behavioral and

表1 認知症の診断基準

ICD-10による認知症の診断
A. 以下の各項目を示す証拠がある 　1) 記憶力の低下（新しい事象に関する著しい記憶力の減退，重症の例では過去に学習した情報の想起も障害される） 　2) 認知能力の低下（判断力，思考力，一般情報処理能力が，従来の水準から低下する） 　以上により，日常生活動作や遂行能力に支障をきたす B. 意識障害がない（せん妄ではない） C. 情緒易変性，易刺激性，無感情，社会的行動の粗雑化のいずれかを認める D. A項目が6カ月以上存在する

DSM-IVによる認知症の診断
A. 多彩な認知障害（以下の2項目） 　1) 記憶障害（新しい情報を学習したり，過去に学習した情報を想起する能力の障害） 　2) 以下の認知障害の1つ以上 　　(a) 失語（言語の障害） 　　(b) 失行（運動機能が損なわれていないのに，運動行為が障害される） 　　(c) 失認（感覚機能が損なわれていないのに，対象を認識または同定できない） 　　(d) 実行機能障害（計画をたてる，組織化する，順序立てる，抽象化することの障害） B. Aの認知欠損は，社会的または職業的機能の著しい障害を引き起こし，病前の機能水準からの著しい低下を示す． C. 認知欠損はせん妄の経過中にのみ現れるものではない

psychological symptoms of dementia）とよんでいる．認知症の行動異常としては攻撃性，不穏，焦燥性興奮，脱抑制，不潔行為，収集癖などがあり，心理症状としては不安，うつ症状，幻覚，妄想などがある．

認知症の原因としてよく知られているのは，アルツハイマー病や血管性認知症であるが，認知症や認知症様症状をきたす疾患には多くの疾患が含まれ，その病態はきわめて多彩である（表2）．これらのうち，早期の診断と適切な治療により認知症症状が回復する可能性がある「治療可能な認知症」の鑑別は重要である．

最近，認知機能は正常範囲にあるが，一定以上の記憶障害を呈する**軽度認知障害**（☞ p.193 用語解説）が注目されている．軽度認知障害が認知症に移行する率は5〜20％と高く[3]，早期発見や予防の対象となっている．

表2 認知症や認知症様症状をきたす主な疾患

I	中枢神経疾患 　アルツハイマー病 　レビー小体型認知症 　パーキンソン病 　前頭側頭葉型認知症 　その他	IX	内分泌機能異常症および関連疾患 　甲状腺機能低下症 　下垂体機能低下症 　副腎皮質機能低下症 　その他
II	脳血管性認知症 　多発梗塞性認知症 　慢性硬膜下血腫	X	欠乏性疾患，中毒性疾患，代謝性疾患 　慢性アルコール中毒 　一酸化炭素中毒 　ビタミンB_{12}欠乏，葉酸欠乏 　薬物中毒 　金属中毒 　ウイルソン病 　その他
III	脳腫瘍		
IV	正常圧水頭症		
V	頭部外傷		
VI	無酸素あるいは低酸素脳症		
VII	神経感染症 　急性ウイルス性脳炎 　　単純ヘルペス 　　日本脳炎など 　HIV感染症（AIDS） 　クロイツフェルト-ヤコブ病	XI	脱髄性疾患などの自己免疫性疾患 　多発性硬化症 　その他
		XII	蓄積症 　遅発性スフィンゴリピドーシス 　糖原病 　その他
VIII	臓器不全および関連疾患 　腎不全，透析脳症 　肝不全，門脈-肝静脈シャント 　慢性心不全 　その他	XIII	その他 　ミトコンドリア脳筋症 　その他

3. 認知機能の低下

用語解説

軽度認知障害（mild cognitive impairment: MCI）

認知症以外の認知機能の低下や認知症前駆状態を表す概念については古くから議論され，これまでいくつかの概念が提唱されている．近年，認知症の治療や予防介入に関する研究が報告されるようになり軽度認知障害（MCI）が注目されるようになっている．

MCIはアルツハイマー病へと進行する危険性が高い症例を表す概念として1995年に提唱された．現在では，正常ではなく認知症でもないその中間のグレイゾーンに位置するもので，認知機能の低下はあるが日常生活機能は自立あるいは軽度の障害を認める程度の状態をさす．MCIは臨床的にも病因論的にも多様性を有しており，認知症へと進行するリスクが高い群と考えられている．MCI分類は，記憶障害の有無よりamnestic MCIかnon-amnestic MCIかに分ける．さらに各々を単一領域の障害か複数の領域の障害かによってsingle domainかmultiple domainかに分ける（図）．

MCIから認知症への進展予防に有効な薬物療法についてはドネペジルの認知機能改善効果が示されているが，その機序については示されていない．また，非薬物療法（認知トレーニングなど）の効果については，有効性を示した報告はあるものの十分なエビデンスがあるとはいえない．

血液透析患者ではMCIの頻度が高く，non-amnestic MCIの頻度が高かったと報告されている（参考文献）．

```
             認知機能の低下に関する訴え
                      ↓
             正常ではなく認知症でもない
                認知機能の低下あり
             基本的な日常生活機能は正常
                      ↓
                     MCI
                      ↓
                   記憶障害
          Yes ┌──────┴──────┐ No
              ↓                    ↓
        Amnestic MCI         Non-amnestic MCI
              ↓                    ↓
     認知障害は記憶障害のみ   認知障害は1領域に限られる
       Yes ┌─┴─┐ No          Yes ┌─┴─┐ No
           ↓     ↓                ↓     ↓
    Amnestic MCI  Amnestic MCI  Non-amnestic MCI  Non-amnestic MCI
    Single domain Multiple domain Single domain   Multiple domain
```

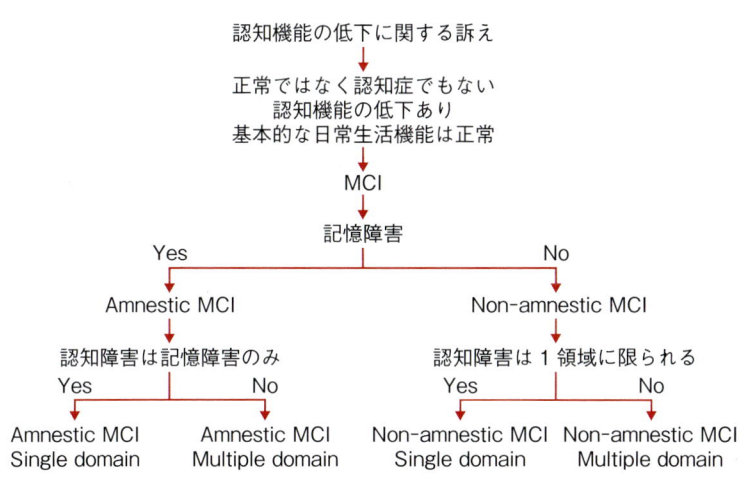

図 MCIサブタイプ診断のためのフローチャート（認知症疾患治療ガイドライン2010より）

参考文献

Post JB, Jegede AB, Morin K, et al. Cognitive profile of chronic kidney disease and hemodialysis patients without dementia. Nephron Clin Pract. 2010; 116(3): c247-55.

2 透析患者の認知機能低下について

1. 透析患者では認知症患者の頻度が高い

　末期腎不全患者の認知障害の頻度は，対象とする患者や障害の定義によって異なり，16〜38％と報告されている[4]．この頻度は年齢でマッチさせた一般の集団と比べて約3倍高率である．

　日本人を対象とした検討では，血液透析患者71名を対象に認知機能を評価した検討で，54％の透析患者に認知障害が認められた[5]．2009年末に実施された日本透析医学会統計調査で認知症に関する調査が行われ[6]，認知症ありと回答された患者の割合は10.3％であった．福岡県久山町で行われた一般住民を対象にした認知症の疫学調査では，65歳以上の認知症有病率は8.3％で[7]，透析患者での認知症の有病率が高いことが示された．この調査では，高齢者や糖尿病性腎症，脳梗塞・脳出血の既往のある透析患者で認知症の有病率が高いという結果であった．

　一般の腎機能正常者においても高齢であることは認知障害の危険因子であるが，383人の血液透析患者を対象とした米国の調査では，75歳以上の末期腎不全患者の30〜55％で認知症がみられた（図1）[8]．一方で，若年から中年の末期腎不全患者でも10〜30％で認知障害がみられ，年齢だけを基に認知症をスクリーニングした場合，認知障害のある末期腎不全患者の大部分を見落とす可能性がある．

　認知障害は末期腎不全に進展する前からみられ，軽度から中等度の腎機能低下が認知機能障害に関連していることが報告されている．Kurella Tamuraら[9]は，一般住民23,405人を対象とした研究で，慢性腎臓病患者は非慢性腎臓病患者と比べて認知障害の合併リスクが23％高く，推算糸球体濾過率が10mL/分低下するごとに11％上昇することを報告している（図2）．

2. 透析患者の認知障害の病態

　透析患者では，歴史的にアルミニウムの中枢神経系への蓄積によるアルミニウム脳症が透析認知症として重要視されてきた．しかし，アルミニウム投与が禁忌となり逆浸透水処理装置の設置により，透析認知症は近年ではほとんどみられな

3. 認知機能の低下

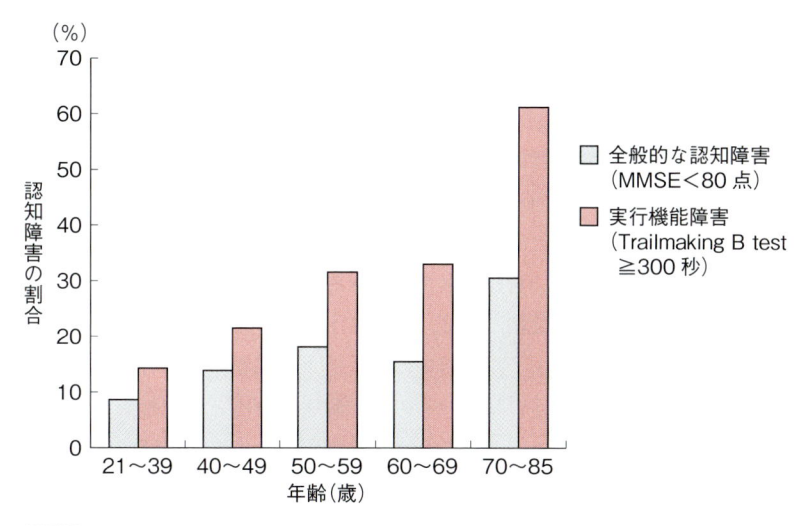

図1 血液透析患者における認知障害の割合（％）（文献8より一部改変）

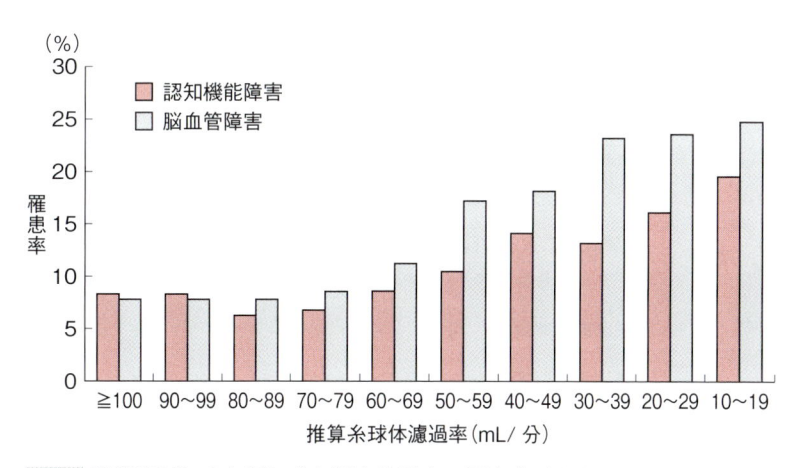

図2 腎機能別にみた認知症と脳血管障害の罹患率（文献9より一部改変）

い合併症となった．

　末期腎不全患者の認知障害の神経病理はよくわかっていない．慢性腎臓病患者の認知障害に関しては，腎機能正常者とは対照的に，血管性認知症の頻度がアルツハイマー型認知症の頻度と同程度あるいは上回る可能性があり[10]，脳血管障害

の重要性が示されている．Fukunishi らの報告[11] によれば，血液透析患者の認知症の 1 年発症率は全体で 4.2％，アルツハイマー病で 0.5％，脳血管性認知症で 3.7％で，脳血管性認知症の発症率は一般住民に比べて 7.4 倍であった．

慢性腎臓病は脳卒中や認知機能低下の独立した予測因子であり[12]，脳血管病変は糖尿病患者において末期腎不全の独立した予測因子であることが示されている[13]．このことは慢性腎臓病と認知障害とに共通した病態生理があることを示唆している．いくつかの研究で，貧血やアルブミン尿が認知障害に関連することが示されている．尿毒性物質の蓄積，炎症，酸化ストレス，そして血管の石灰化のような他の腎障害による危険因子，透析中の血圧低下や過粘稠といった腎不全治療に関連した因子，などが慢性腎臓病患者の認知障害の原因として指摘されている．しかし，これらの役割についてはこれまで末期腎不全患者の集団では十分には研究されていない（図 3）[3]．

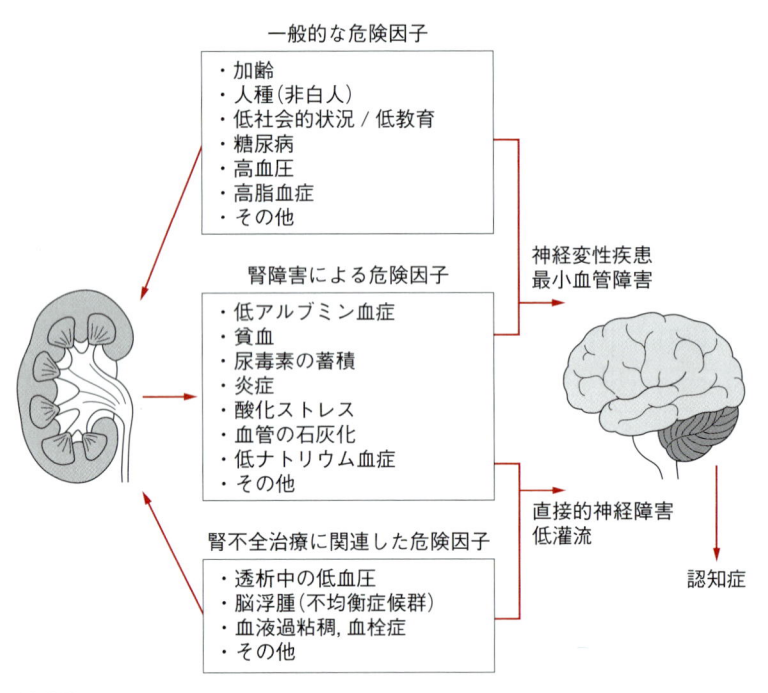

図3 慢性腎臓病における認知症のリスク（文献 3 より一部改変）

3 透析患者における認知機能低下の意義

1. 認知障害は生命予後に影響する

DOPPS（Dialysis Outcomes and Practice Patterns Study）研究では，認知症患者の生命予後が不良であることが報告されている[14]．このDOPPS研究は，16,694人の透析患者を対象とした大規模研究であるが，認知機能の評価や診断が正確ではなく，高度の認知症患者に限定された検討であり，軽度の認知障害の予後への影響については完全には解明されていない[15]．Grivaらは，透析患者145人を対象に9つの認知機能テストを施行し，認知障害がみられた群（98人）とみられなかった群（47人）について前向きに生命予後を検討している[16]．その結果，認知障害を有する群では7年間の死亡リスクが有意に高く，軽度の認知障害でも生命予後に影響することが報告された（図4）．

認知障害が末期腎不全患者に処方される薬物のアドヒアランスを妨げ，薬物の副作用のリスクが増加したり，自己決定能力が低下することによってバスキュラアクセスの作成や透析療法の選択などの意思決定を損なう可能性がある．実際に末期腎不全患者の治療目標の達成を妨げる理由の1つが認知症である可能性がある．

認知障害が進行する前に認知症を確定診断することにより，終末期医療の計画立案を容易にしたり，ケアの最終目標を決定する機会ができる可能性がある．また，現在認知症に対して利用できる薬物療法の効果は限られているかもしれないが，進行をより緩徐にすることができるかもしれない．その結果，予後が改善したり支持療法やケアの機会を増やすかもしれない．

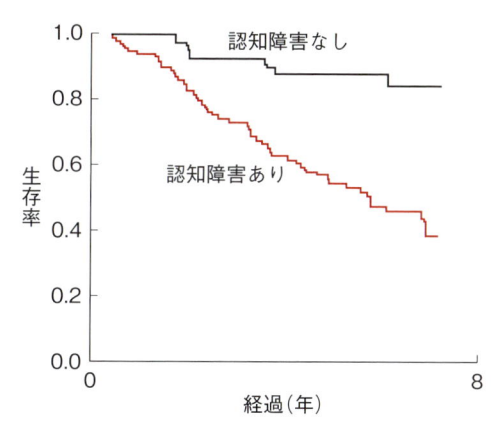

図4 認知障害の生命予後に及ぼす影響
（文献16より一部改変）

4 診断法

　認知症の診断には，認知機能の評価が不可欠であり，現在，改訂長谷川式簡易知能評価スケール（HDS-R）やミニメンタルステート検査（MMSE）が一般的によく使用されている[2]．これらはいずれも疾患のスクリーニングとして，あるいは診断された認知症の程度や経過を評価するためのものであり，それのみで認知症の診断を確定することはできない．診断確定のためには，頭部CT, MRI, SPECTなどの画像診断も必要である．

　認知障害の発症形式，期間，程度，機能障害の存在，うつ状態あるいは睡眠障害の徴候などに焦点をあてて患者や介護者から，病歴をとるべきである．介護者は透析室スタッフより前に認知障害の存在に気がついていることが多い．

　認知症の診断をする前に認知障害の原因としてせん妄やうつを除外することは重要である．なぜならこれらの症状は可逆性があるからである．電解質異常（低血糖，低ナトリウム血症，高カルシウム血症），薬物の副作用（オピオイド，ベンゾジアゼピン，抗ヒスタミン薬，抗コリン作動薬），感染，高血圧性脳症，中毒，アルコール離脱，そして心不全や肝不全のような臓器不全状態などはせん妄の原因となる．透析患者では複数の診療科から治療目的に多種類の薬物が投与されている場合があるので，注意が必要である．

　ビタミンB_{12}や甲状腺機能などの検査は認知症が疑われる患者には施行すべきある．

5 認知障害の治療方法

1. 薬物療法

　アルツハイマー病治療には現在2種類の治療薬が利用することができる．一つは抗コリンエステラーゼ阻害薬でもう一つはN-methyl D-aspartate receptor antagonists（NMDA受容体拮抗薬，メマンチン）である．抗コリンエステラーゼ阻害薬にはドネペジル，リバスチグミン，そしてガランタミンとがあり，脳内アセチルコリン量を増加させることにより認知症症状を改善する（表3）．NMDA受容体拮抗薬であるメマンチンはグルタミン酸によるNMDA受容体の過

剰な活性化を抑制することで，神経保護作用を有するとともに，神経伝達を改善して認知機能障害を抑制する．2種類の治療薬の臨床的な効果は半年〜1年くらいで軽度ながら認知機能の改善を示すようである（図5）が，長期間にわたる効果については不明である．末期腎不全患者への抗コリンエステラーゼ阻害薬の投与の安全性や有効性に関しての詳細なデータは少ない．ドネペジルの薬物動態に

表3 主な抗コリンエステラーゼ阻害薬の特徴（文献2より一部改変）

	ドネペジル	ガランタミン	リバスチグミン
分類	ピペリジン系	フェナントレンアルカロイド系	カルバメート系
作用機序	AChE阻害	AChE阻害 nAChRアロステリックモジュレーター	AChE阻害/BuChE阻害
可逆	可逆性	可逆性	偽非可逆性
用量, mg/日	5〜10	16〜24	4.5〜18
用法, 回/日	1	2	1
半減期, 時間	70〜80	5〜7	10
代謝経路	肝臓（CYP2A6, 3A4）	肝臓（CYP2D6）	非肝臓（腎排泄）

AChE: アセチルコリンエステラーゼ
BuChE: ブチリルコリンエステラーゼ
nAChR: ニコチン性アセチルコリン受容体

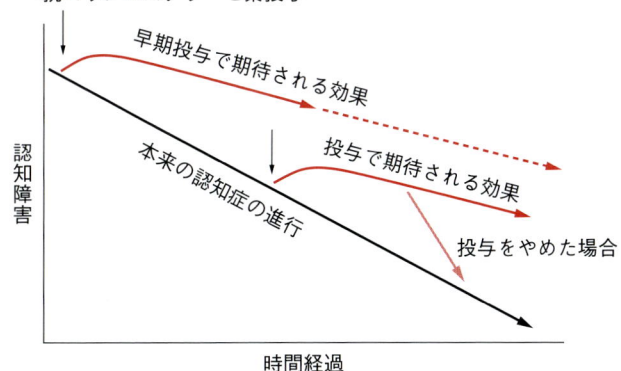

図5 抗コリンエステラーゼ薬投与により期待される効果

ついて検討した石上らの報告によれば，透析時および非透析時で差はなく，血液透析が必要な末期腎不全患者においても用法，用量の調節は必要ないと考えられている[17]．NMDA受容体拮抗薬は主に肝臓で代謝され腎臓排泄される薬剤であるため，高度腎機能障害では維持量を10mg/日とする．

2. 認知症の予防

　軽度の認知障害を有する末期腎不全患者の管理は，はっきりと定まってはいない．

　認知症の予防に関して，血圧コントロールなどによる血管リスク因子の予防が認知障害の発症抑制や進展予防に関連するかどうかは明らかなではない[18]．ビタミンB_{12}の補給によるホモシステインの低下療法は，一般の集団でも慢性腎臓病や末期腎不全患者でも認知機能低下のリスク減少に有益性を示すことができていない[19]．身体活動や認知活動は認知障害の進行をゆっくりにする効果的な介入手段である[20]．身体活動による他の有責性や有害なリスクが比較的低いのであれば，このような介入は末期腎不全の患者に対して魅力的なオプションとなる．

　貧血は認知障害の危険因子である．1990年代はじめに，末期腎不全患者を対象に行われた研究[21]で，赤血球造血刺激因子製剤（ESA）投与により高度の貧血を治療すると認知機能の改善がみられた．しかし，積極的な貧血の治療が，脳卒中のリスクを増加させるとの報告もあり[22]，慢性腎臓病や末期腎不全の患者の認知症予防のためにヘモグロビンの目標値を高く設定することに関してエビデンスは不十分である．

　透析量を増加させることによって認知機能を改善させるかどうかはわかっていない．Giangらの報告[23]では，Kt/Vの増加による認知機能の改善はみられず，むしろMMSEの低下のリスクがあった．このような結果をもたらした機序は不明である．

　頻回透析が認知障害の改善のオプションとなるかどうかについても結論は出ていない．Jassalらの報告[24]では，従来の週3回透析から連日夜間透析（6～8時間/回×5～7回/週）に変更し，6カ月後の認知機能が変更前より有意に改善したことが報告されている．しかし，血液透析患者245名を対象とした週6回頻回透析と週3回の透析との1年後の予後を検討した無作為臨床研究（FHN研究）では，認知機能に関して両群間で差はみられなかった[25]．

腎移植後に認知機能が改善することは報告されている．Harciarek らの報告では移植後1年経過しても認知機能の改善効果が持続しており，ヘモグロビン値の有意な変動はなかったことから尿毒素の減少による認知症の改善効果と考えられた[26]．

おわりに

人口の高齢化や透析導入年齢の高齢化に伴い，透析患者の認知機能障害については，さらに重要な位置を占めるものと思われる．透析患者の認知機能評価や認知症の診断は，認知症の病態解明，患者の生活の質の向上，服薬や治療コンプライアンスの改善に役立つと思われる．今後の認知機能についてのスクリーニングの実施，実態の把握，予防や治療に関する研究が期待される．

【文献】

1) 高齢者介護研究会報告書「2015 年の高齢者介護～高齢者の尊厳を支えるケアの確立に向けて～」．厚生労働省 2003 年．
2) 日本神経学会．認知症疾患治療ガイドライン 2010.
3) Plassman BL, Langa KM, Fisher GG, et al. Prevalence of cognitive impairment without dementia in the United States. Ann Intern Med. 2008; 148(6): 427-34.
4) Kurella Tamura M, Yaffe K. Dementia and cognitive impairment in ESRD: diagnostic and therapeutic strategies. Kidney Int. 2011; 79(1): 14-22.
5) 松下和孝，伊藤和子，田中元子，他．血液透析患者の認知機能障害と透析関連因子についての検討．西日本泌尿器科．2010; 72(10): 572-7.
6) 日本透析医学会．わが国の慢性透析療法の現況 2009 年 12 月 31 日現在．
7) Sekita A, Ninomiya T, Tanizaki Y, et al. Trends in prevalence of Alzheimer's disease and vascular dementia in a Japanese community: the Hisayama Study. Acta Psychiatr Scand. 2010; 122(4): 319-25.
8) Kurella Tamura M, Larive B, Unruh ML, et al; Frequent Hemodialysis Network Trial Group. Prevalence and correlates of cognitive impairment in hemodialysis patients: the Frequent Hemodialysis Network trials. Clin J Am Soc Nephrol. 2010; 5(8): 1429-38.
9) Kurella Tamura M, Wadley V, Yaffe K, et al. Kidney function and cognitive impairment in US adults: the Reasons for Geographic and Racial Differences

in Stroke (REGARDS) Study. Am J Kidney Dis. 2008; 52(2): 227-34.
10) Seliger SL, Siscovick DS, Stehman-Breen CO, et al. Moderate renal impairment and risk of dementia among older adults: the Cardiovascular Health Cognition Study. J Am Soc Nephrol. 2004; 15(7): 1904-11.
11) Fukunishi I, Kitaoka T, Shirai T, et al. Psychiatric disorders among patients undergoing hemodialysis therapy. Nephron. 2002; 91: 344-7.
12) Kurella M, Chertow GM, Fried LF, et al. Chronic kidney disease and cognitive impairment in the elderly: the health, aging, and body composition study. J Am Soc Nephrol. 2005; 16(7): 2127-33.
13) Uzu T, Kida Y, Shirahashi N, et al. Cerebral microvascular disease predicts renal failure in type 2 diabetes. J Am Soc Nephrol. 2010; 21(3): 520-6.
14) Rakowski DA, Caillard S, Agodoa LY, et al. Dementia as a predictor of mortality in dialysis patients. Clin J Am Soc Nephrol. 2006; 1(5): 1000-5.
15) Sehgal AR, Grey SF, DeOreo PB, et al. Prevalence, recognition, and implications of mental impairment among hemodialysis patients. Am J Kidney Dis. 1997; 30(1): 41-9.
16) Griva K, Stygall J, Hankins M, et al. Cognitive impairment and 7-year mortality in dialysis patients. Am J Kidney Dis. 2010; 56(4): 693-703.
17) 石上裕剛, 梅津優子, 小林徳朗, 他. 血液透析患者におけるアリセプト（ドネペジル塩酸塩）単回経口投与時の薬物動態. 腎と透析. 2011; 71(1): 144-51.
18) McGuinness B, Todd S, Passmore P, et al. Blood pressure lowering in patients without prior cerebrovascular disease for prevention of cognitive impairment and dementia. Cochrane Database Syst Rev. 2009; Oct 7(4): CD004034.
19) Brady CB, Gaziano JM, Cxypoliski RA, et al. Homocysteine lowering and cognition in CKD: the Veterans Affairs homocysteine study. Am J Kidney Dis. 2009; 54: 440-9.
20) Lautenschlager NT, Cox KL, Flicker L, et al. Effect of physical activity on cognitive function in older adults at risk for Alzheimer disease: a randomized trial. JAMA. 2008; 300: 1027-37.
21) Grimm G, Stockenhuber F, Schneeweiss B, et al. Improvement of brain function in hemodialysis patients treated with erythropoietin. Kidney Int. 1990; 38: 480-6.
22) Pfeffer MA, Burdmann EA, Chen CY, et al; TREAT Investigators. A trial of darbepoetin alfa in type 2 diabetes and chronic kidney disease. N Engl J Med. 2009; 361(21): 2019-32.

23) Giang LM, Weiner DE, Agganis BT, et al. Cognitive function and dialysis adequacy: no clear relationship. Am J Nephrol. 2011; 33(1): 33-8.
24) Jassal SV, Devins GM, Chan CT, et al. Improvements in cognition in patients converting from thrice weekly hemodialysis to nocturnal hemodialysis: a longitudinal pilot study. Kidney Int. 2006; 70: 956-62.
25) FHN Trial Group, Chertow GM, Levin NW, Beck GJ, et al. In-center hemodialysis six times per week versus three times per week. N Engl J Med. 2010; 363(24): 2287-300.
26) Harciarek M, Biedunkiewicz B, Lichodziejewska-Niemierko M, et al. Continuous cognitive improvement 1 year following successful kidney transplant. Kidney Int. 2011; 79(12): 1353-60.

〈宮地武彦〉

D その他
4 便秘症

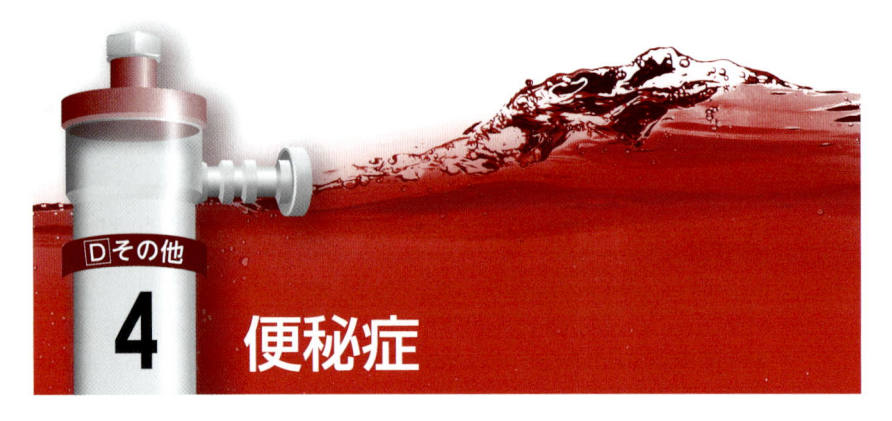

Summary

- ☑ 透析患者は，さまざまな要因により便秘になりやすく，便秘は透析患者のQOL（quality of life）を著しく損なう．
- ☑ 器質的疾患を除外し，便秘の病態を診断する．
- ☑ 薬物療法だけに頼ることなく，食事療法・運動療法・生活習慣の改善なども治療上重要である．
- ☑ 便秘は時として，重篤な合併症を引き起こし，生命予後にかかわるため適切な治療が必要である．

はじめに

　透析患者は食欲不振，悪心，嘔吐，便秘や下痢といった様々な消化器症状を有することが多く，中でも便秘は高頻度に認められる症状である．透析による除水，食事制限に伴う食物繊維摂取不足，運動不足，さらには便秘を引き起こしやすい薬剤の服用などがその要因となる．一方，便秘によって腸内容物が貯留する結果，見かけ上の体重増加をきたし，その結果除水量を過剰に設定され，思わぬ血圧低下をきたす場合もある．また高度の便秘は腸閉塞，**虚血性腸炎**（☞ p.205 **用語解説**）による腸管出血や穿孔などの原因になることもある．このように便秘は透析患者のQOL（quality of life）を著しく損なう一因となるため，適切な対処が求められる．

1 排便の機序

　日本人の糞便量は約150g/日（80〜200g）であり，その成分は，約75％が水

分で，残りの固形成分は食物残渣と大腸内細菌の菌体や脱落した消化管の細胞がほぼ半分ずつを占めている．

　経口摂取された食物は，主に上部消化管と小腸で消化・吸収を受けて盲腸に達し（2〜6時間），上行結腸から横行結腸中部でさらに水分が吸収され便塊が形成され（5〜6時間），徐々に下行結腸からS状結腸に送られる（12時間前後）．S状結腸直腸移行部の腸管平滑筋は緊張性に収縮しているため，便塊は下行結腸からS状結腸にかけて貯まっており，直腸には通常存在しない．排便の機序は以下に示す3相からなる．

① 食物を摂取すると，胃結腸反射といわれる迷走神経反射により，横行結腸からS状結腸にかけて強い蠕動運動が起こり，貯留していた便塊が直腸に移動する．
② 直腸内に移動した便塊は直腸壁を伸展刺激し，この刺激が大脳に伝わり便意を催し，かつ仙髄の排便中枢に伝わり直腸の蠕動収縮が増強される（排便反射）．また腸管壁在神経叢を介する反射により，内肛門括約筋を弛緩させる．
③ 腹筋の収縮や横隔膜の吸気性停止などにより腹圧が上昇し（いきみ），これにより直腸内圧がさらに上昇する．そしてこの刺激は仙髄の反射中枢を介し外肛門括約筋の収縮を抑制することにより排便が起こる．

これら排便機序のいずれの段階における障害によっても便秘は生じる．

用語解説　虚血性腸炎

虚血性腸炎は，腸管の虚血によりびらん，潰瘍，壊死などが生じ，腹痛・下血・血液を混じた下痢などの症状をきたす．原因としては，高齢化，動脈硬化，高血圧，糖尿病，心疾患などの基礎疾患を有することに加えて，便秘や腸管蠕動亢進などの機械的な要因が関与していると考えられている．診断はCT検査，中でも造影CT検査は非侵襲的であり診断の有用性も高い．虚血部位の同定や腹腔内遊離ガス像の有無などの診断も可能である．下部消化管内視鏡検査は有用であるが，穿孔例では禁忌であり，また検査による穿孔の危険もあるため注意が必要である．治療は，一過性型，狭窄型の多くは禁食とし，輸液などの保存的治療により1〜数週間で軽快することが多い．しかし壊死型はきわめて予後不良であり，穿孔，腹膜炎から敗血症，ショックに至るため，早期診断が重要で，さらに手術による壊死腸管の切除が必須である．

2 便秘の診断基準と病態

 排便習慣は個人差が大きく，便秘の明確な定義はないが，一般に便通の回数や量の減少，硬便，排便困難を意味する．通常は，日常生活において3～4日以上便通がない場合を便秘とすることが多いが，便回数が減少しても規則的な排便があり，排便に困難を感じない場合は便秘とはいわない．一般的な便秘の頻度は，2010年の厚生労働省の国民生活基礎調査の報告によると各年齢で異なるが，1～13％と報告されている．しかし透析患者では，全体の40～70％にも及ぶといわれている[1]．

 便秘の診断基準として，2006年に発表された機能性消化管障害の新しい国際的診断基準であるRome IIIが使用される[2]．機能性便秘の診断は排便回数が少ないだけでなく，残便感や硬便，排便困難などの症状を組み合わせて判断される．

 便秘の病態による分類としては，①器質性便秘（糞便の通過障害），②機能性便秘（糞便移動の機能的障害），③症候性便秘（全身疾患の部分症），④薬剤性便秘の4つに分類される．機能性便秘は，一過性と習慣性に分類され，後者はさらに弛緩性，痙攣性，直腸性に分類される（表1）．透析患者においても，まず器質性や症候性の便秘の除外を行う．病歴の聴取，便の性状の確認，下血の有無の確認や，便潜血検査，血液検査（貧血や腫瘍マーカーなどの確認），腹部X線検査・下部消化管内視鏡検査・腹部CT検査などの画像検査を施行し診断を進める．実際は機能性便秘であることが多く，なかでも腸運動低下に基づく弛緩性便秘の頻度が高い．

 腎機能が正常な人の機能性便秘は，加齢，食事摂取量や食事内容などの食習慣に起因する因子，運動・睡眠などの生活習慣に起因する因子，ストレスなどの精神的な因子，排便に対する考え方や排便習慣などの排便環境に起因する因子などが大きく影響する．

 透析患者ではこれらの因子に加えて，透析患者に特有の様々な要因がある（表2）．水分制限や透析による除水により循環血漿量が減少し，便が硬くなる傾向にある．高カリウム血症に対する食事療法による食物繊維の摂取不足もあげられる．また，さまざまな薬剤服用による副作用としての便秘もある．便秘になりや

4. 便秘症

表1 便秘の病態による分類

①器質性便秘：腸管が長い，腸管内腔の狭窄などの物理的な原因による便秘
 a) 腸管通過障害便秘
  1) 腸管内狭窄：食事や腫瘍（癌，肉腫，腫瘍の転移）による狭窄
    炎症による狭窄：結核，潰瘍性大腸炎，クローン病
    癒着（術後，炎症性），ヘルニア
  2) 腹腔内臓疾患による圧迫：子宮・女性付属器疾患，膀胱腫瘍，後腹膜腫瘍，癌性腹膜炎，妊娠 など
  3) 急性代謝異常：感染症
 b) 大腸の形態異常
  1) 先天性：ヒルシュスプルング病，S状結腸過長症
  2) 後天性：偽巨大結腸症，癒着（術後，炎症性）

②機能性便秘：
 a) 一過性：以下の要因によって起こる急性かつ一過性発症する便秘
  1) 食物・生活環境の変化
  2) 精神的要因（旅行，試験，転職など）
  3) 薬物（催便秘性薬剤）
 b) 習慣性：
  1) 弛緩性便秘：腸管の緊張や運動の低下による便秘
  2) 痙攣性便秘：副交感神経の過緊張状態における腸管の拡張や運動亢進が原因で起こる．過敏性腸症候群の便秘型で代表される
  3) 直腸性便秘：直腸内に糞便が到達しても正常な排便反射が起こらず直腸内に糞便が貯留する．

③症候性便秘：他の全身性疾患の部分症として生じる2次的な便秘
 a) 循環器疾患：右心不全
 b) 内分泌・代謝疾患：甲状腺機能低下症，糖尿病，ポルフィリン症，副甲状腺機能亢進症
 c) 神経筋疾患：パーキンソン病，脳血管障害，多発性硬化症など
 d) 電解質異常・中毒：低カリウム血症，高カルシウム血症，鉛中毒など
 e) その他：うつ病，アミロイドーシス

④薬剤性便秘：腸管の蠕動運動を低下させる薬剤やイオン交換樹脂製剤など硬結便を生じやすい薬剤の服用による便秘（表3）

（文献 3, 7 より一部改変）

表2 透析患者における便秘の要因

①水分制限
②透析による除水
③食事制限（食物繊維摂取不足）
④内服薬の副作用
⑤自律神経障害（腸蠕動運動低下）
⑥腹圧低下
⑦運動不足
⑧透析中の排便抑制
⑨アミロイドーシスや血行障害

表3 便秘を起こしやすい薬剤

①非吸収性ポリマー，イオン交換樹脂，球形吸着炭などの不溶性薬剤
②沈降炭酸カルシウム
③抗コリン薬
④麻薬（モルヒネ，コデインリン酸塩水和物）
⑤抗精神病薬（フェノチアジン系など）
⑥抗うつ薬
⑦抗パーキンソン病薬
⑧降圧薬（カルシウム拮抗薬）
⑨利尿薬
⑩制酸薬
⑪筋弛緩薬
⑫鉄剤

すい薬剤としては，多くの透析患者が服薬している高リン血症に対する沈降炭酸カルシウム，非吸収性ポリマー〔セベラマー塩酸塩，ビキサロマー（後者は前者に比しその頻度は少ないとされる）〕，炭酸ランタン水和物があり，また高カリウム血症に対する陽イオン交換樹脂のポリスチレンスルホン酸カルシウム，ポリスチレンスルホン酸ナトリウムがある（ワンポイントメモ）．そのほかに，抗コリン薬，降圧剤（特にカルシウム拮抗剤），利尿剤，鉄剤，抗うつ薬なども便秘の要因となる（表3）．

> **ワンポイントメモ**
>
> **薬剤性便秘―特にリン吸着薬による便秘―に対する対処法**
>
> 透析患者は，その病態から高リン血症をきたしやすい．食事療法だけでは改善しないことが多く，通常はリン吸着薬の内服を行う．リン吸着薬には，沈降炭酸カルシウム，陰イオン交換樹脂（セベラマー塩酸塩），ビキサロマー，炭酸ランタン水和物があるが，すべての薬剤に便秘の副作用がある．これらの薬剤は不溶性であり，腸管内で水分が吸収され硬便の原因となる．これに対しては，D-ソルビトールなどの浸透圧性下剤の投与が効果的である．慢性便秘症に対して，2012年11月に我が国において新規の薬剤ルビプロストンが発売された．世界初の選択的 type 2 chloride channel (ClC-2) activator で，小腸粘膜上皮に存在する ClC-2 を直接活性化することにより，腸管内への浸透圧性の水分分泌を促進し，便の水分含有量を増やして排便を促進させる．有害事象として，悪心や下痢といった胃腸障害や，呼吸困難，虚血性腸炎の発症などの報告もあり，投与時は十分な注意が必要である．重度の腎機能障害のある患者では慎重投与となっているが透析患者に対し投与可能であると考えられ，今後の評価を待ちたい．

糖尿病患者では糖尿病性自律神経障害による消化管の蠕動運動低下をきたしていることが多い．一方高齢者では加齢に伴い腸蠕動運動が低下するうえに，運動量の低下や筋力（腹筋など）の低下により便秘がさらに助長される傾向にある．また透析中の排便は一時的な透析離脱となるため，排便を我慢する習慣がつき，透析前日の下剤の内服を控えるなどの日常行動が慢性便秘の原因にもなる．さらに長期透析患者特有の合併症である2次性アミロイドーシス（アミロイドの腸管粘膜沈着）や，動脈硬化による腸管虚血が蠕動運動の低下を起こすことも便秘の原因となる．また腹膜透析歴のある人は，被嚢性腹膜硬化症の可能性も考慮する必要がある．

3 便秘の予防と治療

1. 食事療法

便秘対策の最も基本的な方法の一つが食生活の改善である．透析患者は高カリウム血症や高リン血症などの予防のため様々な食事制限がある．便秘の改善には食物繊維を含む食品の摂取が必要で，1日20〜25gの摂取が目標であるが，透析患者では食物繊維が多く含まれる野菜，果物，豆類，きのこ類，海藻類はカリウム制限のため十分な摂取が困難である．寒天，たけのこの水煮缶，おからのように食物繊維含有量が多くカリウム含有量が少ない食品の利用が勧められる[4]．さらにカリウム，リン非含有性でカロリーのない透析患者用食物繊維補助食品も有効である．乳酸菌の摂取は有用であるが，乳製品の摂取では容易に血清リン値の上昇をきたすため，乳酸菌製剤の服用や，透析患者向けのビフィズス菌含有補助食品などの摂取も勧められる[5]．

2. 運動療法

透析患者は基礎疾患を含めた患者背景によっても異なるが，全身の運動が少なくなりがちである．また筋肉量の少ないいわゆるサルコペニア状態にある患者も多い．運動耐容能の低い透析患者や運動をしない透析患者では生命予後が悪いことも明らかになってきているが，全身運動は反射的に腸の蠕動運動を促す効果があり，散歩などの適度な運動や腹筋を使った運動などが有用である．また腹部のマッサージも効果的である．運動療法は，便秘の改善のみならず，運動耐容能の

改善, 蛋白異化抑制, QOL の改善, さらには死亡率の低下などの効果をもたらすことが明らかにされている[6].

3. 薬物療法

　食事療法や運動療法, 生活習慣の改善が便秘の予防には重要であるが, 透析患者ではさまざまな背景により困難なことが多い. よって適切な下剤の選択が最も現実的な対応となる. 下剤にはさまざまなものがあり, 作用機序から分類した各種の下剤を表 4 に示す. 患者の便秘の原因について考慮したうえで適切な下剤を選択することが大切である.

1) 機械的下剤

　浸透圧性下剤, 浸潤性下剤, 膨張性下剤などの種類がある. 透析患者に対しては便を軟らかくする作用のある浸透圧性下剤が有効である. 糖類下剤である D-ソルビトールは, 腸内に水分を保持することにより便の硬化を防ぐ. 塩類下剤である酸化マグネシウムなどのマグネシウム製剤は, 透析患者では高マグネシウム血症をきたしやすく, また膨張性下剤は水分の多量摂取が必要であることから, 透析患者には一般的に適さない.

2) 刺激性下剤

　腸管の蠕動運動が低下している透析患者 (糖尿病や高齢者など) では, 腸管の蠕動運動を亢進させる刺激性下剤が有用である. しかし作用は強いが耐性があり, 投与量が多くなる傾向にあるため, 長期服用には適さない. ピコスルファートナトリウムは, 便を軟らかくする作用もあり, 他の刺激性下剤と比べると耐性を生じにくいため比較的使用しやすい. 刺激性下剤は, 効果の発現が 6〜8 時間後であり就寝前に服用するのが適当であるが, 透析日の前日は, 透析中の排便をもたらす可能性があり投与時間に注意が必要である.

3) 坐剤・浣腸

　便が直腸まで達しているにもかかわらず便意を催さない直腸性便秘に有用である. しかし, 直腸内に多量の硬便がある場合や, 直腸内に腫瘍などの病変がある場合に, 浣腸することで腸管内圧の上昇や注入による機械的な刺激により大腸穿孔を引き起こすことがあり注意が必要である. また高齢者などでは, 一度に多量の排便があった場合に血圧低下を引き起こすことがあるので, この点も注意が必要である.

4. 便秘症

表4 下剤の種類

分類	種類	作用・特徴	透析患者への是非
機械的下剤 ① 浸透圧性下剤		大腸から吸収されないため,腸内容液が体液と等張になるように水分が腸内へ移行し,便を軟らかくする	
a. 塩類下剤	酸化マグネシウム クエン酸マグネシウム		マグネシウム蓄積のため避ける. 原則禁忌.
b. 糖類下剤	D-ソルビトール ラクツロース		投与可能
② 浸潤性下剤	ジオクチルソジウムスルホサクシネート (DSS)	界面活性作用にて水分を引き込み便を軟化させる	投与可能
③ 膨張性下剤	カルボキシメチルセルロースナトリウム (CMC)	水分を吸収させて便を軟らかくし,腸の内容物を膨張させることにより,腸を刺激して排便を促す	大量の水分摂取が必要であることから透析患者には適さない
④ その他 経口腸管洗浄剤	ニフレック	大腸検査・腹部外科手術前の処置用下剤	投与可能
坐剤 ①	炭酸複合体 (炭酸水素ナトリウム・リン酸二水素ナトリウム)	腸内に炭酸ガスを発生させ,その刺激により直腸反射を亢進させ排便を促す	投与可能
②	ビサコジル	直腸粘膜を直接刺激し,腸の運動を活発にして排便を促す	投与可能
刺激性下剤 ① 大腸刺激性	センノシド センナ フェノバリン 大黄含有漢方	腸管の蠕動運動を亢進する. 効果の発現は服用後6〜8時間後で,就寝前に服用するのが適当 腸管穿孔の原因となり得る	投与可能 耐性を生じやすい
	ピコスルファートナトリウム	刺激作用に加えて,便軟化作用を併せもつ	投与可能 刺激性の中では耐性を生じにくい
② 小腸刺激性	ヒマシ油	小腸刺激性（分解産物が小腸を刺激する）	耐性ができやすく,長期の連用は不可
浣腸 ①	グリセリン	直腸粘膜に物理的・化学的に刺激を与えて腸の蠕動運動を亢進させて排便を促す	投与可能 耐性を生じやすい. 直腸・肛門病変のある患者には注意

（次頁に続く）

表4 続き

消化管運動促進剤			
① 副交感神経刺激剤	クエン酸モサプリド	副交感神経を刺激し，腸管の運動を促進する	投与可能
② その他	パンテチン	腸管運動を促進する	投与可能 弛緩性便秘の患者に適応
整腸剤	乳酸菌，ビフィズス菌，オリゴ糖など	腸管細菌のバランスの乱れを整える	投与可能
その他	ルビプロストン	クロライドチャンネルアクチベーターで，小腸からの水分の分泌を促進する	重度腎機能障害者には慎重投与

(文献7，8より一部改変)

4 便秘による重篤な合併症

　透析患者の便秘は時に虚血性腸炎を引き起こし，致死性で緊急手術が必要な壊死型虚血性腸炎や，腸管穿孔へ至ることもあるため，長期にわたる便秘は避けなければならない．発症の予防には，下剤を含めた排便のコントロールが重要であり，透析患者が腹痛をきたした場合には，正確な診断と迅速な治療が求められる．

おわりに

　透析患者は，その病態や背景により便秘をきたしやすく，高齢者や糖尿病性腎症の透析導入が増加しており，便秘は避けることのできない合併症の一つとなっている．またQOLの低下を招くだけではなく，時として命に関わる合併症を引き起こす可能性がある．便秘の原因を明らかにして重篤な合併症を予防し，より快適な生活ができるようにするために，患者と密接なコミュニケーションを心がけながら適正な治療を進めていくことが大切である．

【文献】

1) 西原　舞, 平田純生, 和泉　智, 他. 透析患者の便秘症. 透析会誌. 2004; 37: 1887-92.
2) Longstreth GF, Thompson WG, Chey WD, et al. Functional bowel disorders. Gastroenterology. 2006; 130: 1480-91.
3) 西原　舞, 平田純生. 第Ⅰ部　臨床所見・徴候からのアプローチ6　下痢・便秘. 臨牀透析. 2008; 24: 808-10.
4) 伊藤和郎, 小林由子. 消化管障害, 便秘への対策について教えてください. 腎と透析. 2009; 66: 817-20.
5) 南　浩二, 田中晋二, 高橋計行, 他. 透析患者における腸内細菌叢の改善と腐敗産物の産生抑制に対する腸溶性ビフィズス菌製剤の臨床効果. 透析会誌. 1999; 32: 349-56.
6) 上月正博. 透析患者における運動・リハビリ療法：総論：透析患者における運動療法の重要性. 臨牀透析. 2011; 27: 1291-8.
7) 髙田譲二, 浜田弘巳, 伊丹儀友. 透析医療に必要な薬の使い方　便秘・下痢. 腎と透析. 2011; 70: 557-61.
8) 和泉　智. 透析患者が自宅で服用するくすり：下剤. 透析ケア. 2007; 13: 134-6.

〈鎌田一寿, 宇田　晋〉

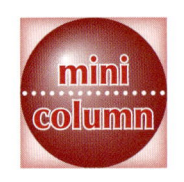

2. 末期腎不全における治療選択
―いつ腎移植を説明するか―

　末期腎不全の治療には「血液透析」「腹膜透析」「腎移植」の3つの治療法があります．日本ではほとんどの患者さんに「血液透析」が行われていますが，透析導入前に3つの治療法について十分な説明が行われていないことが問題となっています．本コラムでは，「腎移植」に関する現状と実際の対処法についてお話します．

1. 腎移植の現状

　日本でも，年々腎移植が増えています．2011年度に腎移植を受けた症例は1,598例（生体腎1,386例，死体腎126例，脳死体腎86例）でした．しかし，人口100万人当たりの年間腎移植数（2010年度）は1.6人であり，欧米諸国や他の東アジア諸国と比較すると，はるかに少ない件数しか行われていません．

　現在，日本臓器移植ネットワークには約1万2千人の献腎希望者が登録されています．しかし，実際に希望がかなうまでの平均待機時間は5,200日であり，20歳以上に限ると5,614日（15.4年）と長期にわたります．

　免疫抑制剤の進歩により，腎移植患者の生存率，生着率はともに良好な成績を示しています（表1）．特に，維持透析療法を経ずに腎移植を施行する"先行的腎移植（preemptive kidney transplantation: PKT）は，生存率，生着率ともに良好なため，日本でも増加しています．

表1 日本における腎移植後の生存率および生着率

	生体腎移植 生存率（%）	生体腎移植 生着率（%）	死体腎移植 生存率（%）	死体腎移植 生着率（%）
1年後	98	97	95	89
5年後	96	91	89	78

mini column 2

2. いつ腎移植を説明する？

　慢性腎臓病（CKD）診療ガイドラインでは，CKD ステージ G4（推算糸球体濾過量が 15〜30mL／min／1.73m^2）の時点で，3 つの治療法について説明することを推奨しています．特に，PKT を希望する場合はドナー，レシピエントともに移植医に紹介し，術前精査や移植手術が行われるため，平均すると半年〜1 年間の準備期間を要します．したがって，移植医に紹介する時期としては，ステージ G4 が望ましいと思われます．

　生体腎移植を行う場合には，ドナーに適応条件を説明する必要があります．倫理的な条件として，ドナーは親族（6 親等以内の血族，配偶者，3 親等以内の姻族）に限定されます．また，医師による医学的な判断基準もあります（表 2）．ドナーの腎機能は提供前の 70〜75% 程度となるため，もともとの腎機能が低い場合には CKD になる場合があり，注意が必要です．

表 2 生体腎移植におけるドナーの医学的適応条件

①心身ともに健康であること
②血液型：不適合の場合にはレシピエントは抗体を除去するための血漿交換を行い，抗体を下げて移植を行う
③組織適合性抗原（HLA 抗原）：免疫抑制剤が進歩したため，現在では HLA 抗原が適合しなくても移植は可能
④リンパ球交差試験（クロスマッチ）：提供者のリンパ球に対する抗体が移植を受ける患者さんの血液中にないことを確認
⑤感染症がないこと
⑥がんなどの悪性腫瘍がないこと
⑦年齢：通常は 70 歳未満，しかし十分な検査で手術が可能であると確認された場合は 75 歳ぐらいまでは提供可能とする施設もある
⑧腎機能が良好で移植に適さない腎疾患がないこと：一般的にはクレアチニンクリアランスが 70mL／分以上で，尿蛋白や血尿がない
⑨心疾患，糖尿病，高血圧，肝疾患：これらの疾患がある場合は，その治療が優先され，慎重に検討される
⑩提供のための腎摘出手術：安全に行えることを確認することが必要

3. 腎移植にかかる費用はどうなる？

　腎移植に必要な費用には，献腎移植を希望する場合の日本臓器移植ネットワークへの登録費と腎移植に必要な医療費があります．

a）日本臓器移植ネットワークへの登録費

　献腎による移植を希望する場合に必要です．主な費用は，献腎移植登録費用

(初回登録費用：3万円／臓器，更新費用：5千円／年)，組織適合性（HLA）検査費用（費用は施設によって異なる），コーディネート費用（献腎移植後3カ月間生着している場合は10万円が必要）です．ただし，住民税が非課税の場合には無料となります．

ほとんどの患者が，透析療法開始後に本ネットワークに登録します．しかし，献腎移植によるPKTが普及してきているため，平成24（2012）年度からは先行的献腎移植の申請もできるようになりました．

b) 腎移植から退院までの医療費

すでに人工透析を受けている場合は，特定疾病療養受領証により負担額の上限は1万円（所得によっては2万円）となります．さらに，重度心身障害者医療費助成制度を利用すると，月額の自己負担額はゼロとなります．

人工透析を受けていない場合は，まず身体障害者手帳（1, 3, 4級のいずれか）を取得します．重度心身障害者医療費助成制度はおおむね1級（血清クレアチニン値で8mg/dL以上）が対象となり，健康保険の自己負担が助成されます（地域により対象等級や所得制限の有無が異なる）．もし，所得制限で適応されない場合は，術前に自立支援医療（更生医療）を申請すると，住民税の納付額に応じて最高2万円／月までの自己負担となります．

c) 腎移植後の外来・通院費

腎移植後の外来・通院に対しても医療費助成制度があります．すべての患者の身体障害者手帳は1級として認定され，重度心身障害者医療費助成制度によって自己負担額はゼロとなります．もし所得制限によって適応外の場合は，自立支援医療（更生医療）に申請することで，住民税に応じて自己負担額は最高で月額2万円までとなります．

また，生体腎移植は保険適応なため，ドナーの検査・入院および手術代もレシピエントの健康保険で賄われます．しかし，退院後の通院費用はドナーの健康保険で賄われます．

〈加藤明彦〉

Mini Lecture

Mini Lecture 1

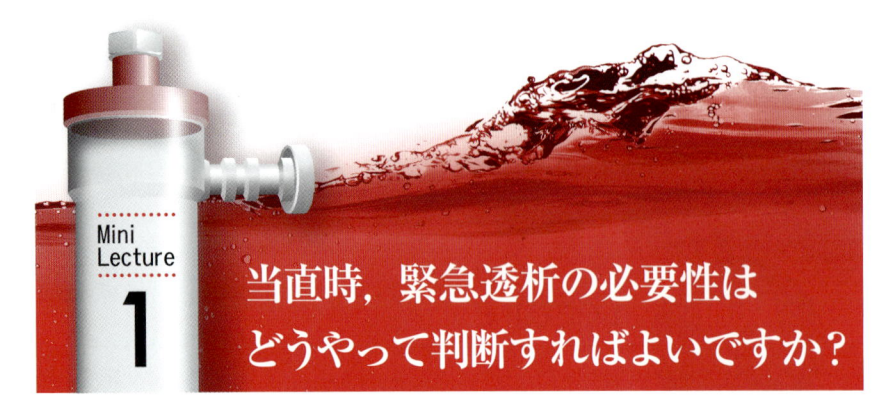

当直時，緊急透析の必要性はどうやって判断すればよいですか？

Summary

- ☑ 利尿薬に反応しない肺水腫，高度なアシドーシス，不整脈を伴う高カリウム血症，進行性の尿毒症状，心膜炎がみられたら早急に透析を行う．
- ☑ 循環動態が不安定な場合や多臓器不全に陥っている場合は，持続的腎代替療法が選択される．
- ☑ 急性腎障害ではその病態や経過の早さによっては，より早く透析導入を決断する場合がある．

はじめに

透析が必要と思われる慢性腎臓病（chronic kidney disease: CKD）の通院患者に対する透析導入の基準に関しては，血清クレアチニン値と，臨床症状，日常生活障害度を総合的に考慮した導入基準がある[1]．近年，透析導入患者の高齢化に伴って，その適切な導入時期に関しては多くの検証が行われ，見直されるようになってきた[2]．その一方で，末期腎不全患者を目の前にして，今すぐにでも透析を導入しなければならないのか，もう少し待てるのか判断しなければならない場合が実臨床にはある．特に病院で当直している時に，そういう症例に出くわすとその時間帯や病院の設備によっては非常に悩ましいことがしばしば経験される．

本稿では，日当直の際に翌日まで待たずに開始する基準に関して，CKDにおける透析の絶対適応と急性腎障害（acute kidney injury: AKI）での腎代替療法の適応などを概説する．

1 末期腎不全に対する透析の絶対適応

　肺水腫，不整脈のリスクがある高カリウム血症，高度なアシドーシス，意識障害などを伴う場合は，速やかに透析導入を行うべきである（表1）．

　肺水腫の場合，持続的気道陽圧法もしくは二相性陽圧呼吸などの非侵襲的人工呼吸（non-invasive positive pressure ventilation: NPPV）や人工呼吸管理を考慮する．尿毒症肺は，尿毒症性物質の貯留により血管透過性が亢進し，いわゆるバタフライシャドウを呈する．このような場合は，除水を行っても陰影はすぐに軽減しない．不均衡症候群に注意しながら十分透析を施行した後に改善してくる．

表1 慢性腎臓病における透析の絶対的適応

- 利尿薬に反応しない肺水腫，体液過剰
- 進行性の尿毒症状，神経症（意識障害，羽ばたき振戦，痙攣）
- 高度なアシドーシス（HCO_3 12以下）
- 高カリウム血症（7.0mg/dL以上）
- 高カリウム血症に伴う危険な不整脈
- 心膜炎

　高カリウム血症の心電図変化は，T波増高やQT短縮に始まり，PQ延長，QRS幅拡大，P波平坦化がみられ，心室細動に至る．血清カリウム値と心電図変化は必ずしも相関しない．血清カリウム値が7mEq/Lを超えていてT波増高のような心電図変化がみられる場合は，まずグルコン酸カルシウムを投与し，グルコース・インスリン療法を行いつつ，透析療法を開始する．房室伝導障害がみられるような場合，体外式ペースメーカー挿入も考慮する．

2 腎代替療法モダリティの選択

　CKDによる尿毒症患者に対して，間欠的血液透析（intermittent hemodialysis: IHD）ではなく，持続的腎代替療法（continuous renal replacement therapy: CRRT）を選択する場合がある．循環動態が不安定であったり，多臓器不全に陥っている場合はCRRT，特に持続的血液濾過透析（continuous hemodiafiltration: CHDF）が選択される．CRRTの尿毒症の予後に対する優位性は明らかでなく，その適応基準はその施設ごとに異なるのが現状である．CHDFは，カリウムなどの小分子を除去するのに有用な持続的血液透析（continuous hemodialysis: CHD）と

サイトカインやミオグロビンなどの中〜大分子を除去するのに有用な持続的血液濾過（continuous hemofiltration: CHF）を併用することで，それぞれのモードで不十分な領域の溶質除去を補っている．CHD の場合，血液透析量が透析効率を決定するため，高カリウム血症に対するカリウム除去の効率をあげるには，血流量を上昇させるよりも透析流量を増加させることが有用である．それに対して CHF の場合，限界濾過量は，血流量のおよそ 20％程度という上限が存在する．そのため，CHF で中〜高分子を除去する効率を上げるには血流量を増加する必要がある．

　生命に危険な高カリウム血症をきたしていて，できるだけ早く血清カリウム値を補正したい場合，血液透析を選択するべきである．一般に血液透析では透析流量は 1 分間に 500mL であるのに対して，CHD（F）の場合通常 1 時間に 500mL 程度で行うことが多く，時間あたりのカリウムの除去能力が圧倒的に異なる．しかしながら，腫瘍崩壊症候群や横紋筋融解症など，持続的にカリウムが血中に放出されることが予想される場合は，CHDF によって持続的にカリウム除去やアシドーシスの補正に務める必要がある．

3 急性腎障害（AKI）における持続的血液濾過透析の絶対適応

　AKI（acute kidney injury）に対する腎代替療法のモダリティの選択において，CRRT が IHD に対する予後における優位性は明らかでない[3,4]．循環動態が不安

用語解説

non-renal indication
敗血症や外傷によって生じる SIRS で，各種メディエータカスケードが活性される．このような病態が重症化・遷延化すると多臓器不全に陥る．臓器障害，重症化に寄与する高サイトカイン血症対策として，急性血液浄化療法が行われる場合がある．このような適応を non-renal indication とされ，サイトカインを除去するために，polymethyl methacrylate（PMMA）膜ヘモフィルタを用いた CHDF が行われる．サイトカインの吸着能力が高い PMMA 膜を使用することでサイトカインを効率よく，持続的に除去する[6]．その他，高流量血液濾過（high-volume hemofiltration）や大孔径膜を用いた CHDF が行われる場合もある．開始基準は施設により異なるが，臓器不全に陥るより前に早期に開始することが推奨されている．単施設での報告は多くあるが多施設 RCT での報告はなく，今後の知見の蓄積に期待される．

定であったり，多臓器不全などより重症であった場合にCRRTを選択されることが多い．AKIに対する透析開始の適切なタイミングに関しては，早期に開始することが予後を改善する可能性を示唆されているが，開始基準に関しては明確に規定されていない．Acute kidney injury networkのメンバーによって2006年に行われたカンファレンスで，AKIにおけるRRTの開始基準が提案された[5]．この中にRRTの絶対適応の項目があり表2に記す．しかしながら，acute on chronicのようにCKDがもともと存在する症例の場合は，この限りではない．また，病態が進行性で多臓器不全に陥っているような場合では，十分な輸液のスペースを確保することも考慮して早期にCRRT導入が考慮される．

表2 急性腎障害における透析の絶対適応（案）

- BUN＞100mg/dL
- 高カリウム血症＞6mEq/Lかつ心電図異常
- 高Mg血症＞8mEq/Lかつ無尿と深部腱反射の消失
- アシドーシス pH＜7.15
- メトフォルミンによる乳酸アシドーシス
- 利尿薬に反応しない体液過剰

（文献5より一部改変）

【文献】

1) 川口良人，久保 仁，中山昌明，他．厚生省透析療法基準検討委員会基準案（1993年）．日内会誌．2000; 89: 1331-6.
2) Yamagata K, Nakai S, Masakane I, et al. Ideal timing and predialysis nephrology care duration for dialysis initiation: from analysis of Japanese dialysis initiation survey. Ther Apher Dial. 2012; 16: 54-62.
3) Pannu N, Klarenbach S, Wiebe N, et al. Renal replacement therapy in patients with acute renal failure: a systematic review. JAMA. 2008; 299: 793-805.
4) Bagshaw SM, Berthiaume LR, Delaney A, et al. Continuous versus intermittent renal replacement therapy for critically ill patients with acute kidney injury: a meta-analysis. Crit Care Med. 2008; 36: 610-7.
5) Gibney N, Hoste E, Burdmann EA, et al. Timing of initiation and discontinuation of renal replacement therapy in AKI: unanswered key questions. Clin J Am Soc Nephrol. 2008; 3: 876-80.
6) Nakada TA, Hirasawa H, Oda S, et al. Blood purification for hypercytokinemia. Transfus Apher Sci. 2006; 35: 253-64.

〈安田日出夫〉

Mini Lecture 2

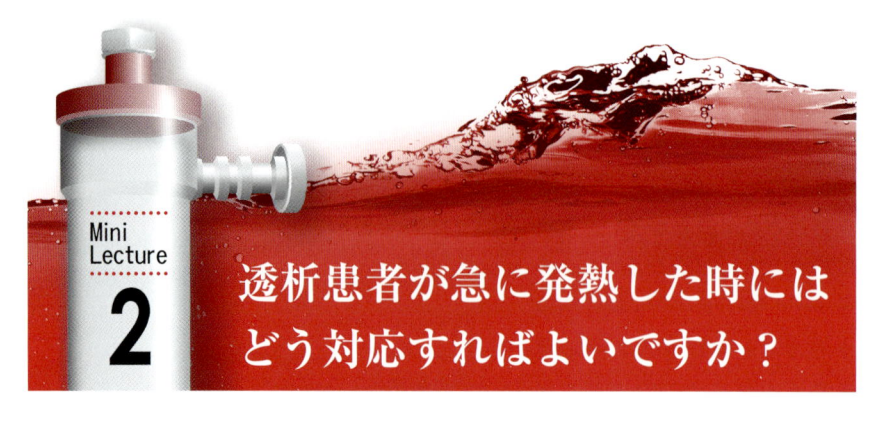

透析患者が急に発熱した時にはどう対応すればよいですか？

Summary

- ☑ 透析患者において感染症による死亡率が上昇傾向にある．
- ☑ 透析患者の発熱には，感染などに伴うものだけでなく，透析治療に起因するものがある．
- ☑ 血液透析患者ではバスキュラーアクセスに関連する感染症，また腹膜透析患者では出口部感染，トンネル感染，腹膜炎に注意が必要である．
- ☑ 透析患者では結核の発生率が高く，また肺外結核が多いという特徴があり，QFTなどの検査が有効である．
- ☑ 透析患者における感染症は重症化するリスクが高く，早期の対応が重要である．

はじめに

　発熱の発症機序は，まず外因性発熱物質が貪食細胞に作用して白血球が活性化されることにより内因性発熱物質が生成される．次にこの内因性発熱物質が，血液を介して視床下部の体温中枢に働き，体温上昇が惹起されると考えられている．透析患者では外因性発熱物質は，非透析患者でみられるような感染に伴うものだけでなく，透析療法自体に起因するものに分けられる[1]．発熱の外因性発熱物質には，細菌，ウイルス，細菌の産生物質，エンドトキシンなどがあげられ，体温中枢の破壊（脳血管障害，神経変性疾患などによる）や，体温調節機能の低下（熱射病など）などによる体温上昇は除外される[2]．

　発熱の原因としては，一般的に感染症，悪性腫瘍，膠原病などがあげられる．透析患者においては，これら以外の原因で透析中や透析後に発熱することがあり，このような場合透析療法自体に起因する要素が問題となる．透析中の合併症

として発熱は最も重要な病態の一つであり，特に透析患者は尿毒症物質の貯留による慢性炎症状態などから易感染性状態であり，多くの患者が程度の差はあれ非透析患者と比較して免疫不全状態である．特に細胞性免疫が低下しており，いったん感染すると重症化する原因となっている．このため感染症には特に注意をはらう必要がある．

1 透析患者の感染症の特徴

1990年代初頭より感染症による透析患者の死亡率が上昇し始めており，1994年からは死亡原因の2位となっている（図1)[3]．2011年の日本透析医学会の調査では，透析患者の死因は心不全の26.7％に次いで20.3％が感染症である（図2)[3]．この傾向は20年近く続いており，感染症の診断，治療および予防が透析患者の死亡率を減らす上でいかに重要であるかがわかる．

透析患者は免疫力の低下により感染症に罹患しやすいだけでなく，感染症に罹

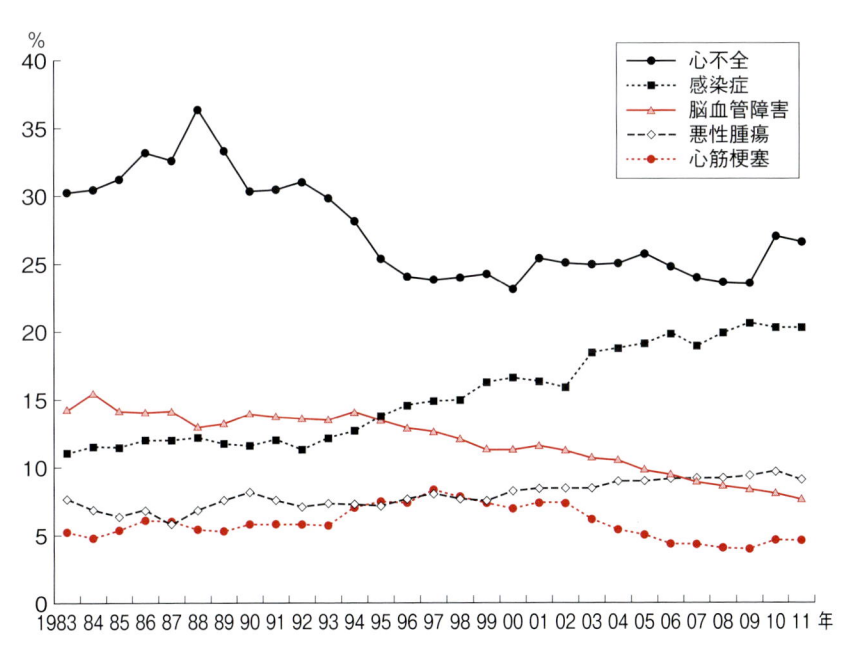

図1 透析患者の死亡原因の推移（文献3より）

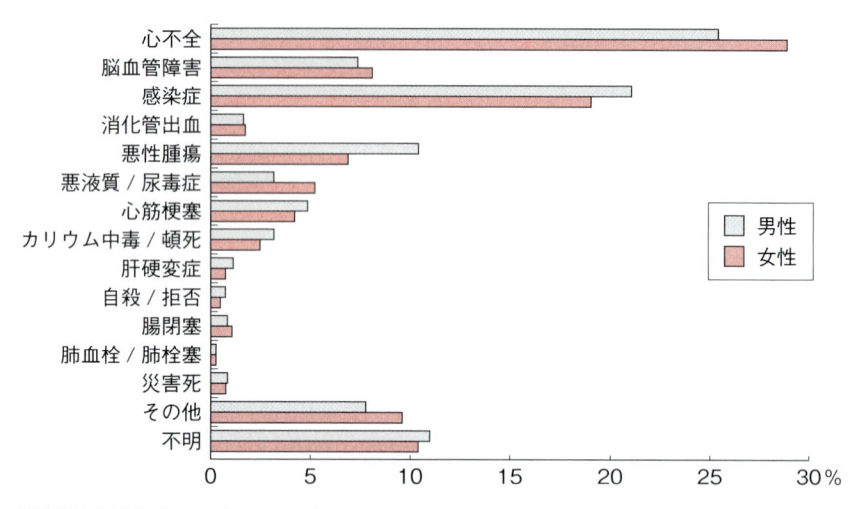

図2 透析患者の死亡原因の内訳（文献3より）

患した場合に重症化しやすいという特徴がある．さらに治療を開始しても回復までの期間が非透析患者より長いといった特性もある．

　感染症のフォーカスを考える上でも特徴的なのが，血液透析であればバスキュラーアクセスに関連する感染症があげられる．自己血管，人工血管や透析用留置カテーテルの感染，また穿刺部感染などがあり，悪化すると重篤な菌血症となるため注意が必要である．また腹膜透析であれば透析カテーテル関連の感染症（出口部感染，トンネル感染，腹膜炎）があり，腹膜透析患者に発熱がみられた場合，これらの感染症を鑑別するためにも必ず確認しなければならない重要なポイントである．

　また透析患者において，結核発生率が一般住民に対して著明に高いことも大きな特徴である．血液透析患者の結核罹患率は本邦において一般人口に比較して，男性で1.55倍，女性では2.79倍と高いとされている．これら透析患者における結核の発症は透析導入時に多くみられる．また血液透析患者においては，肺外結核の割合が顕著であることも大きな特徴の一つである．血液透析患者における肺外結核罹患率は本邦において一般人口に比較して，男性で13.45倍，女性で13.07倍と著明に高いと報告されている[4]．また肺結核症例の結核死による死亡率9.4％，菌陽性肺結核の死亡率30.0％，肺外結核の死亡率5.6％，結核性胸膜

炎の死亡率16.7％とその予後の悪さにも注目される．

2 発熱時の初期対応

　健常人の体温（36〜37℃）を超えた場合を発熱と定義されるが，一般的に37.5℃以下を微熱，37.5〜38.5℃を中等度の発熱，38.5℃以上が高熱とされる．発熱の原因として特定しやすいものから様々な検査を行わなければ診断できないもの（不明熱）まで広い領域にわたり鑑別診断を行う必要がある．一般的なバイタルサインとしての発熱の分類を述べる[5]（表1）．透析患者における発熱には，機序としてダイアライザーなど透析治療に関連してみられるものと，それ以外のものに大別されるため，常に両者を鑑別する必要がある[6]（表2）．透析患者においては発熱の原因が明らかでないいわゆる不明熱（fever of unknown origin:

表1 発熱のスコアと分類（文献5より）

1. 発熱のスコア
    微熱：37.5℃以下
    中等度の発熱：37.5〜38.5℃
    高熱：38.5℃以上
2. 熱型
    稽留熱（continuous fever）　　1日の日差が1℃以内で，常に38℃以下に下がらない．
    弛張熱（remittent fever）　　　1日の日差1℃以上，平熱までは下がらない．
    間欠熱（intermittent fever）　 1日の日差1℃以上，平熱の時もあり．
    波状熱（undulant fever）　　　有熱期と無熱期を不規則に繰り返す．
    周期熱（periodic fever）　　　 規則的周期で発熱する．

表2 透析患者にみられる発熱の原因（文献6より）

1. 透析患者治療に伴う発熱
    1) 透析液の異常：液温の上昇，エンドトキシン，パイロジェン，細菌の混入
    2) 透析機材によるアレルギー：ダイアライザー，回路
    3) 透析中の併用薬剤：ESA，抗凝固剤など

2. 透析と関連のない発熱
    1) 感染症：肺炎，ブラッドアクセス感染からの敗血症，尿路感染症，CAPD腹膜炎
    2) 悪性腫瘍
    3) 膠原病
    4) 薬剤アレルギー
    5) 輸血

FUO）も少なくない．不明熱の一般的な診断基準は38.5℃以上の体温の上昇が3週間以上持続し，1週間以上の入院検査を行ってもその原因が不明なものとされる．このような場合は非透析患者同様に3大主因としての感染症，悪性腫瘍，膠原病についての検索を行う．一般的に透析患者では感染症の率が最も多く，特に結核が高頻度であるとされるため必ず鑑別に入れる．

3 身体所見診察の進め方と感染症の鑑別

　一般患者と同様，透析患者においても最も重要なことは，詳細な病歴聴取と入念な身体診察である．感染症を疑う場合には何よりも身体所見の診察が重要となる．発熱以外の症状を基に感染臓器（呼吸器系，尿路系，腹腔内臓器，皮膚軟部組織）の特定を行う．通常の身体所見診察で感染フォーカス不明であれば，積極的に透析アクセス関連感染を疑う．それ以外の感染症としては，偽膜性腸炎，結核（特に透析導入時），また真菌感染症も鑑別する．これにより熱源の可能性がある身体部位を推定することが診断の第一歩である．身体所見をとる場合には基

表3 身体所見のポイント （文献7より一部改変）

1)	髄膜炎・脳炎・脳膿瘍	頭痛，項部強直，記憶障害，痙攣，他神経学的異常所見
2)	副鼻腔炎	持続する感冒や再増悪する感冒，頭痛，顔面圧痛など
3)	中耳炎・外耳炎	耳痛，聴力低下，滲出液など
4)	咽頭炎	咽頭・嚥下痛，扁桃腫大，頸部リンパ節腫脹など
5)	気管支炎・肺炎	強い咳・痰，ラ音聴取など
6)	心内膜炎	胸痛，動悸，呼吸困難，浮腫，心雑音など
7)	腸管内感染症	腹痛・腹部圧痛，嘔気・嘔吐，下痢・粘血便
8)	腹腔内感染症	腹部圧痛，便秘・下痢，嘔気・嘔吐，腹膜刺激症状，黄疸，右季肋部痛など
9)	尿路感染症・腎盂腎炎	頻尿，排尿時痛，尿意切迫，恥骨上部圧痛，CVA叩打痛など
10)	骨盤内炎症性疾患	異常・悪臭帯下，頻尿，排尿時痛，尿意切迫，子宮頸部圧痛など
11)	前立腺炎	下腹部痛，前立腺圧痛
12)	肛門周囲膿瘍	排便時痛，圧痛，腫脹
13)	皮膚感染症	発赤，疼痛，腫脹
14)	関節炎	疼痛，熱感，腫脹，関節可動域制限など
15)	末梢・中心ライン感染	刺入部位発赤・腫脹，熱感・疼痛など

表4 発熱鑑別時の基本事項 （文献8より一部改変）

- 詳細な病歴の聴取（発熱に付随する症状とその経過，既往歴に着目）
- 入念な身体診察（血液透析患者ではバスキュラーアクセス感染，腹膜透析患者では腹膜炎に注意）
- 血液検査（白血球分画を含む血算，肝胆道系酵素を含む一般生化学）
- 血液培養（発熱2時間以内，両肘から採取．最低でも嫌気培養ボトルと好気培養ボトルを2セットずつは検査を行う）
- 胸部X線写真
- 尿検査（沈渣，培養）——無尿の症例では導尿も考慮するが，透析患者では30～40％に無症候性濃尿を認めるため，臨床症状と合わせて評価する．
- 腹部エコー，CT
- 腹膜透析患者では排液細胞数検査

表5 熱型からの鑑別 （文献5より）

1) 透析日のみの発熱
    透析前：心因性発熱，詐熱など
    透析後：透析機器関連，薬剤など

2) 透析日によらない発熱
    稽留熱
        局所症状あり：細菌感染（尿路，呼吸器）など
        局所症状に乏しい：薬剤性，粟粒結核など
    弛張熱・間欠熱
        局所症状あり：悪性腫瘍など
        局所症状に乏しい：ウイルス感染症，敗血症，深部膿瘍など

本的に頭部から下肢末端にいたるまでスクリーニングを行うのが望ましい[7]．表3に診察時に念頭におく疾患を列挙する．またこの他にも肝機能障害があれば肝炎ウイルス感染を確認する．また糖尿病性足病変の急性増悪なども確認する必要がある．透析患者の発熱の鑑別において行うべき基本事項を表4に示す[8]．

腹部は熱源となり得る臓器が多く，膿瘍や囊胞感染（多発性囊胞腎患者など），悪性腫瘍などの発見にもつながるため，腹部エコー，CTは有用である．根拠のない抗菌薬投与は診断を困難にさせる可能性があるため慎まなければならない．抗菌薬投与による偽膜性腸炎が発熱の原因になることもある．他にも発熱のパターンや局所症状などにより鑑別を進める方法もある（表5）[5]．以下，透析患者において特徴的と思われる感染症について列挙する[9]．

1. 呼吸器感染

透析患者では，特に高齢者の場合，肺炎などの呼吸器感染症があっても自覚症状に乏しい場合がある．透析患者では通常頻回に X 線写真を撮影するが，体液バランスの変動があるため，浸潤影の発見の遅れにつながる可能性があることや，またうっ血性心不全により肺炎併発のリスクが高くなる．よって中等度～高熱を認めた場合や原因不明の炎症反応の上昇を認めた場合，胸部所見の診察や胸部 X 線写真の検索が必要である．外来患者であれば，市中肺炎の起因菌や選択すべき抗菌薬は非腎不全患者と変わらないが，入院患者や体力の低下した患者においては日和見感染の可能性を考える．

2. 尿路感染

透析患者のように無尿～乏尿の状態では尿路感染症の頻度は高くなる．また高齢者や糖尿病患者の増加に伴い，その頻度や重症度が増していく可能性がある．また多発性嚢胞腎の患者では 20～50％ に尿路感染症を合併するとされている．無尿の場合には排尿時痛や頻尿などの尿路症状を確認することが困難である場合があり，下腹部不快感や悪臭のする尿道分泌物などに注意する．診断には検尿や尿細菌培養を行うが，尿道カテーテル挿入や膀胱洗浄は感染誘発の恐れがあるため，乏尿患者のみで検討する．

3. 細菌性心内膜炎

透析患者では各種バスキュラーアクセスや，体外循環を行うことから常に菌血症のリスクが存在していることを念頭におかなければならない．また一般人口に比べ，人工弁や人工ペースメーカーを使用している率も高い．重篤な状況に陥る可能性が高いため，細菌性心内膜炎は常に鑑別にあげなければならない．

4. 大腸憩室炎

透析患者の原疾患として多発性嚢胞腎は 3.4％ であるが[3]，これらの患者では大腸憩室の合併症がみられることはよく知られている．非透析患者でも大腸憩室を合併している症例もあるため，腹痛を伴う発熱を認めた場合，大腸憩室炎を鑑別に入れて対応する必要がある．

5. 囊胞感染

　透析の原因疾患が多発性嚢胞腎である場合は当然であるが，維持透析が長期となった場合，後天性腎嚢胞を合併することはよく知られている．つまりほとんどの患者では腎臓に嚢胞があり，嚢胞感染のリスクがあることになるため鑑別すべき重要な病態である．

6. 皮膚軟部組織感染

　透析患者では，1) 糖尿病をはじめとした病態を背景に末梢神経障害や動脈硬化による末梢循環不全などがあること，また2) 透析時の穿刺，バスキュラーアクセスカテーテルや腹膜透析留置カテーテルの使用などがあることから，蜂窩織炎や壊死性筋膜炎，さらには骨髄炎の頻度が高い．1) では血流不全のためグラム陽性球菌，グラム陰性桿菌，嫌気性菌といった多菌種が，また2) ではMRSAやMRSEなどの耐性菌が起因菌になることが多い．

7. 透析患者と結核

　前述したように透析患者における結核罹患率は高く，一般に非透析患者の10倍以上とされている．また結核発症の特徴として，透析導入初期に多く，肺外結核が多いという特徴がある．透析患者で微熱や咳が持続する場合，また原因不明の炎症反応上昇が持続する場合，また肺炎に対して通常の抗生物質による治療に抵抗性がある時などは積極的に結核を疑う必要がある．診断には，喀痰や胸水を用いた培養やPCR法での結核菌の検出および従来のツベルクリン反応検査に加え，最近は**クォンティフェロン検査（QFT検査）**（☞ p.230 用語解説）が診断に有効である．肺外結核ではQFT検査の有用性が低いとの報告もあるが[10]，細胞性免疫が低下しているとされている透析患者でも有効であると報告された[11]．一般的にQFTは感度および特異度は89.0％と98.1％とされており，新たな診断ツールとして今や欠かせない検査となっている．症例によっては診断のために生検が必要になることもあるが，各種検査で確定診断に至らない場合に，診断的治療としての抗結核薬の投与も有効である．

4 非感染症の発熱の鑑別（膠原病，悪性腫瘍，薬剤）

　非感染症では非透析患者における不明熱の原因同様，膠原病や悪性腫瘍や薬剤の他に透析に関連するものを鑑別していく．膠原病では全身性エリテマトーデス，ANCA関連血管炎などが腎不全の原疾患となっている場合もあり，それら原疾患の活動性を評価する必要がある．発熱をきたす悪性腫瘍としては，悪性リンパ腫，白血病，腎細胞がん，転移性肝がんがよく知られている[8]．悪性腫瘍については，透析患者では腎臓がんの合併頻度が多いため重要なスクリーニングのポイントとなる．さらにウイルス性肝炎の合併頻度も非透析患者より有意に多いことはよく知られており，肝臓がんについても同時に鑑別を行う．一般に慢性腎不全の維持期には大量の薬剤を服用していることが多い．透析導入後に多少薬剤数は減っても，新たに投薬が必要となる場合が多い．このため発熱に対する原因として，薬剤は必ず疑い，発熱直前に開始したものがないかを確認する．また皮

用語解説　クォンティフェロン検査（QFT検査）

QFT検査は，採血した血液から分離された白血球と，結核菌の2種類の蛋白質を反応させることにより行う．具体的にはメモリーT細胞とマクロファージを含む全血液を，BCGには存在しない結核菌抗原（ESAT-6: early secreted antigenic target 6 およびCFP-10: culture filtrate protein 10）で刺激し，メモリーT細胞から産生されるインターフェロン-γ量を測定する．この反応でインターフェロンγの産生が認められればBCG接種の既往に関係なく，「過去に結核菌に感染したことがある」と判断できる．逆にインターフェロンの産生が認められなければ，「結核菌に感染していない」と判断できることとなる．BCG接種の影響を受けることなく結核感染を診断することができるため，近年ではツベルクリン皮内検査にかわって結核菌検査の中心となってきている．

ワンポイントメモ

感染症の中で特に注意が必要なものの一つがインフルエンザウイルス（インフルエンザの項参照）である．透析患者は免疫低下状態であるだけでなく，透析治療が閉ざされた空間で多くの患者が同時期に治療を行うため感染拡大のリスクが高い．特にインフルエンザ流行期では体調不良時には必ず自宅で体温測定を行い，発熱があれば来院前に病院へ連絡するよう徹底しておくことが重要である．

疹や関節痛についても必ず確認を行う．

5 透析関連の発熱

透析治療に関連する発熱としては，透析関連器材の汚染や透析液からのエンドトキシンなど汚染物質の混入，血液が透析関連器材（透析膜，透析回路，穿刺針）と接触することによる生体反応（補体活性化，アレルギー），また透析中に使用される薬剤（抗凝固薬，血液製剤など）に対するアレルギーや透析液の温度異常などがある[8, 12]．

1. 汚染物質の混入

透析関連器材の汚染は，器材の製造工程以外にも，保管条件の瑕疵，使用期限の超過，回路の洗浄・充填などの家庭の過誤で発生する可能性がある．近年，ハイパフォーマンスメンブレンが普及していることや，また on line HDF や push and pull HDF で大量の透析液を置換液として用いる場合などには，透析液が汚染されていれば発熱物質が体内に移行する危険性が増加する．エンドトキシンはグラム陰性菌の外膜に存在し，大量に体内へ入るとサイトカイン産生を刺激して発熱をきたす[12]．また近年では重炭酸透析が普及していることから，酢酸を含まないB液側での細菌繁殖の危険性が指摘されており注意が必要である．

2. 透析器材に対する反応

血液透析では血液が直接人工材料と接触することで発熱が惹起される場合があり，特に透析膜との接触で補体の活性化が起こることはよく知られている．再生セルロース膜などの透析膜と血液との接触で補体が活性化されることでアナフィラトキシンが誘導され，アナフィラキシー様症状のほかサイトカイン活性化に伴い発熱を生じることがある．また器材の滅菌に使用されるエチレンオキサイドガスに対するアレルギーの報告もある．

3. 薬剤に対するアレルギー

透析中によく使用する薬剤として，抗凝固薬，プロスタグランジン製剤，抗生物質，あるいは透析中に使用される輸血や凍結血漿などの血液製剤などに対する

アレルギーなどで発熱をきたすことがある．抗凝固薬ではナファモスタットメシル酸塩でのアレルギーが有名である．

4. 透析液の温度異常

　透析監視装置の温度センサーが正常に作動していない場合，あるいは温度設定に誤りがあり，高い透析温度設定となっていると発熱をきたすことがある．血液透析は直接血液と透析機器が接するため十分な注意が必要である．

5. その他

　長期維持透析患者の合併症に透析アミロイドーシスがあるが，アミロイド関節炎では発熱を生じることがある．また副腎へのアミロイド沈着，副腎腫瘍，副腎結核，下垂体前葉機能低下症を原因とした副腎不全が発熱の原因となっている場合がある．またステロイド治療中の患者においてステロイド投与不足によって副腎不全状態になり発熱をきたしている場合もあるので，原因不明の発熱の場合には鑑別に入れる必要がある．また透析患者では何らかの発熱を抑制する物質が体内にあり，それが透析で除去されることで発熱が顕性化するとの仮説もある[12]．

6　治療のポイント（薬剤の使い方，透析中の血圧低下の注意など）

1. 抗菌薬投与の注意点

　腎機能低下がある患者に抗菌薬を投与する場合，腎障害の程度や薬剤の排泄経路によって投与量の調整が必要となる．腎排泄型の抗菌薬の場合，初回投与量をまず通常量とし，2回目以降は腎機能の程度により減量を行う．一般的に透析患者では1回の投与量を約半分程度とし，また投与間隔を2倍にする場合が多い．

> **ワンポイントメモ**　透析患者の発熱で最も可能性が高いのは感染症であるが，血液透析患者では直接血液が異物に触れるため，透析中もしくは透析後のみ発熱がある場合には積極的に透析機器関連の発熱も疑う必要がある．感染症をはじめとした発熱の原因が否定的であれば透析膜や穿刺針などの変更を試みる．また回路のプライミング方法の変更も検討する．透析機器によるアレルギーがある場合，発熱だけでなく透析中に急激な血圧低下を起こしうるので十分注意をはらう必要がある．

一方，肝排泄型の抗菌薬では腎障害の有無にかかわらず通常量の投与が可能であるが，肝腎両経路での排泄型もあるため注意が必要である．肝排泄型の抗菌薬としてはセフォペラゾン，セフトリアキソン，クリンダマイシン，ドキシサイクリン，ミノサイクリン，エリスロマイシン，メトロニダゾール，リファンピシン，サルファメトキサゾール，モキシフロキサシン，リネゾリドなどがあげられる．

2. 囊胞感染の治療

腎囊胞に対する抗菌薬治療を行う際には，囊胞内への移行性が良好な ST 合剤やニューキノロンなどの抗菌薬を長期間（最低 3 週間）投与することが必要となる．

3. 透析中の血圧低下

細菌性感染症に罹患すると菌の産生した内毒素（エンドトキシン）によって細動脈が拡張し，また血管内が脱水になる傾向があるため透析中に血圧が急激に低下することがある．菌血症から敗血症に進行している場合はショック状態になるため要注意である．透析前に判断できればよいが，そこまでの判断ができていない場合にはバイタルに十分注意しながら透析を行う必要がある．

7 他科へコンサルトしたほうがよい症例など

透析患者の発熱の原因としてはやはり感染症が最も多く，また重症化しやすいことが問題である．治療が効を奏さない場合や感染巣や起炎菌が不明である場合などは，重篤な状況になる前に早急にコンサルトをする必要がある．また膠原病が疑われる場合や，悪性疾患が疑われる場合にもすぐにコンサルトをしなければならない．透析患者では微熱程度は比較的頻回に認められるが，漫然と経過をみないことが肝要である．

【文献】

1) 前波輝彦, 小原康伸, 安田　隆. 発熱, 透析患者の合併症に対するくすりの使い方, 対処療法. 腎と透析. 1996; 臨時増刊号: 420-1.
2) 高田譲二, 伊丹儀友, 青木貴徳, 他. 発熱の原因と対策について教えてください, 透析トラブル Q&A. 腎と透析. 2008; 64(5): 655-7.
3) 2011年度末　日本透析医学会調査より
4) 佐々木結花, 山岸文雄, 森　享. 血液透析患者における結核発病の現状. 結核. 2002; 77(2): 51-9.
5) 船越　哲. 発熱と熱型, 臨床所見・徴候からのアプローチ. 臨牀透析. 2008; 24(7): 795-8.
6) 香取秀幸, 原　茂子. 発熱. 腎と透析. 2002; 臨時増刊号.
7) 大野博司. ERでの発熱へのアプローチ, レジデントのための日々の疑問に答える感染症入門セミナー
 (http://www.igaku-shoin.co.jp/paperDetail.do?id=PA02776_08)
8) 坂尾幸俊, 加藤明彦, 編. 発熱に対するアプローチ方法. In: 透析治療について, これだけは知っておこう, 若手医師のための透析診療のコツ. 東京: 文光堂; 2011. p.85-90.
9) 大野博司. ジュニア・シニア　レジデントのための日々の疑問に答える感染症入門セミナー, 各科コンサルテーションへの対応（2）腎臓内科での発熱の考えかた（1）
 (http://www.igaku-shoin.co.jp/paperDetail.do?id=PA02858_05)
10) Song KH, Jeon JH, Park WB, et al. Usefulness of the whole-blood interferon-gamma release assay for diagnosis of extrapulmonary tuberculosis. Diag Microbiol Infect Dis. 2009; 63(2): 182-7.
11) Inoue T, Nakamura T, Katsuma A, et al. The value of QuantiFERON TB-Gold in the diagnosis of tuberculosis among dialysis patients. Nephrol Dial Transplant. 2009; 24(7): 2252-7.
12) 向井正法, 保坂　望, 秋澤忠男. 透析中の発熱の原因とその対応. 腎と透析. 2007; 63: 398-9.

〈中山裕史〉

Mini Lecture 3

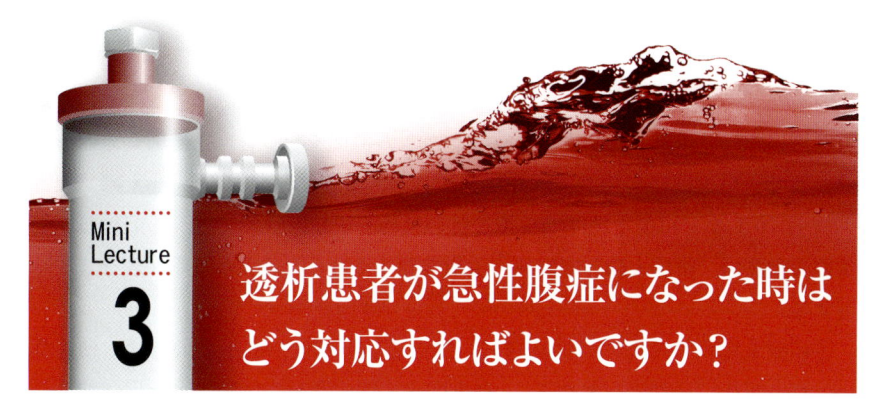

透析患者が急性腹症になった時はどう対応すればよいですか？

Summary

- ☑ 手術などの緊急対応が必要な疾患を可能な限り早期に鑑別する．
- ☑ 原因によっては致死的状況に陥る可能性が高い疾患も含まれるため，診断困難な場合は他科の医師を含めたチーム医療を実践する．
- ☑ ショックなど致死的状況の際には診断よりも，まずバイタルサインの安定に努める．
- ☑ 透析患者に起こりやすい病態を常に念頭におき対処する．

はじめに

「急性腹症」とは急激に起きる腹痛を主訴とし，短時間内に手術を含めた治療方針を決定する必要がある腹腔内疾患，またはそれらと鑑別の紛らわしい疾患の総称である．

腹痛は患者主訴の中で頻度のきわめて高い症状であるとともに，その診断に困難をきわめることの多い症状でもある．疾患によっては急激に全身状態が悪化しうる病態も多く緊急に手術や処置が必要か否か，また他科の医師の診察が至急必要であるか否かの判断を迫られることもある．要するに腹痛はその初期対応が患者予後に直結する一症状である．

1 初期対応

バイタルサイン，ショックの有無，痛みの性状，問診，理学的所見（腹膜刺激症状の有無など）を10分以内にかつ丁寧にとる[1]．最優先事項は患者の全身状態の把握であり，全身の重症感を感じとり，ショック状態にあればまずその回避

を目指して緊急処置を開始する．意識レベルの把握や呼吸管理・循環動態の管理が必要であり，同時に血液検査や動脈血ガス，心電図，胸腹部単純Ｘ線，腹部エコー・CTなど可能な範囲の検査を行い積極的に原因検索する．心筋梗塞，解離性大動脈瘤，腹部大動脈瘤破裂，手術を要するなど緊急性のある疾患をまず除外する．

① 病歴を聴取する際には発症様式，随伴症状（嘔吐，吐下血の有無，便通異常，下痢，発熱の有無など），食事内容，体位変換や体動による症状増悪の有無なども聴取する．また既往歴を聴取する際には開腹手術の既往の有無，抗凝固薬，非ステロイド性鎮痛解熱薬（NSAIDs），副腎皮質ステロイドなどの内服薬の有無に関しても注意深く聞く．

② 聴診で腸音を確認する（亢進，金属音：閉塞性，絞扼性イレウスを疑う，減弱：麻痺性イレウスや汎発性腹膜炎などを疑う）．

③ 触診では圧痛の有無，部位，筋性防御や反跳痛の有無，Murphy徴候の有無などに関し確認する．

④ 心電図では心筋梗塞の否定，心房細動などの血栓塞栓症の誘因となりうる不整脈の有無を確認する．

⑤ 胸腹部単純Ｘ線ではfree air, air-fluid level像の有無などに関し確認する．

⑥ 血液検査では貧血，DIC，高Ｋ血症，代謝性アシドーシスなどのような出血性病変や腸管虚血，壊死，汎発性腹膜炎などの存在を示唆するデータがな

表1 急性腹症をきたしうる疾患（文献1より改変）

	緊急手術を要する場合の多い疾患	待機手術が多い疾患	内科的治療で対応できる場合が多い疾患
腹腔内臓器の破裂, 穿孔	汎発性腹膜炎 大動脈瘤切迫破裂 急性大動脈解離	限局性腹膜炎	
腹腔内臓器の血行障害	絞扼性イレウス 非狭窄性腸管梗塞症 上腸間膜動脈血栓症	単純性イレウス	虚血性大腸炎（一過性, 狭窄型）
腹腔内臓器の感染, 炎症		胆石症 尿路結石	急性胆囊炎, 胆管炎 急性膵炎 急性胃腸炎 大腸憩室炎
消化管出血			消化性潰瘍

いか確認する．

これらの検査で，表1に示すような緊急処置を要する疾患が疑われた場合には至急当該科の医師にコンサルトをするか，処置可能かつ適切な施設へ可及的に搬送する[1]．

2 腹痛の病態生理と臨床所見

腹痛は原因と伝達様式から，①内臓痛，②体性痛，③関連痛に分類されるが，実際その多くはこれらの痛みが複雑に組み合わさり生じる．

内臓痛は管腔臓器平滑筋の緊張亢進，痙攣，伸展拡張による痛みで，主に平滑筋内の神経終末の刺激が神経節，自律神経求心路を経由，上行して大脳に達し体感する．一般的に局在が不明瞭で体幹正中部を中心とした不快感または疼痛として自覚され，漫然とした痛みとして表現されることが多い．激烈な痛みを伴う場合は，悪心・嘔吐，発汗などの自律神経症状を伴う．胆道系や胃・十二指腸など腹腔動脈支配臓器からの内臓痛は心窩部に，小腸から横行結腸にかけての上腸間膜動脈支配臓器からの内臓痛は臍周囲に，下行結腸以下の下腸間膜動脈支配臓器からの内臓痛は下腹部に感じられる．内臓痛の原因疾患として胃・十二指腸潰瘍，急性胃炎，胃癌，炎症性腸疾患，大腸癌，胆嚢・胆管炎などが代表的である．

体性痛は周辺臓器近くの腹膜刺激によるもので，原因臓器のほぼ直上に感じられるので診断に直結しやすい．内臓痛だけにとどまる場合と，病初期には内臓痛，それに引き続き炎症などによって体性痛が生じる場合がある．刺激が増強すると反跳痛や筋性防御が出現する．体性痛の原因疾患として腸管穿孔，急性腹膜炎，腸間膜血栓症，絞扼性イレウス，急性膵炎などがあり，腹腔臓器以外の病変として心筋梗塞，大動脈解離，肺炎，婦人科疾患などがあげられる．

関連痛は内臓痛が脊髄内で隣接線維に及び，その高さの皮膚分節に疼痛を感ずるものをいう．

3 透析患者の腹痛の特徴とその対処

透析患者ではしばしば消化器症状を認めるが，その原因は機能的なものであることが多い．特に食事療法や治療薬などによる便秘など腹痛に深く影響しうる要

素を有していることが多い．また糖尿病などの原疾患や慢性腎臓病に伴う心血管疾患や神経系合併症に加え，透析中の血圧低下などの循環動態の急激な変化が腹痛発症の要因や増悪因子になることもある．一方，腹痛の原因が出血性病変を伴っている場合には透析中の抗凝固薬の使用により重篤な病態をもたらす場合もあるのでバイタルサインの変化などに十分に注意を払う必要がある．

　特に透析中に腹痛が発症した場合は，今後の治療方針を考慮の上，透析を継続するか否かの判断に迫られる．血圧低下や食事摂取とともに症状が出現する**腹部アンギーナ（abdominal angina）**（☞ 用語解説 ）を疑った場合は生理食塩水を注入し経過をみる．透析中に食事を摂っている場合は中止し，透析後の摂取に変更する．

　一方，腹膜透析患者の場合も上記に準じた対処が必要であるが，腹膜透析関連腹膜炎をまず第一に念頭におく必要がある．排液の混濁している患者は腹膜炎と考え，排液を採取し培養を行い，可及的に経験的治療を開始する．具体的には国際腹膜透析学会のガイドラインに準拠し対処する[2]．時に消化管穿孔により腹膜炎を発症している場合もあるため単なる腹膜透析関連腹膜炎と思いこまず，その原因を探索する目をもつことも必要である．一方，被囊性腹膜硬化症（encapsulating peritoneal sclerosis: EPS）によりイレウスを発症する場合があるが，現時点において有効な治療法は確立されていない．ステロイド投与が有効である例もみられるが，約半数にとどまり再発も指摘されている．開腹し腸管癒着を用手的に剥離していく手段もある．

4 透析患者の腹痛の原因疾患

　透析患者の腹痛の原因として頻度が高い疾患を表2に示す．透析患者に特徴

用語解説　**腹部アンギーナ（abdominal angina）**
原因疾患としては動脈硬化が大半を占め，その他に線維筋性過形成，血管炎，解離性大動脈瘤などがあげられる．腸管の動脈血流は側副路の発達がみられることが多く，腹腔動脈・上腸間膜動脈・下腸間膜動脈のうち最低2本以上の高度な狭窄または閉塞があって初めて症状が出現するとされている．食後の腹痛，体重減少，便通異常が主症状とされており，腹痛は食後15～30分で始まり，1時間ほど続く．

Mini Lecture 3

表2 透析患者の腹痛の主な原因

病変	疾患
上部消化管	胃・十二指腸炎，胃・十二指腸潰瘍，胃癌，急性胃粘膜病変
下部消化管	大腸憩室炎，虚血性腸炎，腹部アンギーナ，非閉塞性腸管虚血，便秘症，急性腸間膜動脈閉塞症
肝胆道系	胆石症，急性胆嚢炎・胆管炎 多発性嚢胞腎患者では肝（腎）嚢胞の感染や出血
腹膜透析関連	腹膜透析関連腹膜炎，被嚢性腹膜硬化症

的，または緊急性の高い消化器疾患に関し以下に述べる．

1. 消化管出血

　透析患者は合併症として骨関節痛を有する場合が多くNSAIDsを服薬している場合が多い．また腎性貧血を有する患者が多く，さらに抗凝固薬を透析時に使用しているため，ひとたび消化管出血が起こった場合，緊急内視鏡の適応となることが多い．一般的病態として易出血状態にある場合が多く，止血後も十分な経過観察が必要である．透析治療中早い時間から血圧の低下をきたした場合や，血液回路中に流れる血液が通常より薄い色調を呈している際には，患者が腹部の違和感や疼痛を訴えていないか診察し確認すべきである．

2. 虚血性腸炎

　透析患者に頻度が高いとされている．虚血性腸炎の臨床症状は急激に発症する下腹部痛，鮮血便や鮮血が混じった下痢が特徴である．腸間膜動脈に器質的な閉塞を伴わない腸管粘膜還流不全であり，虚血の原因が不明なものを指す．この限局性の微小循環不全は血管側因子と腸管側因子が関与し，これらが複合的な発症要因になっていると考えられている（表3）．病型としては，①一過性，②狭窄型，

表3 虚血性腸炎の発症要因

血管側因子	血管攣縮，動脈硬化，細胞外液量減少，血圧低下，循環不全，血液粘稠度上昇，薬剤性誘発（経口避妊薬，ジギタリスなど）
粘膜側因子	便秘，腸管内圧亢進，薬剤誘発性（下剤，浣腸など）

③壊死型に分類される[3]．①は病変が粘膜層に止まるもの，②は病変が粘膜下層に及び治癒後瘢痕を残すもの，③腸間の全層に虚血が及ぶもので，③は頻度は決して多いものではないが腸管穿孔より腹膜炎，敗血症，ショックに至り予後は非常に不良である．これらの違いから，③の壊死型を近頃では特別に非狭窄性腸管梗塞症（NOMI: non-occlusive mesenteric ischemia）とよばれることが多い．NOMIは血液透析[4,5]，ジギタリス使用，カテコラミン投与，不整脈，心不全などが危険因子と考えられている．NOMIの20％前後では腹痛を伴わない場合もある．NOMIの好発部位は右側結腸と小腸が多い．

【文献】

1) 瓜田純久．腹痛．In: 社団法人日本内科学会認定医制度審議会救急委員会，編．日本内科学会内科救急診療指針1st ed．東京：社団法人日本内科学会; 2011. p.82-7.
2) Li PK, Szeto CC, Piraino B, et al. Peritoneal dialysis-related infections recommendations: 2010 update. Perit Dial Int. 2010; 30: 393-423.
3) Marston A, Pheils MT, Thomas ML, et al. Ischaemic colitis. Gut. 1966; 7: 1-15.
4) John AS, Tuerff SD, Kerstein MD. Nonocclusive mesenteric infarction in hemodialysis patients. J Am Coll Surg. 2000; 190: 84-8.
5) Bassilios N, Menoyo V, Berger A, et al. Mesenteric ischaemia in haemodialysis patients: a case/control study. Nephrol Dial Transplant. 2003; 18: 911-7.
6) Stollman N, Raskin JB. Diverticular disease of the colon. Lancet. 2004; 363: 631-9.

ワンポイントメモ

大腸憩室症は年齢とともに罹患率は高くなり，40歳未満では10％未満であるのに対し，80歳以上では50～66％であるとの報告がある[6]．欧米では左側結腸に多く認められるのに対して，本邦では右側結腸が好発部位となっており，加齢とともに左側結腸の憩室が多くなるともいわれている．常染色体優性嚢胞腎における合併が85％と高頻度に認められることはよく知られるが，その他の透析症例で健常者に比べて合併頻度が高いか否かに関しては明らかではない．また腹膜透析を行っている患者では大腸憩室炎から細菌が腹腔内に移行して腹膜炎を起こすことが知られている．

〈矢尾 淳，宇田 晋〉

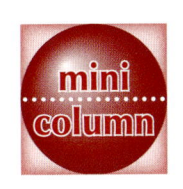

3. 透析患者の災害時情報ネットワーク

　日本透析医会が運営している透析患者の災害時情報ネットワークでは，震度5強以上の地震と，国または地方公共団体により災害救助法が適用されるような，広範囲にわたる構造物の損壊・焼失・浸水・流失，交通網の遮断などの被害が発生した場合に災害対策本部がおかれ活動が開始されます．2000年の発足以来，芸予地震，新潟中越地震，福岡西方沖地震，能登地震そして3.11東日本大震災などでも活動してきました．

　例えば，震度6強クラスの震災が皆さんの地域を襲い，幸い皆さんの医療機関では，停電は生じているものの，RO装置をはじめとするすべての透析機器は無傷で，自家発電装置も備えているとします．すると皆さんは，とりあえず透析実施が可能だなと思われることでしょう．しかし本当に大丈夫でしょうか．管轄する水道局も停電になっていませんか．多くの浄水場では，水を汲み上げる際に電力を用いるため，停電になれば断水になることがあります．さらに，交通網はいたるところで寸断され，自家発電の燃料の調達は困難となり，職員の被災者も多くマンパワー不足になるでしょう．一見無傷に見えていても，大量の水，電気，マンパワーを必要とする透析医療はたちどころに立ち行かなくなる，これが透析の最大の欠点なのです．被災地にあっては，とかく「これくらいなんとかなる．大丈夫だ！」と当事者の方々は考えられるようですが，被災地の中の透析施設であるという点だけで，自分たちも被災者であり救援を必要とする対象である，ということをまず自覚せねばなりません．そして，たとえ通信が不通になっていたとしても，何らかの形で周囲に情報を発信し続けることが大切です．災害発生から情報発信までの大まかな手順を図1に示します．同時に，電気や水道といったインフラの復興状況については，直接，管轄する電力会社や水道局へ出向き情報を得る努力をしなければ，知りたい情報は得られないといわれています．さて，透析医会災害時情報ネットワークへの書き込み情報により救援を求めている透析施設の存在が明らかとなった場合，災害対策本部が活動を開始しますが，もし，被災が限定的で各都道府県にある透析医会の支部で対応できると判断されれば，まずは支部が中心となり，支部内で構築したローカルネットワークを

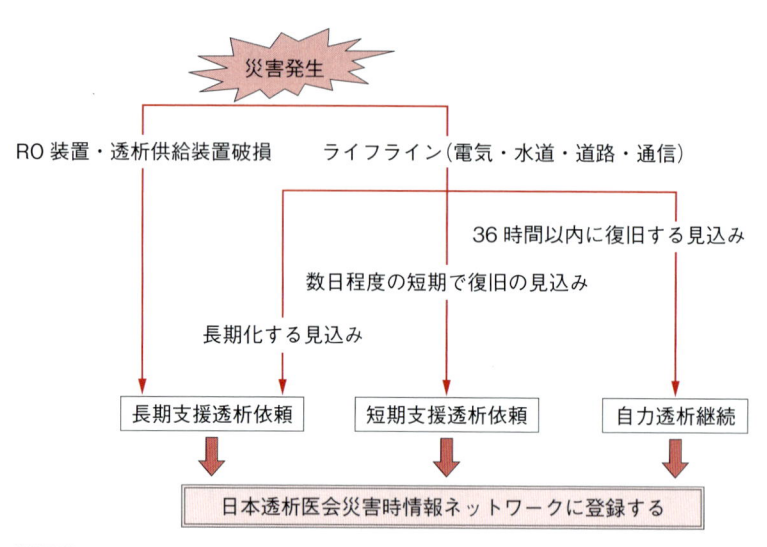

```
                    ┌─── 災害発生 ───┐
                    │                │
  RO装置・透析供給装置破損    ライフライン（電気・水道・道路・通信）
                                     │
                              36時間以内に復旧する見込み
                       数日程度の短期で復旧の見込み
          長期化する見込み
              ↓              ↓              ↓
        ┌─────────┐   ┌─────────┐   ┌─────────┐
        │長期支援透析依頼│   │短期支援透析依頼│   │自力透析継続 │
        └─────────┘   └─────────┘   └─────────┘
              ↓              ↓              ↓
        ┌──────────────────────────────────┐
        │日本透析医会災害時情報ネットワークに登録する│
        └──────────────────────────────────┘
```

図1 災害発生から情報発信までの流れ（文献1より改変）

活用しながら，さらには行政も巻き込みながら救援体制を整えてくれるはずです．そのためにも被災情報の発信は絶対に必要で，難を逃れた近隣医療機関からの積極的な情報収集活動や情報提供もとても大切になってきます．いざ災害時にそのネットワーク機能がうまく働くかどうかは，いかに平時において近隣の医療機関と親密な face to face の信頼関係を築いていたかにかかってきます．そこで最近，多くの支部会は，管轄するエリアをさらにいくつかのローカルエリアに分け，災害時の最小単位として結束を固める試みも，全国的に急速に広まっています．ここで注意しておきたいのは，支部会を中心とするネットワークであれ，その下流のローカルエリアのネットワークであれ，ネットワークの中心となる医療機関の選定は，その医療機関の特性，たとえばフットワークや透析施設の充実度，人員などを十分に吟味した上で決定されるべきでしょう．地域の大病院だからという理由だけで中心の医療機関に選んでしまっては，災害時には全く機能しないことだってあり得ます．通常，大災害時には，怪我をした多くの患者さんで大病院はあふれかえり，透析どころではないということもあるからです．いずれにせよ，中心となる病院以外の透析医療機関もまた，災害時には常に自分たちが中心となる可能性を考えて，平時の情報伝達訓練に臨む必要があります．

mini column 3

　救援を求めている透析施設が広域あるいは長期に及ぶような場合には，今回の3.11東日本大震災でもそうですが，日本透析医会の災害時情報ネットワーク上に災害対策本部が立ち上がり，積極的に被災状況，救援を要する透析難民の人数，被災地周辺を中心とする透析施設での患者の受け入れ可能人数や救援物資や人的派遣の情報を収集し，行政と協力しながら対策を練り支援を行ってくれます．一見すると，全国的な日本透析医会の災害情報ネットワーク，都道府県の支部会での災害情報ネットワーク，そしてその下流のローカルネットワークなどが多く存在しわかりにくい印象ですが，2005年に立ち上げられた東京都区部災害時透析医療ネットワークを図2に示していますので，参考にしてください[2]．実際は，どこかのレベルで機能が失われて，この層別化が機能しないことも十分考えられますので，それぞれの階層を越えて柔軟に対応する訓練も必要でしょう．セーフティネットとしての日本透析医会災害時情報ネットワークのホームページ（http://www.saigai-touseki.net/）を皆さんも一度は訪問してみてください（図3）．誰でもそして携帯電話からでもアクセスできることから，通院中の医療機関と連絡がつかなくなった透析難民の患者さん方にも，とても有用な情報を与えてくれ

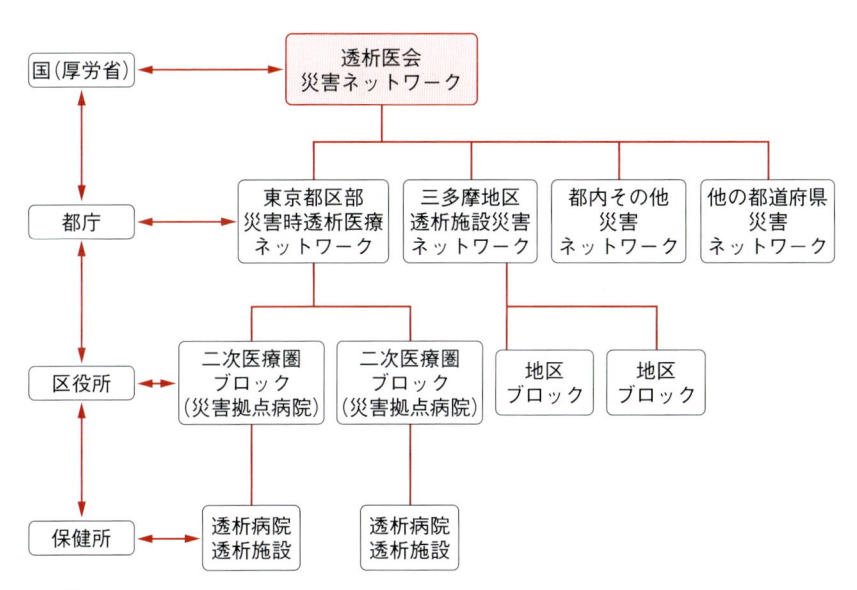

図2 都区部ネットワークと他地域ネットワークと国都道府県との関連
（文献2より改変）

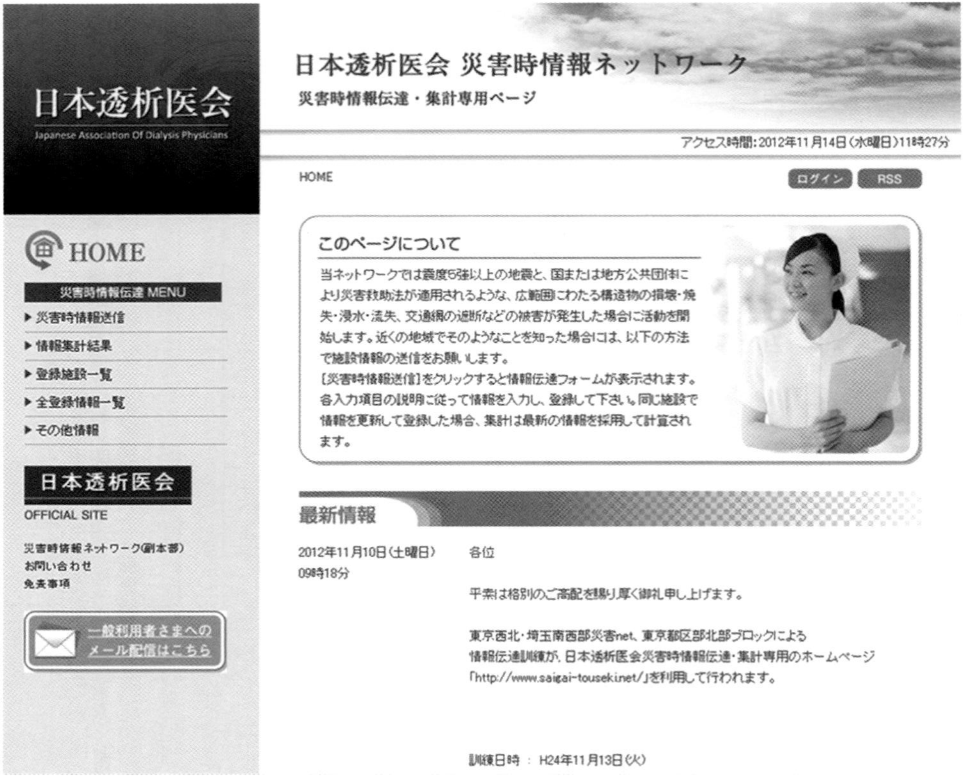

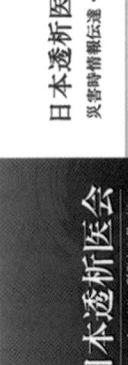

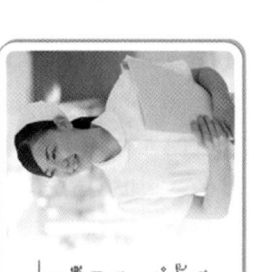

図3 日本透析医会 災害時情報ネットワーク ホームページ

ることでしょう.

【文献】
1) 赤塚東司雄. 透析室の災害対策マニュアル. 第1版. 大阪：メディカ出版；2008.
2) 報告と提言 いわき市の透析患者集団避難に学ぶ－首都圏大災害への備え－. 東京：医学図書出版；2012.

〈成瀬正浩〉

索引

■ あ行

アシクロビル脳症	59
アシドーシス（高度な）	219
アデノシンデアミナーゼ	50
アポ蛋白	142
アミロイド関節症	180
アルツハイマー病	192
アルミニウム脳症	194
アロプリノール	154
胃 MALT リンパ腫	67
胃潰瘍・十二指腸潰瘍	67
胃がん	13
意識障害	219
医療・介護関連肺炎	38
インスリン療法	134
インフルエンザ	18
インフルエンザウイルス抗原	23
インフルエンザワクチン	42
ウイルス性肝炎	5
栄養状態	65, 152
塩酸セベラマー	155
横紋筋融解症	220
オピオイド受容体	171

■ か行

改訂長谷川式簡易知能評価スケール	198
核酸増幅法検査	49
カテーテルアブレーション	89
化膿性脊椎炎	185
がん検診	11
肝細胞がん	12
関節痛	179
起炎菌	38
急性腎障害	218
急性腹症	235
虚血性腸炎	204
クォンティフェロン（検査）	50, 229
グリコアルブミン	128
グレリン	65
経口血糖降下薬	130
頸動脈ステント留置術	114
軽度認知障害	192
結核（症）	5, 47
血管性認知症	192
降圧目標	71
抗インフルエンザウイルス薬	24
抗 H.pylori 抗体測定	66
高カリウム血症	219
高カルシウム血症	51
抗結核薬	52
抗コリンエステラーゼ阻害薬	198
抗酸菌検査	49
更生医療	216
高 TG 血症	143
高尿酸血症	149, 188
骨ミネラル代謝異常	180

■ さ行

細胞免疫能	39
左室リモデリング	105
サルコペニア	159
視覚的評価スケール	168

247

弛緩性便秘	206
子宮頸がん	14
刺激性下剤	210
持続的血液透析濾過	114
持続的腎代替療法	219
手根管症候群	180
腫瘍崩壊症候群	220
常時低血圧	77
常染色体優性多発性嚢胞腎	117
情報伝達訓練	242
除菌	66
適応疾患	67
レジメン	68
自立支援医療	216
新型インフルエンザ	28
腎がん	8, 12
心血管死	151
心血管病	7
身体障害者手帳	216
浸透圧性下剤	210
心不全	3, 97
心房細動	89
水痘・帯状疱疹ウイルス	54
赤血球生成刺激剤抵抗性貧血	69
先行的腎移植	214
潜在性結核感染症	51
先天性水痘症候群	56
前立腺がん	13
早期胃がん	67
組織プラスミノーゲン	
アクチベーター	113
ソモジー効果	123

■ た行

体格指数	157
帯状疱疹	54
帯状疱疹後神経痛	57

耐性菌	39
大腸がん	13
大腸穿孔	210
多臓器不全	219
腸閉塞	204
ツァンク試験	57
痛風発作	153
ツ反	49
低 HDL-C 血症	143
低血糖	125
透析アミロイドーシス	180
透析患者	71
災害時情報ネットワーク	241
透析心	99
透析脊椎症	182
透析低血圧	77
糖尿病性腎症	120
特発性血小板減少症	67
ドライウエイト	73

■ な行

二次性副甲状腺機能亢進症	182
日本透析医会	241
乳がん	14
ニューキノロン薬	52
尿素呼気試験	66
尿毒症肺	219
ノイラミニダーゼ	24
脳血管イベント	152
脳梗塞	6
脳内出血	6

■ は行

肺炎	5, 37
肺炎球菌ワクチン	42
敗血症	5
肺水腫	219

発熱	48, 222
パラドキシカル	151
パンデミック	20
非狭窄性腸管梗塞症	240
ビタミンB_6	52
皮膚瘙痒症	167
肥満	157
フェブキソスタット	154
腹痛	235
腹部アンギーナ	238
不整脈	83
不明熱	225
プレガバリン	60
プロカルシトニン	40
ヘルペスウイルス性脳症	59
片側性胸水	48
便中 *H.pylori* 抗原測定	66
便秘	204
包括的主観的栄養評価法	161
膀胱がん	8

■ ま行
ミニメンタルステート検査	198
メシル酸ナファモスタット	110

■ や行
やせ	157
誘発喀痰	49

■ ら・わ行
リポ蛋白	142
ワルファリン	90

■ A・B
ADA	50
AFP	12
AKI	218

β_2ミクログロブリン	182

■ C
CHDF	219
CKD-MBD	180
congenital varicella syndrome（CVS）	56
continuous glucose monitoring（CGM）	138
CRRT（continuous renal replacement therapy）	219

■ D・E・F・G
DOPPS	151
DPP-4 阻害薬	131
DSM-IV	191
erythropoiesis-stimulating agent（ESA）抵抗性貧血	69
fever of unknown origin（FUO）	225
GNRI（geriatric nutritional risk index）	161

■ H・I
H.pylori	64
感染胃炎	67
感染診断法	66
HbA1c	126
HDS-R	198
herpes zoster	54
ICD-10	191

■ L
LDL-C	142
LTBI（latent tuberculosis infection）	51

■ M

MIS (malnutrition-inflammation score) 161
MMSE 198

■ N

N95 マスク 51
N-methyl D-aspartate receptor antagonists (NMDA) 受容体拮抗薬 198
NOMI (non-occlusive mesenteric ischemia) 240
non-HDL-C 142
non-renal indication 220

■ P

PIVKA-II 12
PMMA (polymethyl methacrylate) 220

postherpetic neuralgia (PHN) 57
preemptive kidney transplantation (PKT) 214
PSA 13

■ Q・R

QFT (検査) 50, 229
reverse epidemiology 160
RRT の開始基準 221

■ S・T

self-monitoring of blood glucose (SMBG) 137
Somogyi 効果 123
Tzanck 試験 57

■ V・Z

varicella-zoster virus 54
visual analogue scale (VAS) 169
Zoster 54

これだけはおさえたい！
透析患者の Common Disease　©

発　行	2013年6月25日　　初版1刷
編著者	加藤明彦
発行者	株式会社　中外医学社
	代表取締役　青木　滋

〒162-0805　東京都新宿区矢来町62
電　話　（03）3268-2701（代）
振替口座　00190-1-98814番

印刷・製本/三和印刷（株）　　＜KS・YI＞
ISBN978-4-498-12498-1　　Printed in Japan

JCOPY　＜(社)出版者著作権管理機構 委託出版物＞

本書の無断複写は著作権法上での例外を除き禁じられています．複写される場合は，そのつど事前に，(社)出版者著作権管理機構（電話03-3513-6969, FAX 03-3513-6979, e-mail: info@jcopy.or.jp）の許諾を得てください．